KNAUR

Über den Autor:
Shawn Stevenson studierte Biologie und Kinesiologie an der University of Missouri. Er ist der Gründer von *The Model Health Show,* dem Podcast #1 für Fitness und Ernährung auf iTunes. Darüber hinaus leitet er auch die von ihm gegründete *Advanced Integrative Health Alliance,* ein Unternehmen, das weltweit für Einzelpersonen und Organisationen Gesundheitsberatung anbietet. Stevenson ist ein gefragter Redner an zahlreichen Universitäten und auf Konferenzen.

Shawn Stevenson

JEDER MENSCH KANN SCHLAFEN LERNEN

Aus dem Amerikanischen
von Sabine Thiele

KNAUR

Die amerikanische Originalausgabe erschien 2016
unter dem Titel »Sleep smarter« bei Rodale Inc., New York.

Besuchen Sie uns im Internet:
www.knaur.de

FSC
www.fsc.org
MIX
Papier aus verantwortungsvollen Quellen
FSC® C083411

Original-Taschenbuchausgabe Dezember 2017

Redaktion: Anke Schenker
Covergestaltung: FAVORITBUERO, München
Coverabbildung: FAVORITBUERO, München
Bildnachweis: Alle Illustrationen von Computerkartographie Carrle
nach Vorlage der amerikanischen Originalausgabe
Cartoon: S. 163 Scott Metzger
Satz: Adobe InDesign im Verlag
Druck und Bindung: CPI books GmbH, Leck
ISBN 978-3-426-87784-5

2 4 5 3

Ich erinnere mich immer noch an das Gefühl,
wenn mich meine Großmutter ins Bett gebracht hat.
Ich war glücklich, fühlte mich geliebt und
freute mich darauf, was der nächste Tag bringen würde.
Dieses Buch ist ihr gewidmet. Ich werde nie aufhören,
ihr Erbe weiterzutragen und das Einzigartige
weiterzugeben, was sie in mir sah.

Ich wünsche mir aus tiefstem Herzen,
dass Sie nicht nur bald unglaublich gut schlafen,
sondern Ihr Leben deshalb auch glücklicher, gesünder
und erfolgreicher wird.

INHALT

VORWORT VON DR. SARA GOTTFRIED

Der Schlaf hat ein gewaltiges PR-Problem und braucht dringend positive Publicity. Schlaf ist nicht sexy, sondern ein notwendiger Teil des Lebens, auch wenn die meisten von uns versuchen, mit so wenig wie möglich auszukommen. Viele Ärzte und Angestellte im Gesundheitswesen messen ihm nicht den nötigen Stellenwert für unsere Gesundheit bei. Schlaf passiert einfach von selbst, weshalb man ihn meistens nicht besonders beachtet. Doch das ändert sich langsam. Mittlerweile weiß man mehr über die entscheidende Rolle des Schlafs: Er kann der entscheidende Faktor bei der Gewichtsabnahme sein, den Alterungsprozess verlangsamen, als Schutz vor Krebs fungieren oder einem ganz banal Spitzenleistungen ermöglichen. Denn Schlaf reguliert einen Großteil unserer Hormonproduktion und ist Teil unserer zirkadianen Rhythmik, was bedeutet, dass er sich innerhalb eines 24-Stunden-Zyklus abspielt und von den Tag-und-Nacht-Verhältnissen der Umgebung bestimmt wird. Mindestens 15 % unserer DNS werden von diesem Rhythmus kontrolliert, darunter auch die körpereigenen Reparaturmechanismen.

Vielleicht sagen Sie sich jetzt: »Schon gut, Dr. Sara – ich nehme einfach eine Schlaftablette und rufe Sie morgen früh an.« Leider ist das die falsche Lösung. In drei groß angelegten Studien wurde ein Zusammenhang zwischen der Einnahme von Schlaftabletten und erhöhter Sterblichkeit festgestellt – selbst wenn es sich nur um die geringe Anzahl von zwanzig Tabletten verteilt aufs ganze Jahr handelt. Außerdem verlängern diese den normalen Schlaf auch nur um dreißig oder vierzig wenig erholsame Minuten. Anders gesagt: Eine Schlaftablette einzuwerfen ist kein Ausweg, denn schlechter Schlaf hat selten nur eine einzige Ursache. Wir brauchen daher breiter angelegte Lösungen. Hier kommt Shawn Stevenson ins Spiel.

Ich habe Shawn vor zwei Jahren kennengelernt, als er zu Gast bei meinem Podcast war. Als ich seine Stimme hörte, fragte ich mich, wie ein Gesundheitsexperte so cool sein konnte. Ich versuchte ihn als Ernährungsberater oder Trainer einzuordnen, doch diese Kategorien waren auch nicht vollständig zutreffend. Ich hörte zu, wie er von seiner harten Kindheit erzählte und von seiner Verwandlung als Teenager. Vor allem diese machte mich sprachlos, und ich wollte mehr wissen.

Shawn versuchte der Trostlosigkeit eines innerstädtischen Problemviertels durch die Aussichten auf ein Sportstipendium zu entkommen und hatte eine vielversprechende Karriere vor sich. Da wusste er allerdings noch nicht, wie schnell sich diese Chance auf eine bessere Zukunft zerschlagen würde. Als er gerade 200-Meter-Läufe mit seinem Trainer übte und aus der Kurve in die Gerade lief, brach er sich plötzlich die Hüfte. Nicht aufgrund eines Schlags oder eines Falls, sondern einfach beim Laufen. Erst Jahre später, als er schon zwanzig war, bekam er endlich die richtige Diagnose: Er litt an einer degenerativen Erkrankung der Knochen und Bandscheiben. Außerdem wurde ein Bandscheibenvorfall auf Höhe von L4 und L5/S1 festgestellt. Die Ärzte sagten ihm, er müsse sofort mit dem Leistungssport aufhören, es gäbe keine Heilung für ihn. Ab jetzt sei er für den Rest seines Lebens auf Medikamente angewiesen.

Shawn wollte sich mit dieser Aussage jedoch nicht zufriedengeben und begann daher, sich mit der Hartnäckigkeit und Konzentration eines Kurzstreckenläufers in seine Diagnose einzuarbeiten. Schließlich definierte er für sich seine eigenen Schlüsselprinzipien funktioneller Medizin: Der Körper kann Gewebe nicht bilden und regenerieren, wenn er nicht die notwendigen Rohstoffe hat. Außerdem darf man sich nicht völlig in die Hände eines wohlmeinenden Arztes begeben, der einem keine Hoffnung machen kann.

In der funktionellen Medizin (die Art systembasierter medizinischer Behandlung, die ich anbiete und bei der wir zur Wurzel aller Beschwerden vorstoßen) sehen wir den Menschen als Ganzes – ein Ansatz, der Ernährung, Bewegung, Stressantworten des Körpers, Beziehungen und den Umgang mit sich selbst umfasst.

Shawn hat seine Nahrung auf ökologisch produzierte Waren umgestellt und den Nährwert der einzelnen Speisen erhöht. Gemüse schmeckte ihm zwar nicht, doch er pürierte es einfach zu Smoothies. Viel wichtiger war jedoch, dass er mehr schlief. Sechs Wochen später hatte er bereits vierzehn Kilo abgenommen. Seine Akne hatte sich signifikant gebessert, ebenso die chronischen Schmerzen in seinen Gelenken. Er verfügte über unglaubliche Energie. Neun Monate später betrachtete sein Arzt ungläubig die Bilder aus dem MRT: Die zwei Bandscheibenvorfälle waren verheilt, und die Bandscheiben enthielten wieder mehr Flüssigkeit. Außerdem war er sogar noch knapp zwei Zentimeter gewachsen. Er hatte den Degenerationsprozess vollständig umgekehrt. Shawn hat gelernt, dass wir uns selbst um unsere Gesundheit kümmern müssen, und will Ihnen jetzt zeigen, was die besten ersten Schritte in die richtige Richtung sind.

Im Schlaf werden Wachstumshormone freigesetzt, damit der Körper Muskelgewebe regenerieren und Bauchfett abbauen kann. Im Schlaf werden Erinnerungen im Gehirn verankert, dessen Zellstruktur dabei geändert wird, indem Zerebrospinalflüssigkeit die schädlichen Moleküle ausspült, die mit neurodegenerativen Erkrankungen einhergehen.

Schlechter Schlaf hat schwerwiegende Folgen für den Körper, und damit meine ich nicht nur die dunklen Augenringe. Wahrscheinlich ist man gereizt und schlecht gelaunt, zwischenmenschliche Beziehungen leiden darunter, ebenso die Erziehung der Kinder. Man arbeitet weniger produktiv. Der Cortisolspiegel ist erhöht – Cortisol ist ein zentrales Stresshormon –, weshalb man mehr isst und am Bauch zunimmt. Die Schilddrüse arbeitet langsamer. Der Insulinspiegel gerät durcheinander, ebenso wie der Blutzucker. Gehirn und Seele können nicht gereinigt werden. Das Krebsrisiko ist vierfach erhöht, abhängig von der Länge und Stärke des Schlafdefizits. Das Risiko für Diabetes steigt, für das metabolische Syndrom und für Herzkrankheiten.

Wenn Sie mithilfe der Ratschläge in diesem Buch besser schlafen lernen, werden Sie höchstwahrscheinlich folgende Auswirkungen spüren:

- klarere Haut und eine jugendlichere Erscheinung
- emotionale Regeneration und bessere zwischenmenschliche Beziehungen
- vermindertes Risiko für Schlaganfall und Herz-Kreislauf-Erkrankungen
- weniger Unfälle
- weniger starke Entzündungen
- verbesserte Funktion des Immunsystems und geringeres Krebs- und Infektionsrisiko
- hormonelle Ausgeglichenheit
- schnellere Gewichtsabnahme
- weniger Schmerzen
- stärkere Knochen

- geringeres Risiko für Alzheimer und Demenzerkrankungen, besseres Gedächtnis
- längere Lebensdauer

Ich lege Ihnen daher wirklich dringend ans Herz, mit Shawn Stevensons Hilfe zu besserem Schlaf zu finden. Shawn ist ein guter Freund und Kollege, und ich weiß, dass er ein ebenso hervorragender Motivator wie Wissenschaftler ist. Diese Kombination qualifiziert ihn einzigartig als neue, frische und überaus lebendige Stimme in der überlaufenen Wellness- und Gesundheitsszene. Shawn ist die Wichtigkeit von Gesundheit bewusster als den meisten, da er eben in frühen Jahren so große Probleme damit hatte. Er ist mutig und echt. Er will, dass man die besten Lösungen findet, unabhängig von der Prognose, denn er weiß aus eigener Erfahrung, dass das noch nicht das Ende des Weges ist. Verbessern Sie also Ihren Schlaf, und Ihre Gesundheit und Ihr gesamtes Leben werden davon profitieren.

Sara Gottfried, MD, Berkeley, Kalifornien

VORWORT DES AUTORS

Guter Schlaf ist nicht dasselbe wie herausragende Leistungen beim Baseball oder ein großes Talent für öffentliche Reden. Er wird nicht von außen wahrgenommen, und man bekommt weder Lob noch Preise dafür. Ein guter Schläfer zu sein ist etwas sehr Persönliches – außer wenn die Schlafstörungen Auswirkungen auf andere Lebensbereiche haben.

Mein Kampf mit dem Schlaf ging einher mit meinem Gewicht und meinen gesundheitlichen Problemen, was sich alles nicht verbergen ließ, jedoch trotzdem in vielerlei Hinsicht ignoriert wurde. Jeder sah das überflüssige Gewicht, das ich mit mir herumtrug, und man merkte mir die starken Schmerzen an, die meine umfassenden gesundheitlichen Probleme verursachten, aber keiner erlebte den Kampf mit, den ich jede Nacht auf meinem Kopfkissen ausfocht. Ich kämpfte still und litt allein vor mich hin. Doch zum Glück gab es ein Licht am Ende des Tunnels. Besserer Schlaf war die Grundlage für die Verbesserung meines Gesundheitszustandes.

Manchmal erscheint es mir unwirklich, dass zahllose Menschen auf der Welt mittlerweile wegen allem, was ich durchgemacht habe, besser schlafen. Auch wenn da einige wirklich harte Zeiten dabei waren, möchte ich keine dieser Erfahrungen missen. Im Lauf der Zeit habe ich gelernt, dass uns große Lehrer genau diese Vorarbeit abnehmen wollen. Sie kämpfen und finden eine Lösung, damit wir es nicht tun müssen.

Wir alle haben eine Geschichte zu erzählen, und meine ist sehr viel mehr, als nur einen Weg zu besserem Schlaf zu finden. Wie Sie im Lauf dieses Buches herausfinden werden, wird unser (fehlender) Schlaf stark von unserer Ernährung beeinflusst, von Sport, unserem Stresslevel und vielen anderen relevanten Faktoren des Lebensstils. Mein Weg in diesen Bereichen war, wie bei jedem, bereits in frühester Kindheit vorgezeichnet. Ich hoffe, dass meine Geschichte und die Umsetzung meiner Erkenntnisse Ihre Gesundheit – und Ihren Schlaf – so sehr verbessern werden, wie Sie es sich nie hätten vorstellen können.

DIE MESSLATTE LEGEN

Meine Mutter war sehr jung, als ich auf die Welt kam, weshalb ich die ersten sechs Jahre bei meiner Großmutter lebte. Diese hat mir bedingungslose Liebe entgegengebracht und meine Wissbegier und mein Selbstbewusstsein gestärkt. Doch sie hat auch meine Essgewohnheiten für die nächsten Jahrzehnte entscheidend geprägt. Auch wenn mein Großvater jagte und fischte und meine Großmutter Gemüse in ihrem Garten anbaute, wollte sie mir eine Freude machen, sie wollte aber auch, dass ich meinen Teller aufaß. Daher gab sie mir die meiste Zeit Fischstäbchen, Makkaroni mit Käse, Nudelfertiggerichte, Sandwiches und Kartoffelchips zu essen. Manchmal akzeptierte ich sogar etwas Brokkoli (aber nur mit Käse!). Alle »seltsamen Gerichte«, die ich nicht mochte (also alles, was nicht aus einem Karton zubereitet wurde), musste ich auch nicht essen. Ich weiß, dass sie mich über alles liebte, aber sie tat mir damit keinen Gefallen.

Als ich etwa sieben war, zog ich zu meiner Mutter in die Innenstadt und machte genauso weiter wie bisher, nur dass meine Mom und mein Stiefvater versuchten, mich zum Essen zu zwingen. Mit Gebrüll und Drohungen, was die Abneigung gegen das Probieren neuer Gerichte natürlich nur verstärkte.

Außerdem hatte ich jetzt noch mehr Zugang zu Essen, das es bei meiner Großmutter selten gab, wie Fast Food und Süßigkeiten. Ein wahr gewordener Traum. Ich konnte zum Eckladen gehen und mir für einen Dollar hundert kleine Süßigkeiten kaufen! Ich fühlte mich wie das reichste Kind auf der Welt. Ich schwamm geradezu in Süßigkeiten wie Dagobert Duck in seinem Geld. Bei meiner Großmutter hatte ich nur gelegentlich Fast Food gegessen, doch jetzt war ich davon umgeben. Es war so billig, dass wir es uns leisten konnten, und da meine Mutter und mein Stiefvater beide lang und hart arbeiteten, war die leichte Beschaffbarkeit ebenfalls ein Vorteil.

Nach zwei Jahren in der Grundschule hatte ich viel aus beiden Umgebungen gelernt. Von meiner Mom wusste ich, wie man überlebt. Ich wusste, wie man aus nichts etwas macht. Ich hatte gelernt, dass man am Morgen aufsteht, zur Arbeit geht und sich um seine Angelegenheiten kümmert, egal wie schlimm der vorherige Tag war. Meine Großmutter hatte mir andere wichtige Lektionen mitgegeben. Durch sie verstand ich, wie wichtig Lernen war, und lauschte aufmerksam meinen Lehrern. Ich erhielt diverse Auszeichnungen während meiner Schulzeit, und bei meiner Mutter in der Stadt erlebte ich hautnah mit, was Drogen und Alkohol anrichten können (vor allem in meiner eigenen Familie). Mir wurde sehr schnell klar, was ich nicht wollte, und ich konzentrierte mich darauf, ein gesundes Leben zu meinen Bedingungen zu leben (auch wenn ich da noch keine richtige Vorstellung von Gesundheit hatte, aber ich wusste zumindest genau, was ungesund war).

Meine Anstrengungen, mich von Drogen und Alkohol fernzuhalten und gute Leistungen in der Schule zu erbringen, waren erfolgreich. Doch meine schlechte Ernährung und der tägliche Mangel an Nährstoffen begannen ihren Tribut zu fordern. Die erste Warnung bekam ich mit fünfzehn. Ich betrieb zwei Sportarten auf sehr hohem Niveau. Nachdem ich vor der Football-Saison den 40-Yard-Sprint (etwa 36 Meter, ein Leistungstest für American-Football-Spieler) in viereinhalb Sekunden absolviert hatte, war ich jetzt bereit für die Leichtathletiksaison, um zu sehen, wozu ich noch fähig war ... doch das Schicksal hatte andere Pläne mit mir. Als ich mit meinem Trainer gerade einen 200-Meter-Lauf absolvierte – nur wir beide waren auf dem Platz – und ich aus der Kurve auf die Gerade lief, *brach ich mir die Hüfte*. Einfach nur beim Laufen. Ich wusste nicht, wie mir geschah. Ich dachte, ich hätte mir einen Muskel gezerrt, doch als ich zum Orthopäden ging und dieser die Stelle röntgte, sah man auf dem Röntgenbild ein frei schwebendes Objekt. Ja, ich hatte mir tatsächlich einen Muskel gezerrt, doch dabei hatte sich ein Stück des Beckenkamms gelöst (die Spitze des Hüftknochens).

Man verordnete mir die Standardbehandlung: Ultraschall, das Bein nicht belasten und NSAID nehmen (auch NSAR genannt – nichtsteroide Antirheumatika, in der Rheumatherapie eingesetzte Entzündungshemmer). Ich fand das ziemlich cool, weil ich auf Krücken lief und ein paar Wochen lang früher aus dem Unterricht gehen konnte. Doch niemand hat sich die doch eigentlich offensichtliche Frage gestellt: Wie kann sich ein Fünfzehnjähriger die Hüfte brechen? So etwas passiert doch normalerweise erst sehr viel später im Leben. Man denkt immer, ältere Menschen stürzen und brechen sich dann die Hüfte oder den Oberschenkelhals, doch es ist genau andersherum: Sie brechen sich erst die Hüfte und stürzen dann. Wie konnte mir das passieren?

Nach etwa einem Dutzend nachfolgender kleinerer Verletzungen bekam ich schließlich die Diagnose »Degenerative Erkrankung der Knochen und Bandscheiben«. Mit zwanzig

Jahren! Dafür gab es keine Heilung. Keine Hoffnung auf Besserung (laut meiner wohlmeinenden Ärzte). Der allererste Arzt, der ein MRT anordnete, zeigte mir die Aufnahmen und erklärte mir die Diagnose. Ich meinte optimistisch: »Und was tun wir dagegen?« Er sah mich leicht mitleidig an und antwortete: »Mein Junge, das ist unheilbar. Sie haben die Wirbelsäule eines Achtzigjährigen. Dagegen kann man nichts tun. Wir verschreiben Ihnen Medikamente zur Linderung, ansonsten müssen Sie damit leben. Tut mir leid.«

Niedergeschlagen und verwirrt verließ ich die Praxis. Im Laufe der folgenden Tage, Wochen und Monate ging es mir immer schlechter. Das war definitiv die schwerste Zeit meines Lebens. Ich war auf dem College und musste ständig Kurse ausfallen lassen, weil ich mich kaum mehr richtig fortbewegen konnte. Wenn ich eine Weile gelaufen war, war alles gut, doch sobald ich mich hingesetzt oder hingelegt hatte, war das Aufstehen eine Qual. Es fühlte sich an, als würde ein elektrischer Schock durch mein Bein schießen, der so stark war, dass ich heftig zusammenzuckte. Es war peinlich und äußerst schmerzhaft, und meine Angst vor dem Aufstehen wurde immer größer.

Zweieinhalb Jahre vergingen, und ich nahm etwa fünfundzwanzig Kilo zu. Da ich den Empfehlungen der Ärzte hinsichtlich viel Bettruhe und wenig Bewegung folgte, andererseits meine Ernährung weiterhin schlecht blieb und ich abends lange aufblieb, um Madden-Football-Videospiele zu spielen, wurden die Kilos immer mehr. (Anmerkung: Irgendwann beherrschte ich Madden meisterhaft!) Bei jedem neuen Arzt hoffte ich, dass er mir etwas Aufbauendes sagen konnte, doch es war immer dasselbe: Medikamente, Bettruhe … »Tut mir leid, dass Sie damit leben müssen.« Doch eines Abends wurde alles anders …

Ich saß in meinem College-Einzimmerapartment auf dem Bettrand, die Medikamentendose in der Hand. Ich nahm dieses spezielle Medikament jeden Abend, um durchschlafen zu können, denn wenn ich mich im Bett bewegte, waren die Schmerzen manchmal stark genug, um mich aufzuwecken. Ich starrte auf die Dose, und plötzlich kam mir meine Großmutter in den Sinn … Sie hatte mir immer gesagt, wie besonders ich sei. Jedem hat sie erzählt, dass ich mal Großes leisten würde, meine Mutter ebenso. Sie haben an mich geglaubt. Ich selbst hatte zu diesem Zeitpunkt allerdings jeglichen Glauben an mich verloren. In diesem Moment erkannte ich, dass ich meine ganze Hoffnung allein in die Ärzte gesetzt hatte. Auch wenn sie es gut meinten, so steckten sie doch nicht in meiner Haut und würden nie endgültig sagen können, wozu ich fähig war.

Dieser Moment veränderte mein Leben. Ich traf die bewusste Entscheidung, gesund zu werden, etwas, das die meisten Menschen nicht tun. Die meiste Zeit hoffen wir, wünschen es uns oder versuchen, dass sich die Situation verbessert. Selbst wenn wir beten, geschieht dies ohne die wichtigste Fähigkeit, das Gebet zum Leben zu erwecken: den *Glauben*.

Das Wort »Entscheidung« oder »entscheiden« stammt vom Althochdeutschen *sceidan* beziehungsweise *intsceidôn* für »aus der Scheide ziehen, trennen«. Wenn man also eine echte Entscheidung trifft, trennt man damit andere Möglichkeiten von der gewählten und entscheidet sich für diese eine. Es gibt keine Alternative zu dem, wofür man sich entschieden hat. Egal, was passiert, man muss mit Leib und Seele daran arbeiten, dass das Ziel zur Realität wird. Mein Ziel war Gesundheit.

Ich bin von Natur aus ein sehr analytischer Mensch. Ich will wissen, *wie* etwas funktioniert, und mich nicht nur darauf verlassen, dass es funktioniert. Ich verließ mich nicht einfach auf meinen neu gewonnenen Beschluss, sondern ich erstellte einen Plan mit drei bestimmten Punkten. Aus irgendeinem Grund fragte ich den Arzt, der die Diagnose als Erster gestellt hatte, ob mein Zustand etwas mit meiner Ernährung zu tun haben oder ob andere körperliche Betätigung helfen könnte. Er sah mich an, als sei ich ein Außerirdischer, und meinte: »Diese Erkrankung hat absolut gar nichts mit Ihrer Ernährung zu tun. Und Sport wird überhaupt nichts helfen.« Dann stellte er mir ein Rezept über neue Tabletten aus.

Damit wollte ich mich nicht zufriedengeben. Wenn ich jeden Tag diese Tabletten schluckte, spielte es doch sehr wohl eine Rolle, was ich zu mir nahm! Alles, was ich meinem Körper zuführe, ist wichtig! Daher beschloss ich, meine Ernährung umzustellen. Wie Sie sich sicher vorstellen können, gab es oft Donuts und Pizza, das würde also kein Spaziergang werden. Ich musste langsam beginnen, weshalb ich zuerst einmal aufhörte, Fast Food zu essen, und diese Gerichte stattdessen selbst zubereitete (und damit einfach bessere Zutaten verwendete). Statt Burger, Pommes und Limo aus einem Fast-Food-Laden kaufte ich Rindfleisch von grasfressenden Kühen und Bio-Ofenpommes, dazu gab es irgendein Gemüse als Beilage (meistens Brokkoli ohne Käse). Statt Limo und Milchshakes trank ich Wasser, als würde ich dafür bezahlt.

Schon solche kleinen Änderungen in meinem Lebensstil machten sich bemerkbar. Weniger Entzündungen und Schmerzen, mehr Energie und Zahlen auf der Waage, die ich seit Jahren nicht mehr gesehen hatte.

Konventionell gefüttertes Vieh bekommt eine Mischung aus Getreide, Mais und Soja zu fressen, weshalb die Tiere höhere Level von Omega-6-Fettsäuren (entzündungsfördernde Fettsäuren) in ihrem Gewebe haben und weniger Omega-3-Fettsäuren (die entzündungshemmend wirken). In zahlreichen Studien wurde auch nachgewiesen, dass diese Tiere kränker sind, weshalb man dem Futter Antibiotika beimischt, ganz zu schweigen von den ganzen Hormonen, die den Ertrag von Milch und Fleisch steigern sollen. Klingt das normal? Gesund?

Kühe sind Wiederkäuer, die ihre Ernährung im Laufe von Jahrtausenden auf Gras eingestellt haben. Gras ist Kuhfutter. Natürlich können sie auch gelegentlich etwas anderes essen, doch sobald das Verhältnis von normalem zu unnormalem Futter aus dem Gleichgewicht gerät, werden Kühe krank – genau wie wir. Und dann essen wir das Fleisch dieser Tiere. Sie verstehen sicher die Problematik. Daher müssen wir uns unbedingt in Erinnerung rufen: Es gilt nicht nur *»Du bist, was du isst«*, sondern auch *»Du bist, was dein Essen gegessen hat«*.

Ich habe wie ein Wahnsinniger recherchiert und nachgeforscht, woraus meine Knochen und die Bandscheiben eigentlich bestehen und was sie benötigen, um gesund zu bleiben. Ich habe begonnen, mich mit Gesundheit anstatt mit Krankheit auseinanderzusetzen, und ich war von den Ergebnissen schockiert. Dinge wie schwefelhaltige Aminosäuren, Polysaccharide, Magnesium, Kieselerde und sogar Vitamin C waren essenziell für meine Zellen, doch mit meiner Fast-Food-Ernährung nahm ich davon so gut wie nichts auf. Am ehesten zählten dazu noch ein pasteurisierter Orangensaft und Milch, die mit Vitamin C oder Kalzium »verstärkt« worden war. Was bedeutet, dass sie eine synthetische Beigabe waren, denn der Erhitzungsprozess zerstört viele Nährstoffe in der Milch.

Nachdem ich die Qualität meiner Zutaten gesteigert hatte, recherchierte ich, welche Nahrungsmittel die Nährstoffe enthielten, die ich benötigte, und wenn sie mir nicht schmeckten, pürierte ich sie oder verarbeitete sie zu köstlichen Smoothies. Der eigene Körper muss mit den Rohstoffen versorgt werden, die er zur Regeneration benötigt. Wenn man ihm die Nährstoffe vorenthält, die er zum Wiederaufbau von Gewebe braucht, wie soll er dann seine Arbeit machen? Ich litt an chronischer körperlicher Degeneration, und es war ein Wunder, dass ich überhaupt erst mit fünfzehn so krank wurde. Ich war in so vielen Bereichen mangelernährt, dass mein Körper einfach keine Leistung mehr bringen konnte. Erst als ich meine Ernährung umstellte, besserte sich mein Zustand. Doch das war nicht das Einzige, was sich ändern musste.

DER KREIS SCHLIESST SICH

Nachdem ich die richtigen Sachen zu mir nahm, begann ich auch wieder mit dem Sport. Ich ließ es langsam angehen und machte jeden Tag ein bisschen mehr. Zuerst benutzte ich einen Hometrainer, dann ging ich zu Walking über, ein bisschen Joggen, ein wenig Gewichttraining und schließlich viele »normale« Aktivitäten, die ich bisher nicht mehr hatte ausführen können. Der Körper braucht Bewegung, um sich zu heilen. Selbst wenn wir die besten Nährstoffe zu uns nehmen (was ich gerade tat), steigert der Körper deren Aufnahme durch Bewegung.

Als ich mir diese ganzen Zusammenhänge erarbeitete, stieß ich auf eine Studie über Rennpferde. Wenn sich ein Rennpferd ein Bein bricht, läuft es Gefahr, eingeschläfert zu werden, weshalb man daran arbeitet, die Knochendichte der Tiere zu erhöhen. In dieser speziellen Studie gaben die Forscher den Pferden zusätzlich zu ihrem normalen Futter Nahrungsergänzungsmittel, was jedoch kaum Verbesserungen der Knochendichte brachte. Wenn die Pferde jedoch herumgeführt wurden, zusätzlich zur optimierten Ernährung, waren die Verbesserungen signifikant.

Da hatte ich es kapiert! Vernünftiges Essen plus Bewegung würden mich einen großen Schritt weiterbringen. Doch etwas fehlte noch … Als ich endlich begann, meinem Körper die Aufmerksamkeit und Fürsorge zu widmen, die er jahrelang entbehren musste, ging ich von allein früher ins Bett und stand früher auf. Zum einen hatte ich wegen der Umstellungen in meinem Leben viel mehr Energie, zum anderen wollte mein Körper wirklich schlafen, um die ganzen Veränderungen dank Sport und guter Ernährung zu verarbeiten. Ich erkannte, wie wichtig Schlaf war, doch seine wahre Bedeutung wurde mir erst Jahre später klar, als ich zu praktizieren begann.

Wie Sie sehen werden, erledigt der Körper einen Großteil seiner Heilarbeit im Schlaf. Guter Schlaf war der Schlüssel für meine Gesundheit und meinen Körper. Und so wurde er zur dritten Säule der Gesundheit, auf denen mein neues Leben aufbaute: die richtige Ernährung, die richtige Bewegung und richtiger Schlaf.

Sechs Wochen nach diesem schicksalsträchtigen Moment auf meiner Bettkante hatte ich vierzehn Kilo verloren. Ich hatte so viel Energie wie noch nie im Leben, und – viel wichtiger – die Schmerzen, die mich in den letzten zweieinhalb Jahren jeden Tag gequält hatten, waren verschwunden. Ich war sprachlos. Ich meine, wie konnte das sein? Doch nachdem ich meine Anstrengungen noch einmal durchdacht hatte, ergab alles Sinn. Der Körper arbeitet nach dem Prinzip: Benutze es oder werde es los. Wenn man einen Arm eingipst, werden Muskeln und Gewebe abgebaut. Nun, bei mir war der ganze Körper »eingegipst« – ein psychologisches Gefängnis, in dem ich mich kaum bewegen konnte, weil ich zu viel Angst davor hatte. Doch als ich diese Angst hinter mir ließ, die Dinge tat, die meine Gene von mir erwarteten, und wieder Verantwortung für meinen Körper übernahm, brach ich aus dem Gipsgefängnis aus und bekam nicht nur mein altes Leben zurück – sondern ein sehr viel besseres.

DER BEGINN VON ETWAS GANZ BESONDEREM

Während dieser Zeit ging ich immer noch aufs College, und meine Professoren und Kommilitonen sprachen mich auf die Veränderungen an. Ich erinnere mich, wie ich gerade einen Unterrichtsraum verlassen wollte und der Dozent mich aufhielt. Er sah mich aufmerksam an und fragte: »Was ist passiert? Sie sehen so gesund aus!« Als ob ich einen Unfall gehabt hätte. Ich sah nicht nur aus wie jemand, der abgenommen hatte, sondern ich sah aus wie das blühende Leben. Meine Haut strahlte, mein Körper war stark, und ich ging mit einem Selbstbewusstsein umher, das nur wenige bisher gesehen hatten. Ich ging so selbstbewusst, weil ich gehen *konnte* – und ich erkannte, dass man die Dinge immer ändern konnte, wenn man es nur ausreichend wollte.

Neun Monate nach meinem schicksalsträchtigen Beschluss ging ich wieder zu dem Arzt, den ich als Letztes aufgesucht hatte, und ließ ein MRT von meiner Wirbelsäule machen. Er steckte die Scans auf die Leuchtplatten und stand mit der

Hand am Kinn eine gefühlte Ewigkeit davor. Dann drehte er sich zu mir um und sagte: »Was auch immer Sie gemacht haben, machen Sie weiter. Das sieht alles richtig gut aus, mein Freund. Solche Verbesserungen wie bei Ihnen habe ich noch nie gesehen.« Die zwei herausgesprungenen Bandscheiben (L4 und L5/S1) hatten sich aus eigener Kraft zurückgezogen, und sie enthielten wieder mehr Flüssigkeit.

Ich verließ die Praxis mit der Chance auf ein besseres Leben, und ich wusste, dass meine ganzen Qualen einem höheren Zweck gedient hatten. Studenten, Dozenten und Fakultätsmitarbeiter begannen mich um Rat zu fragen. Das war der Beginn meiner beruflichen Laufbahn. Ich erwarb die Lizenz als Kraft- und Konditionstrainer und tauschte so viele meiner Collegekurse wie möglich durch Gesundheitsthemen aus.

Seit damals hatte ich die Gelegenheit, mit Tausenden von Menschen persönlich zu arbeiten und mit vielen Hunderttausenden von Menschen indirekt durch Bücher, Programme, Vorträge, Workshops und meinen erfolgreichen Podcast. Meine Reichweite wächst mit jedem Tag. Ich empfinde so viel Dankbarkeit für das, was ich durchgemacht habe, und ich würde es um nichts in der Welt ändern. Gerade die harten Zeiten bringen oft das Beste in uns hervor. Meine Qualen haben es mir ermöglicht, vielen anderen zu helfen. Dankbarkeit bezeichnet nicht einmal annähernd das, was ich fühle.

Ich wollte diese Geschichte mit Ihnen teilen, weil man viel daraus lernen kann. Vor allem: *Entscheidungen*. Es liegt eine gewisse Macht darin, sich etwas voll und ganz zu verschreiben. Wenn man sich auf die eigene Kraft verlässt – »Egal, was passiert, mich kann nichts aufhalten!« –, kann man so vieles bewirken, entweder das eigene Schlafverhalten verbessern oder einen anderen Lebensbereich verändern. Es gibt sicher

Hürden zu überwinden, doch man wird einen Weg finden, wenn der Wille stark genug ist.

Ein zweiter wichtiger Punkt: *Die Macht von Ernährung, Bewegung und Schlaf.* Man muss sich entscheiden, woraus die eigenen Zellen und das Körpergewebe bestehen sollen. Die Entscheidung, was auf dem Teller landet, betrifft jeden einzelnen Teil des Menschen. Das liegt völlig in der eigenen Hand. Bewegung und Sport bedeuten nicht automatisch einen flachen Bauch und ein Sixpack. Natürlich können sie dazugehören, doch Bewegung ist viel mehr als das. Bewegung erhöht signifikant die Aufnahme der Nährstoffe und – was noch viel wichtiger ist – hilft bei der Beseitigung von Stoffwechselabfall, indem es das lymphatische System stimuliert und so giftigen Müll aus dem Körper befördert.

Um noch einen Schritt weiter zu gehen: *Bewegung* ist wichtig, nicht nur Training. Letzteres machen die Menschen etwa eine Stunde am Tag, doch was ist mit den restlichen dreiundzwanzig Stunden? Menschen, die eine Stunde am Tag Sport treiben, sind nur 4 % aktiver als Menschen, die gar nichts in dieser Hinsicht tun. Natürlich sind diese 4 % nicht unwichtig, doch die Entscheidung für ein Leben voller Bewegung und Gesundheit ist heutzutage nicht optional, sondern etwas, das die eigenen Gene von einem erwarten.

Schlaf ist der Schlüssel zu allem. Was Sie durch Bewegung und richtige Ernährung erreichen, wird durch den guten Schlaf um ein Vielfaches verstärkt – wenn Sie es zulassen. Darum geht es in diesem Buch. Auf den folgenden Seiten werden Sie die in ihrer Wirksamkeit bestätigten Strategien kennenlernen, die unzähligen Menschen zum besten Schlaf ihres Lebens verholfen haben. Sie werden herausfinden, warum Schlaf so wichtig für Veränderungen ist: an Ihrem Körper, bei Ihrer Gesundheit und sogar was das Maß an Erfüllung und Erfolg in Ihrem Leben angeht. Schlaf- und Lebensqualität gehen Hand in Hand. Besser zu schlafen wird eines der besten Dinge sein, um Ihr Leben rundum angenehmer zu machen. Auf viele Nächte mit großartigem Schlaf und viele Tage voll hervorragender Gesundheit und Erfolg!

EINLEITUNG

Ohne Schlaf geht überhaupt nichts. Nicht ein Aspekt Ihres mentalen, geistigen und körperlichen Zustandes bleibt von der Qualität Ihres Schlafes unberührt. Das große Problem ist, dass in unserer schnelllebigen Welt heutzutage Millionen Menschen unter chronischem Schlafmangel leiden und die schädlichen Auswirkungen von Schlafstörungen zu spüren bekommen. Die Folgen von Schlafmangel sind drastisch: Versagen des Immunsystems, Diabetes, Krebs, Fettleibigkeit, Depressionen und Erinnerungslücken, um nur ein paar zu nennen. Die meisten Menschen erkennen auch nicht, dass ihre ständigen Schlafprobleme auch ein Katalysator für die Krankheiten und Probleme mit ihrem Äußeren sind, unter denen sie leiden. Studien haben gezeigt, dass nur eine Nacht mit zu wenig Schlaf einen Menschen so insulinresistent machen kann wie jemanden mit Typ-2-Diabetes. Daraus resultieren vorschnelles Altern, verminderte Libido und das Einlagern von mehr Körperfett, als einem lieb ist (stimmt doch, oder?). Wenn man das jetzt auf Wochen, Monate, sogar Jahre ausdehnt, wird klar, warum Schlafmangel ein so großes Problem sein kann.

Laut einer im *Canadian Medical Association Journal* veröffentlichten Studie steht Schlafmangel in direkter Verbindung mit der Unfähigkeit abzunehmen. Die Testpersonen hatten alle das gleiche Sport- und Ernährungsprogramm, doch diejenigen, die in der Schlafentzugsgruppe waren (weniger als sechs Stunden Schlaf pro Nacht) haben übereinstimmend weniger Gewicht und Körperfett verloren als die Teilnehmer der Kontrollgruppe, die mehr als acht Stunden pro Nacht schliefen. Könnte genug Schlaf die fehlende Komponente zu Ernährung und klug eingesetztem Training sein, um ein für alle Mal Gewicht zu verlieren? In den Kapiteln 11 und 13 werden wir uns mit der Verbindung von Schlaf und Körperfett beschäftigen sowie speziellen Strategien, um Sie in die Form Ihres Lebens zu bringen. Denn eins kann ich Ihnen schon verraten: Schlaf ist tatsächlich die Wunderwaffe!

Andere Studien zeigen, dass Schlafmangel Krebs, Alzheimer, Depressionen und sogar Herzerkrankungen fördern kann. Eine dieser Studien, die in der Zeitschrift *Sleep* erschienen ist, hat 98.000 Menschen über vierzehn Jahre begleitet und herausgefunden, dass Frauen, die weniger als vier Stunden in der Nacht schlafen, mit doppelter Wahrscheinlichkeit verfrüht an einer Herzerkrankung starben. Was aber nicht bedeuten soll, dass die Herren aus dem Schneider sind. Männer sterben eher an Herzerkrankungen, und in der Kombination mit Schlafmangel wird das Ganze richtig gefährlich. Eine Studie der Weltgesundheitsorganisation WHO hat die Werte von sechshundertsiebenundfünfzig Männern über vierzehn Jahre verfolgt und herausgefunden, dass Männer, die schlecht schliefen, während des Untersuchungszeitraums ebenso mit doppelter Wahrscheinlichkeit einen Herzinfarkt erlitten; einen Schlaganfall sogar mit vierfacher Wahrscheinlichkeit.

Herzerkrankungen sind eine der häufigsten Todesursachen der modernen Welt. Wenn man mal den Schleier zurückzieht und erkennt, welchen Anteil Schlafmangel an vielen unserer gesundheitlichen Probleme hat, müssen wir dafür unbedingt eine Lösung finden.

SIE SIND NICHT ALLEIN

Zum gegenwärtigen Zeitpunkt sagen 60 % der Bürger der Vereinigten Staaten, dass sie jede oder zumindest jede zweite Nacht Schlafprobleme haben. [In Deutschland sind es ca. 50 % der Befragten. Anm. d. Red.] Schlafmangel ist in den Industriestaaten weit verbreitet. Es ist erwiesen, dass die Menschen in den westlichen Ländern anderthalb bis zwei Stunden weniger pro Nacht schlafen als noch vor einem Jahrhundert. Irgendwie haben wir »vergessen«, etwas zu tun, das für uns Menschen völlig natürlich sein sollte.

Ich praktizierte bereits etwa zehn Jahre, bis ich mich eingehend mit dem Thema Schlaf beschäftigte. Tag für Tag sah ich unglaubliche Erfolgsgeschichten von Menschen, die sich an meine Ernährungs- und Bewegungsratschläge hielten. Dafür war ich zutiefst dankbar, und ich freute mich sehr für meine Klienten, doch etwas ließ mir keine Ruhe. Ich musste ständig an die Menschen denken, die alles richtig zu machen schienen, trotzdem jedoch nicht dieselben Ergebnisse erzielten wie andere. Sie ernährten sich vorbildlich, trieben Sport (manchmal sogar zu viel), und dennoch war ihr Hormonhaushalt aus dem Gleichgewicht, ebenso wie ihr Blutzucker. Sie nahmen nicht ab oder was auch immer das Hauptproblem war. Alle Leidenschaft und alles Durchhaltevermögen schienen vergebens, und irgendwann würden sie in die erlernte Hilflosigkeit zurückfallen oder einfach aufgeben.

Nachdem ich dieses Rätsel jahrelang nicht lösen konnte, begann ich mich eingehender mit dem Thema zu beschäftigen und die Faktoren des Alltagslebens zu analysieren, die dabei eine Rolle spielen könnten.

Viele Menschen glauben unbewusst an die Macht der Gene und denken, dass diese alles steuern. Man hat einfach die Gene für Herzkrankheiten oder für Arthritis oder für den Körperfettanteil, weshalb einem die Skinny-Jeans nicht passen wollen. Aber auch wenn die Gene eine große Rolle bei unserer Gesundheit spielen, sind sie nicht für alles verantwortlich.

Ein wachsendes Feld in der Wissenschaft namens *Epigenetik* beschäftigt sich auf völlig neue Weise mit der Frage, wie die genetische Information zum Ausdruck kommt. »Epi« bedeutet unter anderem »darüber«. (Daher ist die Epidermis die Schicht über der Dermis, die äußerste Hautschicht.) Die Epigenetik beschäftigt sich damit, was *über* unserer genetischen Kontrolle geschieht. Die bisherigen Erkenntnisse sind faszinierend. Wie sich herausgestellt hat, kontrollieren nicht direkt unsere Gene unsere Gesundheit, unser Aussehen und unsere Persönlichkeit, wie so viele von uns immer geglaubt haben. Unsere Gene sind eine Art Blaupause, innerhalb derer verschiedene Möglichkeiten bestehen, wie wir letztendlich aufgebaut sind. Abertausende Stunden genetischer Forschung haben gezeigt, dass wir Menschen dieselben 20.000 bis 25.000 Gene teilen. Nicht mehr! Ursprünglich ging man von 100.000 Genen und noch mehr aus. Mit verbesserten Untersuchungsmethoden wird auch die bereits korrigierte Zahl noch sinken.

Es stellt sich also die Frage: Wenn wir alle dieselben 25.000 oder noch weniger Gene teilen, wie können wir dann so verschieden aussehen? Von unterschiedlicher Gesundheit sein? Unterschiedliche Schicksale haben? Kurz gesagt bestimmen unsere Umwelt und unsere Entscheidungen (unbewusste und bewusste), welche Gene in jeder Sekunde unseres Lebens zum Ausdruck kommen. Wir alle tragen Gene für Krankheiten in uns, doch bei manchen Menschen brechen diese nie aus. Wir alle haben Gene für eine optimale Gesundheit und normale Körperfunktionen, doch für manche Menschen liegt das in weiter Ferne.

Heute wissen wir, dass wir selbst großen Einfluss auf unsere Gesundheit haben. Wenn man genauer darüber nachdenkt, ist das überhaupt nichts Neues. Wir wissen, dass ein Mensch sehr wahrscheinlich gesünder ist, wenn er oder sie kein Päckchen Zigaretten am Tag raucht. Die Tabaksucht hat nicht nur die bekannten körperlichen Auswirkungen, sondern beeinflusst auch die Gene. Genmutationen sind die Folge der täglichen Entscheidung für die Zigarette. Ja, es ist wirklich so schlimm, wie es klingt. Wir wissen auch, dass unsere Ernährung immensen Einfluss darauf hat, wie wir aussehen und uns fühlen. Eine wachsende Wissenschaft namens *Nutrigenomik* beschäftigt sich damit, wie jeder einzelne Bissen Nahrung den genetischen Ausdruck beeinflusst.

Jetzt erweitern wir dieses Verständnis von Epigenetik auf den Bereich des Schlafs. Unser Aussehen und unser Wohlbefinden wird wohl von nichts Wichtigerem beeinflusst als der Qualität unseres Schlafs. Untersuchungen, die in der Zeitschrift *Current Neurology and Neuroscience Reports* veröffentlicht wurden, haben gezeigt, dass Schlaf eine wichtige Rolle in der Funktionsfähigkeit unserer DNS und RNS spielt. Man kommt zu dem Schluss, dass »diese epigenetischen Mechanismen ganz offensichtlich von der inneren Uhr reguliert werden«, und betont, dass der Schlaf die Qualität der »Kopien« bestimmt, die der Körper von einem erstellt. Schlaf kann beeinflussen, ob der Körper die Zellen eines heißen Fegers fabriziert oder eines Faultiers. Die Entscheidung liegt bei uns.

Ich begann mit einer Analyse, um jedem meiner Klienten aufzuzeigen, dass epigenetische Einflüsse ganz offensichtlich sind. Ich habe sie zu ihrer Arbeit befragt, ihren Beziehungen, ihren Gewohnheiten vom Aufstehen am Morgen bis zum Schlafengehen am Abend. Nach dieser Anamnese studierte ich die Blut- und Hormonwerte, und da wurde mir etwas klar. Alle Klienten, die an einem Punkt nicht weiterkamen, hatten ein Problem mit zwei Dingen: Stress oder Schlaf. Meistens sogar mit beiden, da Stress und schlechter Schlaf sich oft bedingen. Alle hatten Zugang zu unzähligen Stressmanagementübungen, doch nur zu sehr wenigen Methoden zur Verbesserung des Schlafs, abgesehen von den üblichen Ratschlägen wie »Schlafen Sie acht Stunden«. Das konnte jedoch nicht die endgültige Lösung sein, denn viele Menschen schliefen tatsächlich acht Stunden, wachten aber dennoch erschöpft auf und schleppten sich durch den Tag. Da beschloss ich, solchen Menschen zu Wegen zu verhelfen, wie sie die Qualität ihres Schlafs radikal verbessern konnten und nicht nur die Quantität.

Als meine Klienten begannen, meine Strategien umzusetzen, brachen geradezu die Dämme und sie erreichten beinahe mühelos ihre Ziele, die vorher so unerreichbar erschienen waren. Mir waren die Daten zur Wichtigkeit von gutem Schlaf sehr wohl bekannt, doch diese Auswirkungen direkt vor mir zu sehen veränderte mein Leben.

Ein Großteil der sich als wirksam erwiesenen Strategien, die meine Klienten angewendet haben, befindet sich in diesem Buch. Und das Witzige ist: Ich habe nie gesagt, sie sollen mehr schlafen; es ging immer darum, klüger zu schlafen. Meine Klienten schliefen auf einmal radikal besser, was zu signifikanten Veränderungen in ihrem Körper und Geist führte und ihnen auch mehr Erfolg im Leben einbrachte.

WELCHE ERWARTUNGEN SIND REALISTISCH?

In einer Gesellschaft, die überarbeitet und mangelerholt ist, ist es wichtiger denn je, sich mit den Problemen zu beschäftigen, die aus Schlafmangel entstehen. Auch wenn wir die negativen Folgen von Schlafproblemen in diesem Buch behandeln, werden wir einen Schwerpunkt auf das legen, was Sie selbst tun können, um schon *heute Nacht* besser zu schlafen und die chronischen Folgen von vornherein zu vermeiden. Doch was ist mit Ihrer Arbeitsleistung? Ihrer Produktivität?

Auf den ersten Blick könnte man denken, dass mehr Arbeit und weniger Schlaf unsere Produktivität steigern. Doch die Forschung weist das genaue Gegenteil nach: Wenn man nicht gut schläft, ist man langsamer, weniger kreativ und gestresster, man leistet schlechtere Arbeit. Man nutzt nur einen Bruchteil dessen, wozu man eigentlich fähig wäre. In Kapitel 1 werden wir uns eingehender damit beschäftigen, also bleiben Sie dran, und ich werde Ihnen mal erklären, was Schlaf (beziehungsweise fehlender Schlaf) mit Ihrem Gehirn anstellt.

Ein altes irisches Sprichwort lautet: »Viel Lachen und langer Schlaf sind die beste Medizin für alles.« Ich verspreche Ihnen, dass dieses Buch Ihnen echte, praktische Strategien an die Hand gibt, um Ihnen zum bestmöglichen Schlaf zu verhelfen. Sie werden lachen, Sie werden denken, Sie werden planen, Sie werden Strategien umsetzen und sehen, wie Ihr Leben sich ändert. Sie verdienen es, gesund und glücklich zu sein und ein erfülltes Leben zu leben. Guter Schlaf ist eine wichtige Grundlage dafür, und dieses Buch ist der Schlüssel, um an diesen Punkt zu kommen.

Sie erhalten einundzwanzig erprobte Strategien, mit denen Sie an der unmittelbaren Verbesserung Ihres Schlafs arbeiten können. Sie können eine ausprobieren oder alle, abhängig von

Ihren persönlichen Zielen und Lebensumständen. Außerdem enthält das Buch eine 14-Tage-Schlafkur, in der Sie alles Gelernte unter Anleitung umsetzen und so zum bestmöglichen Schlaf finden können.

William Dement, MD, Pionier und führende Autorität auf dem Gebiet der Schlafforschung, sagte einmal: »Man ist nicht gesund, solange man keinen gesunden Schlaf hat.« Nichts könnte zutreffender sein, und diese einundzwanzig Tipps werden Ihnen helfen, in Zukunft hervorragend zu schlafen.

1 SCHLAF IST WICHTIGER, ALS MAN DENKT

Dieses Kapitel behandelt ein etwas ungewöhnliches Thema, doch wahrscheinlich das wichtigste überhaupt. Viele Menschen schlafen zu wenig, weil ihnen die Vorteile von genug Schlaf nicht bewusst sind. Sobald man diese mal richtig verstanden hat, wird man die Strategien in diesem Buch sofort umsetzen.

Was also ist Schlaf? Und warum ist er so wichtig? Nun, Schlaf zu definieren ist in etwa so, als wolle man das Leben in Worte fassen. Niemand versteht ihn völlig, und wenn man versucht, ihn zu erklären, wird man wahrscheinlich eher wie Forrest Gump klingen und nicht wie ein weltberühmter Wissenschaftler. (Das Leben ist wie eine Schachtel Pralinen … Schlaf ist wie sich tot stellen.)

The Free Dictionary definiert Schlaf als einen »natürlichen, periodisch wiederkehrenden Zustand der Ruhe für Körper und Geist, in dem die Augen normalerweise geschlossen sind und das Bewusstsein völlig oder teilweise ausgeschaltet ist; Körperbewegungen und Reaktionen auf externe Stimuli sind extrem reduziert.« Das klingt etwas verrückt, doch die wichtigste Erkenntnis daraus ist, dass es ein *natürlicher*, periodisch wiederkehrender Zustand der Ruhe für Körper und Geist ist. Wenn man nicht schläft, verhält man sich völlig unnatürlich. Und niemand mag unnatürliche Menschen.

Viel wichtiger ist allerdings das Wissen, welche Hauptgewinne der Schlaf für einen bereithält. Allgemein gesprochen ist der Wachzustand katabolisch (Abbau von Stoffwechselprodukten, energieverbrauchend) und der Schlaf anabolisch (Aufbau von Stoffen und Energie). Schlaf ist ein erhöhter anaboler Zustand, der das Wachstum und die Erneuerung des Immunsystems, des Skeletts und der Muskulatur fördert. Einfach ausgedrückt: Schlaf erneuert den Menschen und hält ihn jung. Gesunder Schlaf stärkt das Immunsystem, bringt die Hormone ins Gleichgewicht, liefert Energie und verbessert die Gehirnfunktion. Wenn man seinem Körper nicht den nötigen Schlaf zugesteht, wird man niemals, ich wiederhole, niemals den gewünschten Körper und das Leben haben, das man sich ersehnt.

In unserer Kultur wird Schlaf völlig unterbewertet. Man impft uns ein, dass wir für unseren Erfolg härter arbeiten und weniger schlafen müssen. Schlafen kann man schließlich, wenn man tot ist. Dass dem Schlaf kein Respekt entgegengebracht wird, ist noch untertrieben. Natürlich gehört harte Arbeit zum Erfolg, doch ebenso wichtig ist kluges Arbeiten. So viele Menschen schuften, brennen die Kerze an beiden Enden ab und erkennen nicht, dass sie dadurch keine bessere Arbeit leisten, sondern schlechtere.

Forschungen zeigen, dass nach vierundzwanzig Wachstunden 6 % weniger Glukose das Gehirn erreichen. Einfach gesagt: Man wird dümmer. Daher verlangt es einen auch nach Süßigkeiten, Chips, Donuts und anderen stärke- und zuckerhaltigen Nahrungsmitteln, um das Gehirn so schnell wie möglich wieder mit Glukose zu versorgen. Das ist ein angeborener Überlebensmechanismus, denn als die Menschen noch Jäger und Sammler waren, konnte eine verringerte Gehirnkapazität den plötzlichen Tod durch ein Raubtier bedeuten oder weniger Erfolg bei der Nahrungsbeschaffung. Heute kann man mit einem einfachen Gang zum Kühlschrank den Ruf nach mehr Schlaf umgehen, doch die Stressmechanismen leben in uns weiter.

ICH KANN NICHT GLAUBEN, DASS ICH DAS LETZTE NACHT GETAN HABE

Die wertvollste Information aus der Erkenntnis, dass Schlafmangel dümmer macht, ist, dass der verringerte Glukosespiegel nicht gleich verteilt ist. Der *Parietallappen* und der *präfrontale Cortex* verlieren 12–14 % ihres Glukosevorrates, wenn man nicht schläft. Diese Bereiche des Gehirns sind besonders für das Denken zuständig, für die Einschätzung von Ideen, für die soziale Kontrolle und für die Unterscheidung zwischen Richtig und Falsch. Haben Sie schon mal eine schlechte Entscheidung nach einer langen Nacht getroffen, die Sie im ausgeschlafenen Zustand nicht erwogen hätten? Wahrscheinlich schon. Doch das war nicht nur Ihre eigene Schuld. Ihr Gehirn wurde von einer dümmeren (und auch etwas weniger attraktiven) Version Ihrer selbst gekapert.

Wenn man zu wenig geschlafen hat, baut man unbewusst einen Stahlkäfig zwischen die eigene Willenskraft und die Biologie. Normalerweise will man sich auf jeden Fall gesünder ernähren, mehr Sport treiben und vielleicht sich auch für bessere Beziehungen entscheiden. Doch wenn der präfrontale Cortex herunterfährt, dann will das Gehirn nur noch schnellen Glukosenachschub in Form von Kartoffelchips, süßen Frühstücksflocken oder Eiscreme. Die eigene Willenskraft steckt in einem Armhebel, denn der ganze Körper schreit förmlich nach diesen Nahrungsmitteln. Und plötzlich hat man fettige Finger, weil man eine ganze Tüte Erdnussflips vertilgt hat, oder man schließt gerade eine geleerte Packung Eiscreme. Besser geht es einem dabei nicht, man gibt sich selbst die Schuld und erkennt nicht, dass man an dieser Niederlage gar nicht vorbeikam.

Wenn man müde ist, ist man nicht man selbst. Oder zumindest nicht gerade die beste Version von sich selbst. Bei Schlafmangel hat man automatisch schlechte Karten. Wenn man klüger schläft, kann man das Blatt allerdings wenden und gesunde Entscheidungen vorprogrammieren. Sie bekommen einen ganzen Haufen Tipps und Strategien dafür an die Hand, doch zuerst müssen wir uns anschauen, wie ein müdes Gehirn Ihre restlichen Lebensbereiche beeinflusst.

AUF DEM PRÜFSTAND

Laut einer von der American Academy of Sleep Medicine veröffentlichten Studie ist schlechter Schlaf bei der Beurteilung akademischer Leistungen mit einem Besäufnis und Marihuanakonsum gleichzusetzen. Collegestudenten mit zu wenig Schlaf bekamen öfter schlechtere Noten oder schieden sogar vorzeitig aus Kursen aus, im Gegensatz zu ihren Kommilitonen mit einem gesunden Schlaf. Die Erkenntnis, dass schlechter Schlaf dem Lernen genauso abträglich ist wie zu viel Alkohol, sollte einen wirklich zum Nachdenken bringen.

Lernen ist immer ein großer Teil unseres Lebens. Unsere Fähigkeit, zu lernen und Informationen zu behalten, trägt vorrangig zu unserem Erfolg bei. Ob in der Schule oder bei der Arbeit, oft opfern wir Schlaf, weil wir etwas schaffen wollen. Doch man sollte sich in Erinnerung rufen, dass ein großer Unterschied zwischen »arbeiten« und tatsächlicher Effektivität besteht. Wenn man weniger schläft, schafft man tatsächlich mehr Arbeit, doch darunter leiden Qualität und Effektivität.

Eine im *The Lancet* veröffentlichte Studie hat anhand einer Gruppe von Ärzten nachgewiesen, dass unausgeschlafene Menschen 14 % länger brauchen, um eine Aufgabe fertigzustellen, und 20 % mehr Fehler machen als Menschen, die genug geschlafen haben. Wir brauchen nicht nur länger, sondern wir benötigen auch mehr Zeit, um die Fehler, die wir gemacht haben, zu beseitigen.

Wenn man lernt, seine Zeit so einzuteilen, dass man als Erstes mehr Schlaf bekommt, dann wird man seine Arbeit auch schneller und effektiver erledigen können als im übermüdeten Zombiemodus. Man ist kreativer, hat mehr Energie und größeren Zugang zu den Bereichen des Gehirns, die für die Problemlösungen zuständig sind. Die Einstellung, man könne ja schlafen, wenn man tot ist, bringt nur den Tag näher heran, an dem das tatsächlich der Fall ist. Und die Auswirkungen von Schlafmangel auf das Gehirn werden das Leben sehr viel schwieriger machen, während man es doch eigentlich genießen sollte.

DAS GEHIRN BRAUCHT EINE ENTZIEHUNGSKUR

Seit Beginn der Geschichtsschreibung haben Philosophen und Wissenschaftler Thesen aufgestellt, was der wahre Nutzen von Schlaf ist. Wir befinden uns in einem seltsamen Zustand, quasi bewusstlos und damit am meisten Gefahren und Verfolgern ausgesetzt. Aus einer evolutionären Perspektive heraus könnte man denken, dass wir den Schlaf mittlerweile hinter uns gelassen hätten, wenn er uns das Überleben erschwerte. Doch man hat entdeckt, dass gerade Schlaf es uns ermöglicht hat, zu wachsen und uns bis zu dem unglaublichen Niveau zu entwickeln, das wir erreicht haben. Schlaf war kein evolutionäres Problem, sondern ganz im Gegenteil ein evolutionärer Katalysator.

Das menschliche Gehirn ist die mächtigste Konstruktion auf der Erde. Es verleiht uns die Fähigkeit, unsere Körper zu formen, Wolkenkratzer zu bauen, ebenso wie Automobile und Raumschiffe, die Geheimnisse der Technologie zu entschlüsseln, um das Internet zu erschaffen, und die Macht unserer DNS zu erforschen, um das Leben besser zu verstehen. Unsere Gehirne können sich in neue Sachverhalte hineindenken, die Vergangenheit analysieren, die Zukunft vorhersehen und grenzenlose Strategien entwickeln, um dorthin zu gelangen. Milliarden von Gehirnzellen kontrollieren jede Körperfunktion. Man muss wissen, dass jede Gehirnzelle fähig ist, genau das zu tun, was der ganze Körper tut. Diese Zellen essen, kommunizieren, reproduzieren sich und verursachen sogar Abfall. Wissenschaftler haben herausgefunden, dass dieser Prozess der Abfallentsorgung die größte Verbindung zu unserem großen Bedürfnis nach gutem Schlaf herstellt.

Um die Abfallentsorgung des Körpers kümmert sich das sogenannte lymphatische System. Es baut Stoffwechselabfälle und Gifte ab, die dem Körper sonst schaden würden. Das Gehirn ist von dieser Müllabfuhr nicht betroffen, da es sich um ein geschlossenes System handelt, das von der Blut-Hirn-Schranke kontrolliert wird, die darüber bestimmt, was hindurchgelassen wird und was nicht. Das Gehirn wird eisern von Zelltürstehern bewacht, die einen gefälschten Ausweis auf einen Kilometer erkennen. Wissenschaftler haben herausgefunden, dass das Gehirn sein eigenes Abfallentsorgungssystem hat, ähnlich dem lymphatischen System. Es heißt glymphatisches System – das zusätzliche »g« ist ein Verweis auf die Gliazellen im Gehirn, quasi die Schaltzentrale.

Alle dynamischen Funktionen des Gehirns produzieren eine Menge Abfall, der natürlich entsorgt werden muss, um ganz wörtlich wieder Platz zu schaffen für neues Wachstum und Weiterentwicklung. Tote Zellen zu entfernen und sie zu erneuern, Gifte abzubauen und Abfall abzutransportieren ist unverzichtbar für unsere Gehirnfunktion. Wissenschaftler am Center for Translational Neuromedicine am University of Rochester Medical Center haben herausgefunden, wie genau Schlaf mit diesem Vorgang zusammenhängt. Im Schlaf ist das glymphatische System *zehn Mal* aktiver als im Wachzustand. Gleichzeitig werden die Gehirnzellen um etwa 60 % verkleinert, um die Abfallentsorgung noch effektiver zu gestalten. Da das Gehirn im Wachzustand so aktiv ist (es lernt, es entwickelt sich ständig weiter und macht den Menschen zu dem großartigen Wesen, das er ist), fallen dabei ständig Nebenprodukte an, die durch die erholsame Kraft des Schlafes abgebaut werden.

Wenn zu Hause die Müllabfuhr streikt oder anderweitig nicht wie gewohnt funktioniert, gerät die Lage ziemlich schnell außer Kontrolle. Dasselbe passiert im Körper, wenn man nicht ausreichend schläft und das glymphatische System seine Arbeit nicht ordentlich machen kann. Tatsächlich wird die Unfähigkeit des Gehirns, schädliche Abfallstoffe zu entsorgen, als eine der grundlegenden Ursachen für Alzheimer angesehen.

SCHLAF SOLLTE MAN NICHT NOCH MAL ÜBERSCHLAFEN

Bisher haben wir nur einen winzigen Bruchteil dessen abgedeckt, warum Schlaf von jetzt an absolute Top-Priorität haben sollte. Vergessen Sie nie die Wichtigkeit von Schlaf. Man wird besser arbeiten, klügere Entscheidungen treffen und sich körperlich wohler fühlen, wenn man sich den nötigen Schlaf zugesteht. Schlaf ist keine Hürde, die es zu umgehen gilt, sondern ein natürlicher Zustand, den unser Körper braucht, um die Hormonfunktion anzukurbeln, Muskeln, Gewebe und

Organe zu reparieren, uns vor Krankheiten zu schützen und für eine optimale Funktionsweise des Gehirns zu sorgen. Nicht über das Traumland zu gehen ist keine Abkürzung zum Erfolg. Ausgeruht arbeitet man besser und effizienter und ist viel produktiver.

* *

POWERTIPP 1

Wenn eine große Aufgabe, ein Projekt oder ein wichtiges Ereignis bevorsteht, planen Sie anhand Ihres Kalenders, wie viele Stunden Sie davor schlafen müssen. Manchmal braucht man nur eine Übersicht, einen Plan, doch kaum einer denkt daran, weil es zu einfach ist.

Wenn etwas wichtig für Sie ist, tragen Sie es in Ihren Terminkalender ein. Halten Sie sich so gut wie möglich daran in dem Wissen, dass Sie Ihre Arbeit besser und schneller erledigen können, wenn Sie ausgeschlafen sind. Normalerweise opfern wir den Schlaf für mehr Arbeit, weil wir nicht effizient genug geplant haben. Wie der weise Benjamin Franklin schon sagte: »Schlägt die Vorbereitung fehl, ist der Weg für Fehlschläge bereitet.«

POWERTIPP 2

Ändern Sie Ihre Einstellung zum Schlaf. Sehen Sie ihn nicht als Hindernis, um das man herumarbeiten muss (etwas, das man tun »muss«), sondern als Belohnung für sich selbst (etwas, das man tun »darf«), die man genießen sollte. Eine kleine Änderung in der Wahrnehmung ist schon ein großer Schritt in die richtige Richtung. Sehen Sie Schlaf als unglaublichen Genuss – wie ein köstliches Dessert, eine entspannende Massage, ein heißes Date mit einem ganz besonderen Menschen oder irgendetwas anderes, auf das Sie sich wirklich freuen. »Ich habe heute Abend ein heißes Date mit dem Schlaf, und wir lassen da wirklich die Puppen tanzen!« Verabschieden Sie sich von dem Stress mit dem Schlaf und erlauben Sie sich, ihn zu genießen. Sie arbeiten doch sowieso schon hart genug. Belohnen Sie sich mit herrlichem Schlaf. Sie verdienen es.

Nachdem wir die tiefere Bedeutung der Wichtigkeit von Schlaf geklärt haben, widmen wir uns den praktischen Grundlagen. Ich werde Ihnen einige kraftvolle Werkzeuge und Ratschläge an die Hand geben, mit denen Sie ein Leben voll großartigem Schlaf beginnen können. Auf geht's!

2 RAUS IN DIE SONNE

Die Weichen für die Nacht werden in dem Moment gestellt, in dem man am Morgen aufwacht. Die Menschheit hat sich lange Zeit an einem festen Hell-Dunkel-Rhythmus orientiert, der unseren Schlafrhythmus bestimmt hat. Unser Schlafzyklus – oder auch *zirkadianer* Rhythmus – wird stark von der Menge an Sonnenlicht beeinflusst, der wir tagsüber ausgesetzt sind.

Es mag auf den ersten Blick kontraproduktiv klingen, dass mehr Sonnenlicht am Tag besseren Schlaf in der Nacht bedeutet, doch die Wissenschaft hat genau das nachgewiesen. Der zirkadiane Rhythmus des Körpers ist nämlich nicht nur irgendeine Eso-Erfindung, sondern eine reale eingebaute 24h-Uhr, die sich gar nicht so sehr von der Uhr in Ihrem Handy oder an Ihrem Handgelenk unterscheidet. Zu gewissen Tageszeiten ist Ihr Körper darauf programmiert, bestimmte Hormone auszuschütten. Dieser zirkadiane Rhythmus hilft – zusammen mit der geplanten Hormonfreigabe – die Verdauung, das Immunsystem, den Blutdruck, die Fettverbrennung, den Appetit, die mentale Energie und noch vieles mehr zu steuern.

Der zirkadiane Rhythmus wird vom *Nucleus suprachiasmaticus* reguliert, einem kleinen Bereich von Nervenzellen im *Hypothalamus*, der sich im Gehirn befindet. Der Hypothalamus ist die Drüse, die hauptsächlich für die Steuerung des Hormonsystems des Körpers verantwortlich ist. Sie reguliert Hunger, Durst, Erschöpfung, die Körpertemperatur und den Schlafrhythmus. Es spielt sich also wirklich alles in Ihrem Kopf ab.

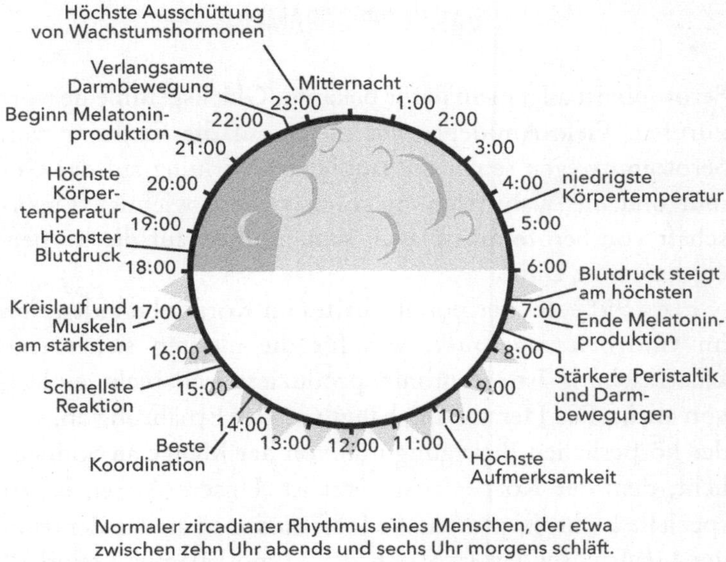

Abb.: Zirkadianer Rhythmus des Menschen

Verbessert das Morgenlicht dann den Schlaf? Licht signalisiert dem Hypothalamus und allen damit zusammenhängenden Organen und Drüsen, aufzuwachen und bereit zu sein. Licht, vor allem Sonnenlicht, regt den Körper an, das optimale Niveau von Tageshormonen und Neurotransmittern zu produzieren, die die biologische Uhr regulieren. Zu wenig Lichteinstrahlung tagsüber und zu viel künstliches Licht am Abend beeinflussen den Nachtschlaf negativ. Eine der zentralen Verbindungen, die von Tageslicht betroffen sind, ist der wichtige Neurotransmitter *Serotonin*.

Serotonin ist allgemein dafür bekannt, Glücksgefühle hervorzurufen. Viele Antidepressiva zielen auf die Funktion von Serotonin wegen seiner unglaublichen Wirkung auf das Gemüt und die Wahrnehmung. Eine weitere wichtige Eigenschaft von Serotonin ist auch sein Einfluss auf die körpereigene innere Uhr.

Etwa 95 % des Serotoningehaltes im Körper befinden sich im *Gastrointestinaltrakt*, was für die meisten sicher eine Überraschung ist. Serotonin produziert sich nicht einfach von allein. Die Herstellung hängt von der Ernährung ab, von der körperlichen Bewegung und von der Menge an Sonnenlicht, dem der Körper ausgesetzt ist. Unsere Augen haben spezielle Lichtrezeptoren, die Informationen an das Zentrum des Gehirns senden (wo sich der Hypothalamus befindet), um die Produktion von mehr Serotonin anzuregen. Das ist ein alltäglicher Prozess, wenn wir im Einklang mit der Natur leben und unsere innere Uhr richtig eingestellt ist. Wenn diese allerdings aus dem Takt gerät und wir nicht genug Tageslicht bekommen, leidet darunter die Serotoninproduktion – und unsere Gesundheit.

In seinem Buch *The Mind-Body Mood Solution* erklärt der klinische Psychologe Jeffrey Rossmann, PhD, dass »viele von uns sich nicht bewusst sind, dass wir an einem Mangel an Licht und dessen Auswirkungen leiden. Wegen der außergewöhnlichen Fähigkeit unserer Augen, sich an Helligkeit anzupassen, merken wir kaum, wie wenig Licht wir in geschlossenen Räumen überhaupt bekommen. Die typische Raumbeleuchtung ist hundertmal weniger hell als das Licht im Freien an einem sonnigen Tag. Selbst an einem bewölkten Tag bekommen wir immer noch zehn Mal mehr Licht als im Haus.«

Was fangen wir jetzt mit dieser Information an, wo doch Millionen von uns den ganzen Tag an ihren Schreibtisch gefesselt sind? Und welche Rolle spielt es überhaupt? Eine jüngere Studie, die die Schlafqualität von Büroarbeitern untersucht hat, kam zu erschreckenden Ergebnissen. Büroangestellte, die keinen direkten Zugang zu einem Fenster haben, bekamen 173 % weniger Tageslicht als Kollegen mit Fenster. Als Folge davon schliefen sie im Durchschnitt sechsundvierzig Minuten weniger pro Nacht. Dieses Schlafdefizit hatte mehr körperliche Beschwerden zur Folge, eine geringere Vitalität und schlechteren Schlaf. Die Büroangestellten mit mehr Zugang zu Tageslicht waren tendenziell körperlich aktiver und glücklicher und hatten insgesamt eine höhere Lebensqualität.

Klingt so, als wäre Serotonin schon echt wichtig, nicht wahr? Nun, das ist erst der Anfang. Serotonin wird nicht nur im Bauch hergestellt, sondern befindet sich auch in den Blutplättchen, im zentralen Nervensystem und sogar in der Haut. Serotonin und Serotonintransmitter kommen in menschlichen *Keratinozyten* (dem vorherrschenden Hautzellentyp) vor und sind stark von Sonneneinstrahlung abhängig. Die Haut absorbiert die UV-Strahlen der Sonne, die automatisch die Produktion von Vitamin D und Serotonin ankurbeln. Vitamin D steht auch in direkter Verbindung mit gesundem Schlaf (mehr dazu in Kapitel 7), doch der Zusammenhang zwischen Serotonin und Schlaf kann gar nicht oft genug betont werden. Die Produktion von Serotonin ist quasi die Grundlage für guten Schlaf. Laut Experten der Federation of American Societies for Experimental Biology produziert die menschliche Haut Serotonin und wandelt es in *Melatonin* um.

DAS MILDE MELATONIN

Melatonin ist der wahre Star der großen Schlafshow. Serotonin ist der Einpeitscher für das Melatonin, der die Zellen anfeuert und auf einen umwerfenden Schlafauftritt vorbereitet. Melatonin wird in der Zirbeldrüse und anderem Gewebe im Körper gebildet, die wiederum Signale an die Zellen aussenden, den Schlaf vorzubereiten. Wenn es draußen dunkel wird, wird es von allein ausgeschüttet, doch wenn wir nicht das richtige Licht zur richtigen Zeit bekommen, kann das ganz schön in die Hose gehen. Melatonin ist kein echtes »Schlafhormon«, weil es uns nicht direkt einschlafen lässt. Doch es trägt definitiv zu gutem Schlaf bei, da es den Körper in den optimalen Zustand versetzt, um das Beste aus einer Nacht voll Schlaf herauszuholen.

Manche Wissenschaftler glauben, einen Zusammenhang zwischen Melatonin und Alterung gefunden zu haben. Kleine Kinder haben zum Beispiel das höchste Niveau an nächtlicher Melatoninproduktion, die im Laufe des Lebens immer weiter abnimmt. Melatonin verbindet man mit Jugend und Vitalität, doch tatsächlich wird es mit den Jahren immer weniger. Ist das einfach so oder sind wir für diese Verringerung verantwortlich, indem wir unseren Schlafrhythmus nicht einhalten?

Auch wenn der Melatoninspiegel im Lauf des Lebens abnimmt, kann man diesen Prozess durch guten und ausreichenden Schlaf verlangsamen, sodass man noch viele Jahre wie ein Baby schlummern kann. Produktion und Ausschüttung von Melatonin hängen stark von der Menge an Licht ab. Sonnenlicht liefert das natürliche Spektrum des Lichts, das wir zur Koordination der Melatoninproduktion benötigen. Einfach ausgedrückt, wenn man am Tag mehr Sonnenlicht bekommt und wenig Licht in der Nacht, ist man auf dem besten Weg zu einer wirklich funktionierenden Zauberformel für besseren Schlaf.

CORTISOL, DAS HÄSSLICHE ENTLEIN

Ein weiteres wichtiges Hormon, das tagsüber ausgeschüttet wird, ist Cortisol. Sie haben davon sicher schon einmal gehört. Cortisol wird heute gern als problematisches »Stresshormon« bezeichnet und mit einer Reihe von gesundheitlichen Problemen in Verbindung gebracht. Von den über fünfzig Hormonen, die der Körper freisetzt, hat man Cortisol als das Problemkind gebrandmarkt. Cortisol macht dick! Cortisol ist für Ihre Hormonschwankungen verantwortlich! Cortisol hat Ihre Lieblingsfernsehserie eingestellt! Wenn wir nur das Cortisol los wären, dann käme alles in Ordnung (und wir würden endlich David Hasselhoff wieder im Fernsehen sehen).

Doch Cortisol ist überhaupt nicht so schlecht. Es ist im Gegenteil ungeheuer wichtig für den Körper, für seine Gesundheit und seine Funktionsfähigkeit. Der Körper produziert es schließlich aus einem bestimmten Grund. Das wahre Ziel ist nicht, den Cortisolspiegel so niedrig wie möglich zu halten, sondern einen gesunden Rhythmus der Cortisolproduktion zu erreichen, um Ihnen die gewünschten Ergebnisse zum gewünschten Zeitpunkt zu ermöglichen. Das passt vielleicht nicht zu der üblichen Einschätzung von Cortisol, doch dieses Hormon ist tatsächlich so etwas wie ein Superheld. Cortisol verleiht Ihnen die Energie und den Antrieb, überhaupt aufzustehen und sich zu bewegen. Es ermöglicht dem Menschen, wach und aufmerksam zu sein, außerdem stark, konzentriert und vital. Cortisol an sich ist überhaupt nicht schlecht; problematisch wird es nur, wenn zu viel oder zu wenig davon produziert wird.

Der *New-York-Times*-Bestsellerautor und Verfasser von *Schlank ohne Stress: Nebennieren in Balance*, Alan Christianson, NMD, drückt es überaus treffend aus: »Cortisol ist ein Nebennierenhormon, das den Tagesrhythmus des Körpers reguliert. Man könnte es sich als eingebaute Kaffeemaschine vorstellen. Man wacht morgens auf, weil die Nebennieren gerade eine frische Kanne gekocht haben. Und abends schläft man ein, weil die Maschine ausgeschaltet wird.« Der zirkadiane Rhythmus braucht unbedingt Cortisol, damit der Körper schlafen kann.

Wie man an der folgenden Grafik sehen kann, steigt der Cortisolspiegel am Morgen, damit man aufstehen, aktiv sein und das Leben genießen kann. Im Lauf des Tages nimmt das Cortisol im Körper ab, bis es am Abend den niedrigsten Stand erreicht. So sieht ein normaler Cortisolrhythmus aus, doch wie jeder weiß, ist unser Leben meistens alles andere als

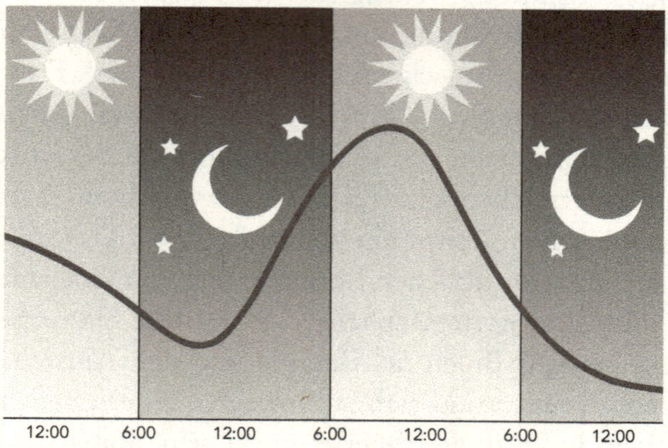

Abb.: Zirkadianer Cortisolausstoß

normal. Bei manchen Menschen ist der Cortisolspiegel hoch, wenn er eigentlich niedrig sein sollte, und niedrig, wenn er hoch sein sollte. Man fühlt sich dann müde und gleichzeitig aufgedreht. Physiologisch gesehen ist man nachts müde, doch manche sind dann gerade erst wach. Und am Morgen, wenn man ausgeruht aufwachen sollte, kann man sich kaum von seinem Bett fortreißen. Wenn Ihnen das bekannt vorkommt, dann werden Ihnen die in diesem Buch vorgestellten Strategien helfen, in Zukunft sehr viel besser zu schlafen.

Ein wichtiger Punkt ist auch, dass Cortisol und Melatonin in einer Art entgegengesetzter Beziehung zueinander stehen. Wenn der Cortisolspiegel hoch ist, gibt der Körper wenig Melatonin frei und umgekehrt. Werden die richtigen Hormone zur richtigen Zeit im Körper gebildet, wirkt sich das automatisch auf die normale Funktion der anderen Hormone aus. Sonnenlicht kurbelt außerdem die Produktion von Cortisol im Körper an.

Noch einmal, das ist ein normaler Prozess, der auf der Evolutionsbiologie basiert und es uns ermöglicht, morgens aufzustehen, unsere Nahrung zu beschaffen, unseren Lebensraum zu bewohnen und uns um unsere Familie zu kümmern. Eine in der Zeitschrift *Innovations in Clinical Neuroscience* veröffentlichte Studie nennt noch einen weiteren Vorteil: Sonnenlicht verringert den Cortisolspiegel im Lauf des Tages signifikant im Vergleich zu künstlichem Licht oder gedämpftem Tageslicht. Je mehr Sonnenlicht man bekommt, desto normaler funktioniert der Cortisolrhythmus, ebenso wie die Melatoninausschüttung.

Der große Einfluss des Sonnenlichts auf Schlaf und Hormonfunktion sollte nun klar geworden sein. Die Gene erwarten geradezu Sonnenlicht, um für einen normalen Schlaf-Wach-

Rhythmus zu sorgen. Doch da sich unsere Welt fundamental von der Welt unserer Vorfahren unterscheidet, müssen wir uns bestimmte Strategien überlegen, wie wir diesen Nachteil sicher und effektiv aushebeln können.

* *

POWERTIPP 1

Nicht jede Sonneneinstrahlung ist gleich wichtig für einen gesunden Schlaf. Die innere Uhr reagiert vor allem auf den ersten Sonnenschein am frühen Morgen, zwischen 6:00 und 8:30 Uhr. Danach hat das Sonnenlicht andere Vorteile, aber nicht mehr im Hinblick auf guten Schlaf. Natürlich ändert sich dies auch je nach Jahreszeit, doch gewöhnen Sie es sich an, gleich bei Tagesbeginn etwas Sonne zu tanken. Mindestens eine halbe Stunde bei Sonnenschein im Freien hat sich als am wirkungsvollsten erwiesen. Im Winter ist es oft nicht möglich, das Sonnenlicht über die Haut aufzunehmen, doch wie wir ja gelernt haben, können auch die Augen diese Aufgabe übernehmen. Selbst an einem bewölkten Tag wird Ihr Körper davon profitieren.

POWERTIPP 2

Wenn man den ganzen Tag in einem düsteren Büro sitzen muss, sollte man die Mittagspause für einen Spaziergang nutzen. Selbst an einem bedeckten Tag dringen die Sonnenstrahlen durch die Wolkendecke und üben einen positiven Einfluss auf die Hormonfunktion aus. Sie sollten Ihre Pausen wenn möglich im Freien verbringen oder in der Nähe eines Fensters. Wenn man ganz weit oben auf der Karriereleiter ist, kann man neben der Mittagspause auch Meetings ins Freie verlegen.

POWERTIPP 3

Sonnenlicht nur durch ein Fenster zu konsumieren reicht allerdings nicht. Die Sonne hat viele Wellenlängen, die Einfluss auf unseren Körper ausüben, doch die beiden wichtigsten sind UVA und UVB. UV ist die Abkürzung für Ultraviolett, und von diesen Strahlen ist schon lange bekannt, dass sie unsere Gesundheit beeinflussen. UVB-Strahlen sind am wichtigsten für uns, da nur diese Wellenlänge die Produktion von Vitamin D ankurbelt. Das Problem ist aber, dass UVA-Strahlen eine sehr viel längere Wellenlänge besitzen als UVB und verschiedene Materialien leichter durchdringen können, wie etwa die Ozonschicht, Wolken, Smog und sogar Glas, ohne dabei nennenswert an Stärke einzubüßen. UVB-Strahlen sind zu schwach für Glas, werden jedoch dringend benötigt, um die potenziell schadhaften Auswirkungen der UVA-Strahlen auszugleichen. Sonnenlicht ist also nicht grundsätzlich schlecht; nur die Art, wie wir es konsumieren, kann ungesund sein.

Wir brauchen sowohl UVA- als auch UVB-Strahlen, doch eine ungesunde Menge an Ersteren erhöht das Risiko für Hautkrebs und vorzeitige Hautalterung. Tagsüber viel natürliches Licht durch die Fenster ist großartig. Das Licht wird dabei von den optischen Rezeptoren aufgenommen, die die Informationen an das Gehirn weitergeben, um den zirkadianen Rhythmus zu optimieren. Man sollte allerdings sicherheitshalber vermeiden, nackte Haut zu lange direkter Sonneneinstrahlung durch ein Fenster auszusetzen. Man darf auch nicht vergessen, dass die UVB-Strahlen zu bestimmten Jahreszeiten (und auch abhängig davon, wo auf der Welt man sich befindet) den Körper nicht erreichen. Im Winter ist die Aufnahme von UVB-Strahlen meistens sehr viel schwieriger.

POWERTIPP 4

Wie wir gehört haben, muss das Sonnenlicht zu den optischen Rezeptoren gelangen, um dort sein Wunderwerk zu vollbringen. Eine

Sonnenbrille wirkt da wie ein Zwei-Meter-Basketballspielerkoloss vor dem Korb und schirmt die Augen zuverlässig vom Sonnenlicht ab. Sonnenbrillen verhindern die Aufnahme der nötigen Menge Licht, mithilfe derer für die Ausschüttung wichtiger Hormone und demzufolge gesunden Schlaf gesorgt wird. So einfach ist das. Tatsächlich können zudem Sonnenbrillen mit unzureichendem UV-Schutz sogar mehr Schaden anrichten als gar keine Brille auf der Nase. Im hellen Sonnenlicht versuchen die Augen von allein, sich vor zu viel UV-Strahlung zu schützen, indem sich die Pupillen verkleinern. Doch wenn mit Standardsonnenbrillen künstliche Dunkelheit vor den Augen erzeugt wird, weiten sich die Pupillen natürlich und lassen somit noch mehr potenziell schädliches UV-Licht durch.

Eine Sonnenbrille als modisches Accessoire sollte man daher vermeiden. Wenn man sie als momentanen Schutz tragen möchte, dann sollte man auf nachgewiesenen UV-Schutz achten. Vor allem bei extrem hellen Lichtverhältnissen wie zum Beispiel beim Wintersport ist dies wichtig, um die *Photokeratitis*, die gefährliche Schneeblindheit oder auch »Sonnenbrand auf den Augen«, zu vermeiden.

Wenn Sie so eine strahlende Zukunft vor sich haben, dass Sie einfach Sonnenbrillen tragen müssen – kein Problem, das verstehe ich. Nur legen Sie zwischendrin eine Pause ein.

POWERTIPP 5

Für Notsituationen – wenn man zum Beispiel in seinem dunklen Großraumbüro festsitzt – gibt es spezielle Lichtboxen, Brillen und andere Geräte, die Sonnenlicht simulieren. Diese werden oft bei jahreszeitlich bedingten Depressionen verschrieben, zum Beispiel im Winter. Sie sind sehr sinnvoll und hilfreich, doch Sie sollten nie vergessen, dass Sie stärker sind, als Sie denken. Sie können Ihr Leben verändern und auf natürlichem Weg genug Sonnenlicht bekommen. Auch die besten Hilfsmittel können keine dreißig Minuten im Freien ersetzen, selbst an einem bewölkten Tag.

3 WEG VON DEN BILDSCHIRMEN

Eine sofortige Verbesserung der Schlafqualität ist ganz einfach: Verbringen Sie vor dem Schlafengehen so wenig Zeit wie möglich vor Bildschirmen aller Art. Computer, Tablets, Fernseher, Smartphones … sie alle strahlen ein ganz bestimmtes blaues Licht ab, das zu massiven Schlafproblemen führen kann, weil es den Körper dazu verleitet, mehr Tageshormone (wie Cortisol) auszuschütten, und somit die natürliche Schlafvorbereitung des Körpers durcheinanderbringt. Wenn man das elektronische Gerät nah vor die Augen hält, nimmt man das Licht kaum wahr, sondern sieht das Bild in all seinen Farben. Tritt man in einem dunklen Raum jedoch einen Schritt zurück, erkennt man, wie stark das blaue Licht noch abstrahlt.

Stellen Sie sich vor, wie Sie abends in Ihrer Nachbarschaft unterwegs sind und die Fenster der Häuser und Wohnungen bläulich leuchten. Wahrscheinlich fragen Sie sich zuerst, was die Menschen wohl gerade anschauen, dann aber, ob sie nicht viel eher von Aliens entführt werden. So stark und durchdringend ist das blaue Licht, und was es erst mit unserem Schlaf anstellt, ist wirklich nicht von dieser Welt. Wissenschaftler am Brigham and Women's Hospital in Boston haben herausgefunden, dass sich die Verwendung von lichtemittierenden Geräten in den Stunden vor dem Schlafengehen nachteilig auf Gesundheit, Wachheit und den zirkadianen Rhythmus auswirken kann, der unseren täglichen Schlafrhythmus steuert. Die Teilnehmer an der Studie, die abends im Bett noch auf dem Tablet lasen, schliefen später ein und nachts auch weniger tief als diejenigen Teilnehmer, die ein gedrucktes Buch lasen. Auch waren die REM-Phasen bei den Tabletlesern kürzer. Sie schütteten weniger Melatonin aus, das ja, wie wir mittlerweile wissen, großen Einfluss auf die Schlafqualität hat. Der wichtigste Punkt ist aber, dass sie am nächsten Tag müder waren als die Buchleser, trotz voller acht Stunden Schlaf für beide Gruppen.

Mariana Figueiro, PhD, vom Lighting Research Center am Rensselaer Polytechnic Institute in Troy, New York, hat zusammen mit ihrem Team nachgewiesen, dass nur zwei Stunden vor dem Computer vor dem Schlafengehen ausreichen, um die nächtliche Ausschüttung von Melatonin signifikant zu unterdrücken. Ist die Melatoninausschüttung gestört, wirkt sich das wesentlich auf den Schlafrhythmus aus. Dr. Figueiro hat auch festgestellt, dass bei längerfristigem nächtlichem Gebrauch elektronischer Geräte eine chronische Unterbrechung des zirkadianen Rhythmus eintritt. Die Wahrscheinlichkeit für ernsthafte gesundheitliche Probleme steigt damit immens.

Wir dürfen nicht vergessen, dass uns diese elektronischen Geräte erst seit wenigen Jahrzehnten zur Verfügung stehen – zuerst mit der Verbreitung der Fernseher, dann in letzter Zeit mit der Erfindung von Laptops, Tablets und Smartphones. Millionen Jahre Evolution stehen hier ein paar Jahrzehnten nächtlichen Surfens oder Arbeitens gegenüber, weshalb wir uns wohl noch lange nicht an die neuen Entwicklungen werden anpassen können. Es ist von der Biologie einfach nicht vorgesehen, dass wir Menschen in das blaue Licht starren, das diese Geräte abstrahlen. In der Nacht möchten wir am liebsten wie das kleine Mädchen aus *Poltergeist* sein und nicht ins Licht gehen. (Nebenbei bemerkt: Dieser Film jagt mir immer noch eine Höllenangst ein.)

Natürlich müssen wir unsere Arbeit erledigen, und die uns heute zur Verfügung stehende Technologie erleichtert uns das. Wir müssen nur stärker auf die natürlichen Prozesse unseres Körpers achten und diese respektieren, damit wir unsere ganzen Geräte sinnvoller nutzen können.

WARUM IST DAS SO SCHWER?

Vor nicht allzu langer Zeit veranstaltete ich einmal einen Workshop mit den Angestellten einer der größten Banken in den USA. Es ging darum, die Leistungen der Angestellten zu steigern, und besserer Schlaf war da natürlich ein großes Thema. Alle hatten Spaß und machten aktiv mit. Dann kamen wir zu dem gefährlichen Einfluss, den zu viel Licht in der Nacht auf uns ausübt, und etwas Interessantes geschah. Die Teilnehmer verstanden sofort, warum dies so ein wichtiger Punkt war. Doch als ich sie fragte, was sie vor dem Einschlafen tun könnten, ohne auf ihre elektronischen Geräte zurückzugreifen, waren all diese intelligenten Menschen sichtlich verwirrt und sahen sich im Raum um, ob jemand darauf eine Antwort wüsste. Sie hatten scheinbar alle vergessen, was man vor dem Einschlafen sonst noch tun könnte, außer auf einen Bildschirm zu starren.

Nach ein paar Sekunden ratlosen Schweigens hob eine mutige Frau zu meiner Linken zaghaft die Hand und sagte schüchtern: »Ein Buch lesen?« Sie formulierte es als Frage und nicht als Aussage; ein weiteres Zeichen, dass wir viel zu sehr auf unsere kleinen elektronischen Freunde fixiert sind. Übertrieben enthusiastisch bestätigte ich ihre zögerliche Antwort: »Ja, genau, man kann ein Buch lesen!« Auf der anderen Seite des Raumes wagte eine andere Frau, sich zu melden.

»Wir könnten uns mit unseren Partnern unterhalten?« Auch sie formulierte es als Frage, doch ich war zufrieden. Fast schon hysterisch rief ich: »Ja, wir können mit unseren Partnern sprechen! Mit einem echten Menschen, auch wenn das total verrückt klingt.« Die Teilnehmer lachten, und wir machten weiter. Wir entwickelten weitere Strategien, wie wir das Leben unabhängig von den technischen Spielzeugen genießen können, doch mir wurde dabei klar, dass das Thema tiefer ging. Denn wir sind nämlich süchtig, und da ist das reine Wissen, wie man es besser machen könnte, nicht genug.

EIN GANZ BESONDERES HOCH

Wenn ich sage, dass wir süchtig nach Technologie sind, dann ist das nicht nur eine oberflächliche Aussage. Wir sind es wirklich. Vor allem aber sind wir so veranlagt. Natürlich sind wir nicht darauf programmiert, speziell nach Technologie süchtig zu werden. Doch wir sind davon abhängig, ständig auf der Suche zu sein.

Unser Körper produziert einen mächtigen Neurotransmitter namens Dopamin. Früher glaubte man, Dopamin würde das »Belohnungssystem« des Gehirns kontrollieren und dafür sorgen, dass man Freude und Befriedigung spürt, weshalb man sich bewusst für bestimmte Verhaltensweisen entscheidet (Essen, Sex und Drogen). Doch Wissenschaftler haben kürzlich herausgefunden, dass Dopamin überhaupt nichts mit Befriedigung und Genuss zu tun hat. Dies sind nur die endgültigen Empfindungen, die wir vom *Opioidsystem* bekommen. Bei Dopamin geht es allein ums Suchen, um die Jagd. Herauszufinden, was als Nächstes kommt. Das Internet ist daher die perfekte Falle für ein Gehirn, das ständig neues Dopamin haben möchte.

Sie kennen das doch sicher: Sie haben nur eine kurze Anfrage bei Google oder YouTube gestartet, und plötzlich ist eine Stunde vergangen, und Sie lesen oder schauen etwas völlig anderes als das ursprünglich Gesuchte. Haben Sie schon mal gesagt: »Ich schaue mal für eine Minute in Facebook«, oder wollten Sie »nur mal eine Minute« auf Twitter oder Instagram surfen? Und dreißig Minuten später tauchen Sie aus dem schwarzen Loch namens Internet wieder auf? Das ist quasi jedem schon passiert, der jemals in seinem Leben online war. Das Internet ist perfekt auf das stets suchende Gehirn ausgerichtet, da der Vorrat an Informationen und neuem Wissen unendlich ist.

Die Suche wäre nicht viel wert ohne eine Belohnung, und das Opioidsystem (körpereigene Drogen, die für das Wohlbefinden zuständig sind) ist der Internetsuche dicht auf den Fersen und sorgt für die sofortige Belohnung. Mit jedem neuen Follower des eigenen Profils, mit jedem neuen »Like« bei einem der eigenen Posts, mit jedem neuen Foto, das man auf Instagram sieht, bekommt das Gehirn einen kleinen Opioidkick, weil es etwas entdeckt hat – gefolgt von noch mehr Dopamin, weil es sich damit nicht zufriedengeben und sehen will, was als Nächstes kommt.

Das ist nur eine knappe Zusammenfassung, wie unser Gehirn auf moderne Elektronik reagiert, doch der gefährliche Kreislauf wird hoffentlich deutlich. Das Wissen über die Funktionsweise von Dopamin hilft uns zu verstehen, warum wir als Erwachsene so von unseren Gerätschaften gefesselt sein können wie Kinder von ihrem Lieblingsspielzeug.

WECK MICH AUF

Nicht nur der Suchmechanismus des Dopamins hält uns wach, sondern auch der Stoff selbst. Drogen, die das Dopaminniveau im Gehirn ansteigen lassen (wie zum Beispiel Kokain, Amphetamine, Meth und Ritalin), verstärken gleichzeitig das Gefühl von Wachheit. Laut einer von der Stanford University veröffentlichten Studie haben Mäuse, bei denen man die Dopamintransporter (die für einen längeren Verbleib von Dopamin im Körper sorgen) stillgelegt hatte, sehr viel weniger geschlafen.

Dopamin ist für Motivation und Wachheit zuständig, wohingegen Serotonin mit Zufriedenheit und Entspannung verknüpft ist. Diese zwei Stoffe wirken auf zwei verschiedenen Kanälen im Körper – und welchen davon Sie einschalten, ist abhängig davon, ob Sie vor dem Schlafengehen fernsehen oder nicht. Ein ausgeglichenes Verhältnis zwischen Neurotransmittern und Hormonen ist ein großer Schritt in Richtung guter Schlaf.

WIE MAN SICH SEIN GEHIRN ZURÜCKEROBERT

Manche erinnern sich vielleicht an den Fernsehspot aus den Achtzigern, in dem vor den Gefahren des Drogenmissbrauchs gewarnt wird. Der Darsteller hält ein Ei in die Kamera und sagt: »Das ist Ihr Gehirn.« Dann schlägt er das Ei auf und brät es in einer heißen Pfanne. Dabei sagt er: »Und das ist Ihr Gehirn unter Drogeneinfluss. Noch Fragen?« Das hat gereicht, um mich von Drogen fernzuhalten, doch auch Omeletts waren mir danach nicht mehr geheuer.

Diese Anti-Drogen-Spots hatten eine tolle Botschaft und

waren extrem aussagekräftig. Doch etwas wurde verschwiegen, was wir jetzt wissen: Unser Gehirn selbst ist der größte Drogenproduzent auf der Erde. Opioide, Serotonin, Dopamin, Adrenalin, auf Bestellung ausgeschüttet, wenn wir wissentlich oder unwissentlich bestimmte Verhaltensweisen annehmen. Die meisten Drogen klinken sich in die chemischen Wege, über die der Körper bereits verfügt; so können sie überhaupt erst wirken. Dann stimulieren sie diese künstlich. Genauso funktionieren unsere elektronischen Lieblingsspielzeuge.

Ich will damit überhaupt nicht sagen, dass wir alle zu Amischen werden sollen, die moderne Technik ablehnen. Ich liebe mein Smartphone, meinen Laptop und all die anderen Sachen, die es mir ermöglichen, so viele Menschen zu erreichen, schneller zu lernen, und das von praktisch überall in der Welt. Wir müssen diesen Dingen nur einen sinnvolleren Platz in unserem Leben zuweisen, damit wir sie weiterhin kontrollieren können und nicht umgekehrt. Bewusstsein ist der wichtigste Schlüssel. Allein schon zu erkennen, was im Gehirn vor sich geht, wenn man durch Facebook scrollt, hilft, das Handlungsmuster zu durchbrechen. Wenn man sich bewusst macht, was das Gehirn gerade tut, erwischt man sich quasi selbst beim Suchen. Wenn man sich dabei ertappt, dass man am Rand dieses Schwarzen Lochs namens Internet steht, sollte man sofort etwas anderes tun, denn das Gehirn bildet gern Muster aus. Und wenn man eine Sache immer weitermacht, wird das Verhalten dadurch nur noch verstärkt.

Stehen Sie auf, holen Sie sich ein Glas Wasser oder umarmen Sie einen lieben Menschen. Wenn Sie Kinder haben, verbringen Sie Zeit mit ihnen, machen Sie Dehnübungen (die positiven Auswirkungen von körperlicher Bewegung auf den Schlaf behandeln wir in Kapitel 19), rufen Sie jemanden an oder legen Sie Ihre Lieblingsmusik auf. Es gibt so viel, was man tun kann, um den Kreislauf der Abhängigkeit zu durchbrechen. Das Wichtigste ist, dass man sofort etwas anderes tut, wenn man auch nur die geringste Befürchtung hat, dass sich die Benutzung elektronischer Geräte vor dem Schlafengehen negativ auswirken könnte.

Dieses Buch beinhaltet noch viele andere wichtige Tipps, Erkenntnisse und Strategien, die Sie sich zunutze machen können. Dieses Kapitel behandelt einen der schwieriger zu bewältigenden Schlüssel zu besserem Schlaf; doch auch wenn es am Anfang nicht leicht fällt, auf die Verwendung elektronischer Geräte vor dem Einschlafen zu verzichten, ist es den Versuch definitiv wert. Wir leben heute in einer anderen Welt als unsere Eltern und Großeltern noch vor wenigen Jahrzehnten, und wir werden manchmal einfach auch spätabends unsere Geräte benutzen müssen.

Im Abschnitt »Powertipps« stelle ich Ihnen einige Tricks vor, die Sie anwenden können, wenn Sie mal länger auf sind: bei einer Veranstaltung, einem Familienfilmabend, wegen der Arbeit oder was sonst von Zeit zu Zeit so anstehen könnte. Spaß und Freude sind wichtige Punkte, um sich die Technik vor dem Schlafengehen abzugewöhnen. Man kann nicht einfach sagen: »Hey, heute Abend fahre ich den Computer mal zwei Stunden vor dem Zubettgehen herunter. Ha! Das Internet kann mir gar nichts vorschreiben!«, und dann sitzt man da und dreht Däumchen. Das ist der sicherste Weg, an Internetentzugserscheinungen zu leiden. Nein, die so gesparte Zeit müssen Sie mit etwas füllen, das Ihnen mindestens genauso viel Spaß wie das Surfen macht oder sogar noch mehr. Musik, angenehme Gesellschaft, ein gutes Buch, was auch immer – Sie müssen für sich herausfinden, was diese Lücke am besten füllt. Von mir bekommen Sie auf jeden Fall aber noch ein paar gute Tipps!

* *

POWERTIPP 1

Wenn Sie Ihrem Körper den Tiefschlaf gönnen wollen, den er verdient hat, schalten Sie alle elektronischen Geräte mindestens neunzig Minuten vor dem Schlafengehen aus, damit sich Melatonin und Cortisol im Körper normalisieren. Wenn Sie diesen Ratschlag ignorieren und weiterhin Schlafprobleme haben, bedenken Sie, dass kein Fernsehsender Ihre Krankenhausrechnungen übernehmen wird.

POWERTIPP 2

Nutzen Sie ein anderes Medium vor dem Einschlafen. Erinnern Sie sich an diese Papierdinger namens Bücher, von denen wir vorhin sprachen? Man kann tatsächlich eins davon in die Hand nehmen, es öffnen und auf diese Weise in einer tollen Geschichte versinken, sich Inspirationen holen oder auch etwas lernen. Und können Sie sich daran erinnern, als die Menschen tatsächlich noch miteinander geredet haben, von Angesicht zu Angesicht? Sprechen Sie mit den Menschen in Ihrem Leben, wie deren Tag war, worüber sie sich freuen und womit sie vielleicht kämpfen. Natürlich funktioniert das auch andersherum. In der heutigen Zeit sind wir auf gewisse Weise vernetzter denn je und haben trotzdem weniger Verbindung zu anderen. Die elektronischen Geräte links liegen lassen, ein gutes Gespräch führen und Zuneigung zeigen ist lebensnotwendig für uns.

POWERTIPP 3

Schalten Sie die Auslöser aus. Die Verhaltenspsychologin Susan Weinschenk, PhD, sagt: »Eines der wichtigsten Dinge, die Sie tun können, um eine Dopaminschleife zu unterbrechen und produktiver zu sein (und auch besser zu schlafen), ist, die Auslöser auszuschalten. Deaktivieren Sie die automatischen Benachrichtigungen an Ihrem Handy, dem Laptop, Desktop-PC oder dem Tablet. Automatische Benachrichtigungen werden als großartige Features von Hardware, Software und Apps angepriesen, doch das macht einen nur zum Hamster in seinem Laufrad.« Für bestmöglichen Schlaf muss man die Kontrolle über sein Gehirn zurückerlangen und sollte deshalb so viele akustische Störfaktoren abschalten wie möglich.

POWERTIPP 4

Benutzen Sie einen Blaulichtfilter. Dann und wann werden Sie sicher einmal länger am Computer arbeiten müssen als gewollt. Hierbei kann die moderne Technik tatsächlich helfen. Auf meinem Mac habe ich das kostenlose Programm f.lux, das automatisch das problematische blaue Licht zu einer bestimmten Uhrzeit herausfiltert und das es auch für Windows gibt. (Für das Smartphone oder andere Gerätschaften gibt es ähnliche Programme.) Die beste Lösung ist allerdings immer noch, alle elektronischen Geräte mindestens neunzig Minuten vor dem Zubettgehen auszuschalten. Wenn dies jedoch nicht möglich sein sollte, sollten Sie sich mit einem der erwähnten Programme behelfen.

Es gibt auch Brillen, die das blaue Licht auf ähnliche Weise herausfiltern. Sie sind hervorragend geeignet für Aktivitäten fern vom Computer, um die Melatoninproduktion des Körpers in der Nacht anzuregen. Wenn es Ihnen nichts ausmacht, wie jemand aus einem Science-Fiction-Film auszusehen, dann können Sie Gläser mit orangefarbener Tönung tragen, wie Brad und Angelina im Film *Mr. und Mrs. Smith* während einer groß angelegten Kampfszene. Mit einem billigen Gestell sieht man allerdings nicht ganz so cool aus … aber hey, wir machen das hier ja auch aus wissenschaftlichen und gesundheitlichen Gründen, nicht als Fashionstatement.

4 KEIN KOFFEIN MEHR NACH ...

Koffein wirkt stark anregend auf das Nervensystem. Und leuchtet dieses erst wie ein Weihnachtsbaum, braucht man gar nicht mehr an tiefen und erholsamen Schlaf zu denken. Menschen mögen Kaffee, so ist das nun mal. Wir müssen nur lernen, diesen und andere koffeinhaltige Substanzen sinnvoll zu uns zu nehmen, damit wir nachts nicht wach liegen.

Eine im *Journal of Clinical Sleep Medicine* veröffentlichte Studie hat einige wichtige Punkte zur Wirkung von Koffein auf unseren Schlaf aufgezeigt, die ich Ihnen nicht vorenthalten will. Der Hauptautor der Studie, Christopher Drake, PhD, Dozent für Psychiatrie und Biopsychologie an der Wayne State University School of Medicine in Detroit sagt: »Ein großer Becher Kaffee auf dem Heimweg von der Arbeit kann den Nachtschlaf negativ beeinflussen, ebenso wie die Aufnahme von Koffein noch näher an der Schlafenszeit.« Die Teilnehmer der Studie bekamen zu verschiedenen Zeiten Koffein verabreicht (direkt vor dem Zubettgehen, drei Stunden davor, sechs Stunden davor), und alle erlebten einen messbar gestörten Schlaf. Das bedeutet, dass nicht nur Koffeingenuss direkt vor dem Schlafengehen schädlich ist, sondern dass eine Tasse Kaffee oder teinhaltiger Tee selbst nach sechs Stunden noch zu Schlafproblemen führen können.

Das Faszinierende an dieser Studie ist, dass die Schlafprobleme auf zwei Arten gemessen wurden: über einen Schlafmonitor, den die Teilnehmer zu Hause benutzten, sowie über von ihnen selbst geführte Tagebücher. Wenn die Teilnehmer sechs Stunden vor dem Schlafengehen Koffein zu sich nahmen, büßten sie damit nach Messungen des Schlafmonitors eine ganze Stunde Schlaf ein. Das Verrückte ist jedoch, dass die Teilnehmer in ihrem Tagebuch keine Veränderung verzeichneten. Auch wenn sie ganz deutlich nachweisbar Schlaf verloren hatten, war es ihnen zuerst gar nicht bewusst. Sie hatten das Gefühl, fest geschlafen zu haben, auch wenn sie laut des Monitors sehr viel leichter geschlafen hatten als ohne Koffein.

Und so beginnt der böse Kreislauf der Übermüdung. Wegen des Koffeins im Körper schlafen wir in der Nacht nicht tief genug und sind am nächsten Morgen müde. Wenn wir müde sind, brauchen wir Koffein. Doch je mehr Koffein wir zu uns nehmen, desto schlechter schlafen wir. Wir müssen also aus diesem unseligen Rhythmus ausbrechen, damit unser Körper den wohlverdienten Schlaf bekommt.

DIE LIEBE HALBWERTSZEIT

Reden wir mal Klartext über das Koffein. Es ist in Sachen enthalten, die uns normalerweise sehr gut schmecken: Kaffee, Tee, Schokolade usw. Außerdem passt Koffein hervorragend zum menschlichen Körper, man fühlt sich damit einfach rundum besser. Daher kann man davon auch so abhängig werden.

Koffein wirkt allerdings gar nicht so, wie die meisten Leute glauben. Nicht das Koffein »verleiht einem Energie«. Während man wach ist, produzieren Neuronen im Gehirn ein Neurotransmitter-Nebenprodukt namens *Adenosin.* Doch das ist mehr als nur ein einfaches Abfallprodukt. Das Nervensystem überwacht ständig das Adenosinlevel im Körper, denn wenn es im Gehirn und in der Wirbelsäule einen gewissen Wert erreicht hat, erhält der Körper das Signal, schlafen zu wollen (oder sich zumindest auszuruhen). Dann kommt das Koffein ins Spiel… Koffein hat wegen seiner strukturellen Ähnlichkeit die einzigartige Fähigkeit, an die Rezeptoren für Adenosin im Körper anzudocken. Normalerweise verfällt der Körper in den Ruhemodus, wenn die Rezeptoren mit Adenosin besetzt sind. Koffein macht sich auf diesen Rezeptoren breit wie entfernte Verwandte auf dem Sofa, die nicht wissen, wann sie gehen sollten. Es setzt keine Prozesse in Gang, die ermüden. Stattdessen funktionieren Geist und Körper einfach weiter, und man merkt gar nicht, dass man eigentlich müde ist.

Manchmal ist das natürlich sehr nützlich, doch Sie verstehen hoffentlich, dass das auch zu einem großen Problem werden kann. Der Körper produziert immer mehr Adenosin, da er durch das Koffein ja immer noch im »Wachmodus« ist, doch das Adenosin wird nicht vernünftig verstoffwechselt. Der Körper muss daher seine normale Funktionsweise umstellen, Stresshormone überfluten das System, Gehirn und Organe sind überarbeitet, weil sie nicht die richtigen Signale zur Ruhe und Erholung bekommen. Wegen der lang anhaltenden Wirkung des Koffeins kann es einige Tage dauern, bis sich alles wieder normalisiert hat.

Koffein hat eine Halbwertszeit von fünf bis acht Stunden (abhängig von der individuellen Biochemie des Körpers). Halbwertszeit bedeutet, dass nach einer bestimmten Zeitspanne (sagen wir acht Stunden) die Hälfte der aufgenommenen Menge immer noch im Körper aktiv ist. Wenn wir daher bei dem Beispiel von acht Stunden Halbwertszeit bleiben, heißt das, dass von zweihundert Milligramm Koffein (was etwa ein bis zwei Standardtassen Kaffee entspricht) nach acht Stunden immer noch etwa hundert Milligramm im Körper aktiv sind. Nach weiteren acht Stunden ist der Wert auf fünfzig Milligramm gesunken, nach noch einmal acht Stunden auf fünfundzwanzig Milligramm und so weiter. Deshalb hat der Konsum von Koffein selbst sechs Stunden vor dem Schlafengehen den Teilnehmern der Studie Schlafprobleme bereitet.

COOLER PARTYTRICK

Koffein hat nicht nur Auswirkungen auf das Nervensystem, sondern auch auf das Hormonsystem. Koffein stimuliert die Nebennieren, zwei »Wachhormone« auszuschütten: Adrenalin und Cortisol. Über Cortisol haben wir ja schon gesprochen, und Adrenalin ist Ihnen sicher bereits ein Begriff. Wenn wir von Adrenalin sprechen, dann meinen wir den Kampf- oder Fluchtreflex oder die Aufregung eines Actionfilms! Knatternde Gewehre, Panzer, eine sich in Zeitlupe von einer Explosion entfernende Gestalt – das ganze Programm.

Adrenalin ist ein unglaublicher Bestandteil unserer Physiologie, mit dessen Hilfe wir ungeheure Kräfte mobilisieren können. Im Lauf der Evolution hat es uns ermöglicht, entweder gegen eine Bedrohung zu kämpfen oder die Beine in die Hand zu nehmen. In der heutigen Zeit aktivieren wir dieses System auf ganz neue Weise – durch mentalen und emotionalen Stress (worüber wir noch genauer in Kapitel 16 sprechen werden) und durch den willkürlichen Genuss von Substanzen wie Koffein, die gravierende Nebenwirkungen haben.

Auch wenn Adrenalin vorübergehend aufregend sein kann, hat es einen großen Nachteil. Auf ein hormonelles Hoch folgt unweigerlich ein tiefer Absturz – aber nicht auf den Stand vor dem Hoch, sondern weit darunter. Man fühlt sich noch müder, kann sich noch schlechter konzentrieren und ist noch gereizter als vorher, als das Adrenalin seinen kleinen Partytrick abgezogen hat. Solange man sich in diesem Tief befindet, wird selbst der sanftmütigste Mensch vor der ersten Tasse Kaffee jeden ermorden wollen, der ihn anspricht.

Wie gesagt, Koffein hat seine Vorteile, aber eben auch gravierende Nachteile. Wegen seiner Auswirkungen auf unsere Physiologie können wir schnell davon abhängig werden und es nicht einmal merken.

LIEBES KOFFEIN, WAS HÄLTST DU VON EINER OFFENEN BEZIEHUNG …?

Kürzlich hatte ich die Gelegenheit, mit einer wirklich beeindruckenden bekannten Persönlichkeit zu arbeiten. Nennen wir sie Sasha (ihr echter Name war sogar noch cooler). Sasha ist eine sehr erfolgreiche Frau, die unermüdlich dafür arbeitet, für sich und ihre Familie ein Imperium aufzubauen. Sie schien wirklich alles zu haben, was man sich nur wünschen konnte, und das wusste sie auch. Doch etwas ließ ihr keine Ruhe. Sasha verabscheute den Gedanken, dass etwas außer ihr selbst Kontrolle über ihr Leben ausüben könnte. Jahrelang hatte sie an sich selbst und ihrer Karriere gearbeitet, um der Welt zu zeigen, was möglich ist und dass man alle Hürden überwinden kann. Doch egal wie oft sie versucht hatte, von Kaffee loszukommen, er hatte sich immer wieder zurück in ihr Leben geschlichen. Sie liebte Kaffee. Sie liebte es, wie sie sich damit fühlte. Doch sie liebte ganz und gar nicht, wie es ihr ohne Kaffee ging. Kopfschmerzen, Niedergeschlagenheit, Gereiztheit gegenüber den Menschen, die ihr am Herzen lagen. Sie wusste, dass das nicht normal war. Sie war ein großer Fan meines Podcasts, *The Model Health Show*, weshalb sie mich um Hilfe bat.

Es war mir eine Freude, mit ihr zu arbeiten, da sie bereits viel über das Thema Gesundheit wusste. Ich konnte ihr die nötigen Schritte zeigen, um ihr Ziel zu erreichen, auch wenn sie tatsächlich am meisten eine klare Aussage benötigte, warum sie es nicht allein schaffte: Sie war abhängig. Sie wusste nicht mehr, wer sie ohne Koffein war, da sie sich nur mit Kaffee »normal« fühlte. Wenn sie bisher versucht hatte, vom Koffein loszukommen, litt sie unter fürchterlichen Kopfschmerzen. Koffein verursacht die sogenannte *Vasokonstriktion* – eine Verengung der Blutgefäße. Wenn der Körper auf seine regelmäßige Dosis Koffein eingestellt ist und diese ausbleibt, reagiert er dagegen mit *Vasodilation* – der spontanen Weitung der Blutgefäße. Plötzlich fließt das Blut dort, wo der Blutfluss vorher gehemmt war. Man spürt dies vor allem im Kopf und im Nacken und kann sich – wie etwa eine Migräne – als *Hemicrania continua* manifestieren, Schmerzen, die nur auf einer Seite des Kopfes auftreten.

Wie man es dreht und wendet, Koffeinkopfschmerzen sind die Pest. Wenn dazu noch die fehlende Energie und die Konzentrationsschwierigkeiten kommen, kann man nur noch an eine Tasse Kaffee denken. (Bitte verstehen Sie das nicht falsch, ich will Koffein nicht verdammen. Ich mag es sogar sehr gern, solange man es mit Bedacht konsumiert.) Bei Sasha hatte die Abhängigkeit die Kontrolle über ihr Leben übernommen. Was taten wir also dagegen?

Statt auf kalten Entzug zu setzen und ihr das Koffein am Morgen zu verwehren, entschieden wir uns für einen sanften Übergang. Sasha sollte ihr Koffein bekommen, aber aus einer anderen Quelle und niedriger dosiert. Sie tauschte Kaffee gegen Tee mit hohem Teinanteil aus (wie etwa Earl Grey, PuErh, Yerba Maté oder English Breakfast), der immer noch anregend wirkte, aber ein Drittel bis zur Hälfte weniger

Koffein enthielt als Kaffee. Ich sagte ihr, dass sie in den ersten Tagen auch die doppelte Menge Tee zu sich nehmen könne, dass es nicht nur um das Koffein an sich ging, sondern auch in welcher Form es konsumiert wurde. Je nach Darreichungsform wirkt Koffein unterschiedlich auf den Körper. Die Quelle, die Verarbeitung und die Art des Verzehrs eines koffeinierten Produkts bestimmen, wie viel Koffein der Körper aufnimmt und wie schnell er es verstoffwechselt.

Wir sorgten dafür, dass Sasha während dieser Tage wenig Termine und anderes zu tun hatte. Sie brauchte in dieser Phase Zeit für sich und Entspannung. Massagen eignen sich hervorragend dafür, etwas mehr Schlaf, ein heißes Bad oder Schwimmen. Auch Bewegung ist hilfreich. Ich spreche hier nicht davon, sich völlig zu verausgaben, nur friedliche Spaziergänge in der Natur, etwas Restorative Yoga oder irgendetwas anderes in der Art, solange es nicht zu anstrengend ist. Ich bat Sasha außerdem, mehr Wasser zu sich zu nehmen, um den Stoffwechselabfall aus dem Körper zu spülen und die Koffeinreste schneller zu verdünnen. In das Wasser sollte sie ein wenig hochwertiges Meersalz mischen, weil die Nieren kontinuierlich sowohl Salz als auch Flüssigkeit ausscheiden, während sie die Blutchemie ändern. Ballaststoffe waren ebenfalls ein wichtiger Bestandteil der Umstellungsphase. Viele Menschen verlassen sich auf den verdauungsfördernden Effekt von Koffein. Eine etwas langsamere Verdauung bei der Entwöhnung von Kaffee ist normal, doch mehr Wasser und Ballaststoffe sollten die Dinge wieder in Bewegung bringen.

Meine mentale Unterstützung ihrer Bemühungen half ihr ebenfalls sehr. Wenn man in seinem Leben mal nicht mehr weiterkommt, darf man nie die Kraft von *Accountability* – die Zusammenarbeit mit einem Partner, Mentor oder Coach –

unterschätzen und sollte anderen Menschen erlauben, einen zu fördern und an einen zu glauben.

Nach fünf Tagen hatte Sasha das Gefühl, sich völlig aus den Klauen ihrer Kaffeebohnenbeziehung befreit zu haben. Sie erzählte mir, dass sie sich an diesen Tagen nicht so hervorragend wie sonst gefühlt hatte, aber dass der Übergang nur etwa ein Zehntel so schlimm war wie der Zustand davor, und sie wusste, dass diese Phase nur vorübergehend war. Nach der Entwöhnung war sie überglücklich. Sie fühlte sich wie neugeboren und hatte die Kontrolle über ihren Geist und ihren Körper wiedererlangt. Es gibt kaum etwas Wertvolleres. Heute sieht sie besser aus denn je, und ihre Leistungen übertreffen sogar noch ihre früheren Erfolge. Ab und zu treffen sie sich, Sasha und der Kaffee, aber es ist keine angespannte Beziehung mehr. Sie schläft besser, ihre Verdauung ist besser, das Leben generell ist besser.

Kaffee per se ist nicht schlecht; das Problem ist nur, wenn er zu lange in zu großen Mengen konsumiert wird. Die wahre Herausforderung ist, dass Millionen von Menschen nicht nur eine Tasse Kaffee am Tag trinken, sondern viele. Wir merken auch nicht, wenn sich unser Körper an die anregende Wirkung des Koffeins gewöhnt. Das kann bereits nach zwölf Tagen eintreten. Also was tun wir, wenn die erste Tasse Kaffee nicht mehr ausreichend wirkt? Wir trinken natürlich eine zweite. Oder dritte. Koffein ist ein mächtiges Stimulans und kann ein wundervoller Teil unseres Lebens sein, wenn wir ihm den nötigen Respekt entgegenbringen. Wir müssen unseren Körper neu programmieren und Koffein zwar regelmäßig, aber mit gewissen Abständen konsumieren, um den größten Kick herauszuholen.

Wir kennen jetzt also die genaue Funktionsweise von Koffein und die schädlichen Auswirkungen, die es auf den Schlaf haben kann. Hier sind ein paar Tipps, damit das Koffein für Sie arbeitet – und nicht gegen Sie.

* *

POWERTIPP 1

Legen Sie eine Zeit für die letzte Tasse Kaffee des Tages fest, die nicht überschritten werden darf, damit der Körper vor dem Schlafengehen das Koffein ausreichend abbauen kann. Bei den meisten Menschen dürfte 14:00 Uhr eine gute Zeit sein. Wenn man allerdings sehr empfindlich auf Koffein reagiert, sollte man sehr viel früher am Tag mit dem Kaffee aufhören oder ihn am besten gar nicht trinken.

POWERTIPP 2

Wie wir in Kapitel 2 erfahren haben, spielt Cortisol eine wichtige Rolle im täglichen Rhythmus des Körpers. Dieser sollte am Morgen größere Mengen Cortisol produzieren und in der Nacht sehr niedrige. Wenn Sie merken, dass Ihr Körper am Morgen zu wenig Cortisol ausschüttet oder dass Ihre innere Uhr völlig auf den Kopf gestellt ist, kann der sinnvolle Genuss von Koffein helfen, alles wieder ins Lot zu bringen. Da Koffein die Cortisolproduktion anregt, kann man damit den (gesunden) Körper in Schwung bringen, indem morgens wieder mehr Cortisol ausgeschüttet wird und nachts etwas weniger. Falls Sie Probleme mit den Nebennieren haben, besprechen Sie mit Ihrem Arzt, ob Sie Koffein gefahrlos zu sich nehmen können.

Produkte mit Koffein gehören zu den fünf meistverkauften Konsumwaren der Welt. Doch nur weil man den Stoff auch ohne Rezept bekommt, heißt das nicht, dass man den ganzen Tag heiße Schokolade und Javaröstung in sich hineinschütten sollte.

POWERTIPP 3

Koffein kann auch gezielt eingesetzt werden, um den Stoffwechsel anzukurbeln, die Aufmerksamkeit zu fördern und sogar die Leberfunktion zu verbessern. Es gibt noch weitere Gründe, warum man das Kind nicht gleich mit dem Bade ausschütten und die potenziellen Vorteile von Koffein vernachlässigen sollte. Wie wir gelernt haben, gewöhnt sich der Körper mit der Zeit an Koffein und reagiert immer weniger darauf. Um den größtmöglichen Effekt von Koffein zu erzielen, darf es nur in bestimmten Abständen aufgenommen werden.

1. Konsumieren Sie zwei Tage Koffein und verzichten Sie dann drei Tage darauf. Wenn Sie grundsätzlich gesund und nicht abhängig von Koffein sind, hat es der Körper nach drei Tagen vollständig abgebaut. Wenn Sie dann wieder Koffein zu sich nehmen, werden Sie dieselbe Wirkung wie an den ersten zwei Tagen merken.
2. Konsumieren Sie zwei Monate Koffein, dann verzichten Sie einen Monat darauf. Das ist sinnvoll bei Menschen, die nur wenig Koffein täglich zu sich nehmen (200 Milligramm oder weniger), etwa eine oder zwei Tassen schwarzer Kaffee oder Tee oder einen Koffeinbooster vor dem Training. Sollten Sie mehr Koffein zu sich nehmen, könnten in den ersten Tagen der Entwöhnung Entzugserscheinungen auftreten.
3. Schlagen Sie zu, wenn Sie Koffein brauchen. So können Sie das magische »Liebe auf den ersten Blick«-Gefühl mit Kaffee und Koffein wiederaufleben lassen. Verzichten Sie normalerweise auf Koffein, doch wenn Sie es brauchen, stürzen Sie sich mit voller Kraft in diese Affäre. Damit meine ich Gelegenheiten wie einen Auftritt, ein großes Projekt oder irgendetwas anderes sehr Wichtiges (das aber nicht von langer Dauer ist; Sie sollten dem Koffein nicht mehr als ein paar Tage frönen). Nutzen Sie Koffein als Antrieb, nicht als Krücke, und Sie werden sich wunderbar damit fühlen und trotzdem hervorragend schlafen.

5 EIN KÜHLER KOPF SCHLÄFT BESSER

Ich erinnere mich, dass meine Eltern in glühend heißen Sommern nicht die Klimaanlage einschalten wollten, um Strom zu sparen. In diesen Sommern habe ich einige Kilos rausgeschwitzt und mich in meinem Zimmer im Obergeschoss (Hitze steigt übrigens nach oben) im Bett schlaflos hin- und hergewälzt. Ich habe so schlecht geschlafen, weil unsere Körpertemperatur großen Einfluss auf unseren Schlaf hat.

Die sogenannte Thermoregulation hat große Auswirkungen auf den Schlafrhythmus des Körpers. Entgegen der weit verbreiteten Annahme bleibt die Körpertemperatur nicht konstant auf siebenunddreißig Grad, dies ist nur ein Durchschnittswert. Während des Tages schwankt sie mal um ein Grad nach oben, mal um eines nach unten. Wenn es Zeit für eine Ruhepause ist, sinkt die Körperkerntemperatur automatisch, um den Schlaf einzuleiten. Wenn die Umgebungstemperatur dagegen zu hoch bleibt, stellt dies eine Herausforde-

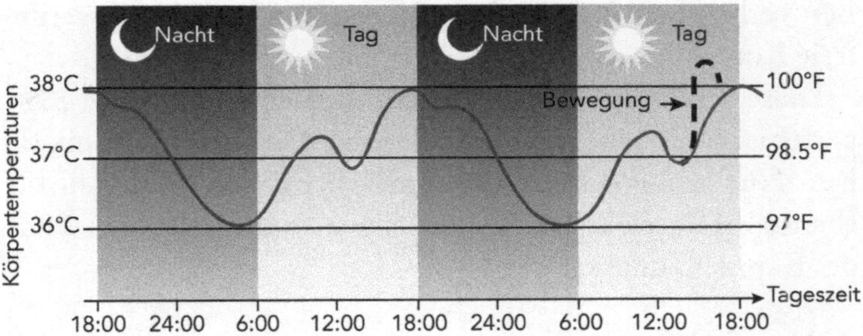

Abb.: Normale Körpertemperaturen während des Tages

rung für den Körper dar, um sich in den idealen Zustand für einen erholsamen Schlaf zu versetzen.

Studien haben gezeigt, dass die optimale Raumtemperatur zum Schlafen etwa bei fünfzehn bis zwanzig Grad liegt. Alles weit darüber oder darunter wirkt sehr wahrscheinlich schlafstörend. Studien haben außerdem nachgewiesen, dass Insomniker – Menschen, die an chronischen Schlafstörungen leiden –, vor dem Zubettgehen eine höhere Körpertemperatur als normal haben.

Um diesem Problem entgegenzuwirken, haben Wissenschaftler der University of Pittsburgh School of Medicine anhand einer Studie nach einer Möglichkeit gesucht, Insomniker vor dem Zubettgehen abzukühlen und zu untersuchen, ob dies einen Einfluss auf die Schlafqualität hat. Die Teilnehmer wurden mit sogenannten »Kühlhauben« ausgestattet, die zirkulierendes kaltes Wasser enthielten. Die Ergebnisse der Studie waren beeindruckend. Wenn die Teilnehmer die Kühlhauben trugen, schliefen sie sogar noch schneller ein als Menschen ohne Schlafprobleme, nämlich nach etwa dreizehn Minuten, im Gegensatz zu den sechzehn Minuten, die die beschwerdefreie Kontrollgruppe benötigte. Interessant ist ebenfalls, dass die Gruppe der an Insomnie Leidenden 89 % der im Bett verbrachten Zeit schliefen, genau so wie die beschwerdefreie Kontrollgruppe.

Diese Studie hat nachgewiesen, dass eine niedrigere Körpertemperatur eine Erfolgsrate von 75 % bei Insomnikern hat. Nur wenige Behandlungsmöglichkeiten sind beinahe ebenso erfolgreich. Machen Sie sich also die Tipps am Ende des Kapitels zunutze!

DAS KÖRPEREIGENE THERMOSTAT

Eine höhere Körpertemperatur als normal wird in der Nacht unweigerlich zu einem Zustand größerer Erregung und damit zu Einschlafproblemen führen, da der Körper versucht, das angeborene Thermostat wieder zurückzudrehen. Doch wo befindet sich dieses Thermostat überhaupt? Kann man es überhaupt umstellen? Dazu müssen wir wieder zurück zur wichtigsten Drüse des Körpers gehen, zum Hypothalamus.

Der Hypothalamus bindet die Funktionen des Nervensystems (das die körpereigene und die Umgebungstemperatur registriert) und des Hormonsystems (das bestimmte Schlaf- oder Wachhormone ausschüttet). Der Hypothalamus ist wie der Trainer des körpereigenen Zellbasketballteams. Wenn der Trainer gut behandelt wird – vernünftige Ernährung, viel gesunde Bewegung, nicht zu viel Stress –, dann hat er seine Mannschaft im Griff und kann große Erfolge erzielen. Um bei der Basketballanalogie zu bleiben – Phil Jackson, der »Zen Master« unter den Basketballtrainern, bediente sich während seiner Laufbahn unterschiedlicher spiritueller Techniken und holte aus seinen Spielern so das Beste heraus. Wenn der Trainer allerdings nicht fit ist, unterbezahlt, überarbeitet und zu wenig unterstützt wird, kann es zu Kommunikationsproblemen im Team kommen und alles ziemlich schnell aus dem Ruder laufen. Darum ist die Gesundheit und Unterstützung des Gehirns so wichtig.

Der Hypothalamus gehört zu einem sehr wichtigen System im Körper, das *Hypothalamus-Hypophysen-Nebennierenrinden-Achse* genannt wird. Diese Achse spielt eine entscheidende Rolle bei der normalen Hormonfunktion, dem Sexualtrieb, dem Körpergewicht und vielem mehr. Vor allem aber ist diese Achse der Hauptstressmanager des Körpers.

Die zuvor erwähnte Studie unter Insomnikern hat auch gezeigt, dass die Teilnehmer mehr ängstliche Erwartung empfanden als die Kontrollgruppe. Ihre Sorgen und ihre Angst, ob sie würden schlafen können, haben ebenfalls zu einer erhöhten Körpertemperatur geführt. Nicht nur die Umgebung sollte also kühl gehalten werden – auch man selbst muss cool sein (sowohl körperlich als auch emotional). Die HHN-Achse kümmert sich um jeglichen Stress im Leben. Arbeit, Beziehungen, Ernährung, Bewegung – alles hat die HHN-Achse im Blick. Als Folge der Bemühungen des Körpers, empfundene Bedrohungen zu bekämpfen, wirkt Stress oft anregend auf das System, erhöht die Körpertemperatur und stört unabsichtlich den Schlaf. In unserer überaus hektischen modernen Welt braucht man zwingend eine Methode, um den Stress zu bewältigen, sonst kann man auch in einem Iglu schlafen und trotzdem nicht genug heruntergekühlt sein.

In Kapitel 16 werde ich einige lebensverändernde Stressbewältigungsmechanismen vorstellen. Fürs Erste optimieren wir Ihre Umgebung, damit Sie bald schon tief und fest schlafen und danach sicher an der Freiwurflinie stehen. Ab mit dem Ball!

* *

POWERTIPP 1

Sorgen Sie dafür, dass die Temperatur in Ihrem Schlafzimmer immer etwa zwanzig Grad beträgt. Für manche Menschen ist das ideal, andere bibbern schon beim bloßen Gedanken daran. Doch vertrauen Sie mir (und der Wissenschaft), Sie werden in einer kühleren Umgebung besser schlafen. Übertreiben Sie es nur nicht – fünfzehn Grad sollte das absolute Minimum sein. Auf eine kuschelige Bettdecke und einen Schlafanzug muss niemand verzichten, aber auch hier sollten Sie es nicht übertreiben, da Ihre Körpertemperatur sonst zu sehr ansteigt (außerdem wäre Ihre Partnerin/Ihr Partner sicher nicht begeistert, neben einem dick eingepackten Waldarbeiter zu schlafen). Sorgen Sie für eine kühle Schlafumgebung und machen Sie es sich gemütlich. Der Erfolg wird nicht ausbleiben.

POWERTIPP 2

Wenn Sie unter Einschlafproblemen leiden, nehmen Sie eineinhalb bis zwei Stunden vor dem Zubettgehen ein heißes Bad. Das mag auf den ersten Blick kontraproduktiv klingen, doch auch wenn Ihre Körperkerntemperatur zuerst durch das Bad ansteigt, wird sie bis zur Schlafenszeit genau richtig gefallen sein. Viele Eltern wenden diesen Trick an, um ihren kleinen Kindern das Einschlafen – und Durchschlafen – zu erleichtern.

POWERTIPP 3

Kühlende Matratzenauflagen können ebenfalls helfen, die Körpertemperatur zu regulieren. Diese speziell entwickelten Auflagen passen einwandfrei auf Ihre bestehende Matratze. Mein Freund und *New-York-Times*-Bestsellerautor Kelly Starrett, DPT, schwört auf seine Matratzenauflage, die ihn etwas kühler schlafen lässt als seine Frau. Für ihn hat sich damit alles zum Besseren gewendet. Eus van Someren, PhD, und seine Kollegen vom Netherlands Institute for Neuroscience in Amsterdam haben allerdings festgestellt, dass eine kühle Schlafumgebung zwar zu empfehlen ist, jeder Mensch sich aber vor allem wohlfühlen sollte. Der Raum sollte kühl sein, doch ob man jetzt eine dicke Bettdecke möchte oder nur ein dünnes Laken – oder sogar eine kühlende Matratzenauflage wie Dr. Starrett –, ist jedem selbst überlassen.

POWERTIPP 4

Socken rocken. Manche Menschen haben bei einer kühleren Raumtemperatur kalte Hände und Füße, was wiederum den Schlaf empfindlich stört. Der Körper wird vor allem über die Blutzirkulation gewärmt, und wenn Hände und Füße kalt sind, könnte das ein Zeichen für schlechte Durchblutung sein. Die Lösung: ein Paar dicke Socken. Manche Menschen haben von Natur aus eine höhere Körpertemperatur und schlafen lieber barfuß, probieren Sie also, was für Sie am besten ist.

6 SCHLAFEN JA, ABER AUCH ZUM RICHTIGEN ZEITPUNKT

Die positive Wirkung von Schlaf kann noch verstärkt werden, wenn man zur richtigen Zeit schläft. Die bekannte Neurologin Kulreet Chaudhary, MD, sagt: »Schlafen ist wie eine Investition an der Börse – es ist egal, wie viel man investiert, der richtige Zeitpunkt ist entscheidend.« Es hat sich herausgestellt, dass sich Menschen am besten erholen und die optimale Menge an Hormonen ausgeschüttet wird, wenn sie zwischen zehn Uhr abends und zwei Uhr nachts schlafen. Ich nenne das »Investitionszeit«. In diesem Zeitraum finden die meisten Erneuerungsprozesse statt, der Schlaf danach ist ein netter Bonus.

Diese Tatsache basiert auf der anscheinend in Vergessenheit geratenen Erkenntnis, dass wir Menschen ein Teil der Natur sind. Wenn es dunkel wird, ist das ein Zeichen des Universums, dass auch wir uns zur Ruhe begeben sollten. In der heutigen Zeit können wir die Natur allerdings übertrumpfen und unser Haus wie den Strip in Las Vegas erleuchten. Wir können uns bis um zwei Uhr morgens von unserem Laptop einen Lapdance verpassen lassen und nicht einmal darüber nachdenken. Bei unseren heutigen Lebensumständen erkennen wir gar nicht, dass das ein unnormales Verhalten ist. Die Natur sieht vor, dass wir wenige Stunden, nachdem es dunkel geworden ist, ins Bett gehen. Wenn man dieses angeborene Verhalten also regelmäßig ignoriert hat, muss man wieder dahin zurückfinden.

Wie wir in Kapitel 2 erfahren haben, ist die natürliche Hormonproduktion unseres Körpers entscheidend für gesunden

Schlaf. Wenn man die Schlafenszeit an die natürliche Hormonausschüttung anpasst, wirkt sich das noch positiver auf das Schlafverhalten aus. Sie schlafen vielleicht von ein Uhr nachts bis neun Uhr morgens, also volle acht Stunden, verpassen dabei aber einen Großteil des Zeitraums, in dem die Ausschüttung der nützlichen Hormone am höchsten ist. Melatonin, das Wachstumshormon *Somatropin* und andere werden am stärksten freigesetzt, wenn die Schlafenszeit perfekt darauf ausgerichtet ist. Wollen Sie sich länger jung und voller Energie fühlen? Dann müssen Sie wissen, dass Somatropin, auch »Jugendhormon« genannt, vor allem dann ausgeschüttet wird, wenn Sie in dem erwähnten Zeitraum zwischen zehn Uhr abends und zwei Uhr morgens schlafen.

Manche Menschen schlafen acht Stunden oder mehr, fühlen sich beim Aufwachen aber trotzdem nicht ausgeruht. Dr. Chaudhary sagt dazu: »Wenn dem Körper beständig der regenerierende Schlaf zwischen zehn Uhr abends und zwei Uhr nachts entzogen wird, dann fühlt man sich möglicherweise deswegen am Morgen nicht ausgeschlafen.« Das bestätigt die These, dass alles von der Hormonproduktion abhängt und es eine ganz schlechte Idee ist, diese »Investitionszeit« nicht einzuhalten.

DER TOTE PUNKT

Etwa um zehn Uhr abends verändert sich der Körper nach dem natürlichen Anstieg des Melatoninspiegels. Diese Veränderung soll die interne Stoffwechselenergie steigern, um den Körper zu regenerieren und zu stärken. In dieser Zeit werden größere Mengen von Antioxidanshormonen produziert, um die DNS vor Schäden zu bewahren, die Gehirnfunktionen zu verbessern und so weiter. Wenn man wie vorgesehen in diesem Zeitraum schläft, ist alles gut. Wenn man nach zehn Uhr allerdings noch wach ist, nimmt man den Anstieg an Stoffwechselenergie als Überwindung des toten Punktes wahr.

Ist Ihnen das schon mal passiert? Nach der Arbeit, um sechs oder sieben Uhr abends, sind Sie todmüde. Sie können es gar nicht erwarten, endlich ins Bett gehen zu können. Um zehn Uhr etwa fühlen Sie sich dann plötzlich wieder hellwach und produktiv. Sehr wahrscheinlich hat Ihr Körper dann gerade das nächtliche Reparaturprogramm angeworfen. Dieser Energieschub ähnelt den körperlichen Vorgängen beim Sport. Ausdauersportler wissen, wenn sie trotz Müdigkeit und Erschöpfung durchhalten, setzt der Körper wieder Energie frei. Doch statt für den körperlichen Hausputz nutzen wir diese frische Energie lieber dazu, uns auf Facebook herumzutreiben und noch drei Folgen der aktuellen Lieblingsserie zu schauen.

Man muss wissen, dass die Fähigkeit des Körpers, sich selbst zu regenerieren, freie Radikale abzubauen und die Hormonausschüttung zu steigern, durch langes Aufbleiben signifikant behindert wird. Menschen, die sich den zweiten Energieschub des Tages am späten Abend zunutze machen, schlafen oft schlechter ein. Außerdem ist es gut möglich, dass man am nächsten Morgen erschöpfter und müder aufwacht. Doch das ist nur ein geringer Teil dessen, was regelmäßiges langes Aufbleiben anrichten kann.

SPÄTSCHICHT

Wer ein Leben führt, wo man ständig entgegen der eigenen inneren Uhr lebt, auf den können große Probleme zukommen. Die International Agency for Research on Cancer der WHO hat Nachtschichtarbeit mittlerweile in die Gruppe 2A eingestuft, also »wahrscheinlich krebserregend«. Das bedeutet, dass regelmäßiges langes Aufbleiben sowie Nachtschichtarbeit ausreichend krebserregend sind, dass sie auf eine Stufe mit Bleiexposition und UVA-Strahlen gestellt werden. Das mag vielleicht zuerst verrückt klingen, doch Unmengen wissenschaftlicher Daten bestätigen die Entscheidung.

Wie wir schon gehört haben, hat das Antioxidanshormon Melatonin großen Einfluss auf die Schlafqualität und ist von höchster Bedeutung für die Gesundheit generell. Doch das eigentlich Faszinierende an Melatonin ist, dass es eines der stärksten Antikrebshormone sein könnte, die der Körper produziert. Es ist nicht nur ein hervorragender Fänger von freien Radikalen, was zum Schutz unserer Zellen beiträgt, es bewahrt den Körper auch auf einzigartige Weise vor Krebs. Die Zeitschrift der Federation of American Societies for Experimental Biology (*The FASEB Journal*) hat diverse Studien veröffentlicht, die die antiestrogene Wirkung von Melatonin nachweisen. Viele Medikamente zur Brustkrebsbehandlung enthalten synthetische Antiestrogene, da diese der Ausbreitung von Brustkrebszellen entgegenwirken. Der Körper produziert jede Nacht eines der stärksten Antiestrogene – wenn man ihm den nötigen Schlaf zugesteht.

Eine Ursache von Brustkrebs ist die exzessive Östrogenbildung im Körper. Da Männer und Frauen Östrogen produzieren, kann eine erhöhte Ausschüttung – oder eine Störung des Östrogenhaushaltes – zu ernsthaften gesundheitlichen Problemen führen. Bei Frauen kann sich dies in Form von Brustkrebs oder Uterus-Myomen äußern, bei Männern als Unterdrückung der sekundären Geschlechtsmerkmale (wie etwa kleiner Wuchs, fehlende Körperbehaarung, eine hellere

Stimme), verstärktem Wuchs von Brustgewebe (*Gynäkomastie*) sowie ebenfalls Krebs. Laut einer im *International Journal of Cancer* veröffentlichten Studie erkranken Frauen, die Nachtschicht arbeiteten, 30 % häufiger an Brustkrebs. Andere Studien bei Krankenschwestern, die Nachtschicht arbeiten, haben ergeben, dass, je mehr Jahre die Betreffenden Nachtschichten absolviert hatten, umso höher auch die Krebsrate war.

Doch Krebs ist nicht die einzige Krankheit, die stark mit Schichtarbeit in Verbindung gebracht wird. Eine in der Zeitschrift *Occupational and Environmental Medicine* veröffentlichte Studie ist zu dem Ergebnis gekommen, dass die Diabetesrate unter Nachtschichtarbeitern signifikant erhöht ist – vor allem unter den männlichen Arbeitern. Die Autoren diverser Studien vermuten, dass dies auf die schädliche Wirkung dieser Art Arbeit auf Insulin zurückzuführen ist. Wie bereits zuvor erwähnt, reicht bereits eine Nacht Schlafmangel, um einen Menschen so insulinresistent zu machen wie einen Menschen mit Typ-2-Diabetes. Wenn man das jetzt auf eine Nacht gänzlich ohne Schlaf umrechnet, rückt der Diabetes immer näher.

Das sind nur zwei chronische Krankheiten, die durch Nachtarbeit hervorgerufen werden können, sie sollten aber als wichtige Augenöffner dienen. Doch wie sieht es eigentlich mit solchen offensichtlichen Gefahren wie Unfällen und Verletzungen bei Nachtarbeit aus? Nun, laut den Wissenschaftlern der University of British Columbia verdoppelt Nachtarbeit beinahe das Risiko, sich am Arbeitsplatz zu verletzen. Sie haben für ihre Studie die Daten von mehr als dreißigtausend Teilnehmern ausgewertet, die im Laufe von zehn Jahren verschiedene Schichten gearbeitet haben. Dank der Verbesserungen in der Sicherheit am Arbeitsplatz ist die Zahl der Verletzungen in der Arbeit unter Tags gesunken, doch nicht während der Nacht.

Mehr Verletzungen, mehr Unfälle und eine höhere Sterblichkeitsrate lassen sich bei Menschen, die Nachtschicht arbeiten, durchgehend feststellen. Ob man jetzt also lange aufbleibt, um zu arbeiten oder um Spaß zu haben – die häufigen Nachtschichten könnten bald eines bedeuten: Schicht im Schacht.

ES MUSS SICH ETWAS ÄNDERN

Das Thema Schichtarbeit liegt mir wirklich sehr am Herzen, da einige der wichtigsten Menschen in unserem Leben davon betroffen sind. Unsere Ärzte, Krankenschwestern und -pfleger, Polizeibeamte, Feuerwehrleute und viele andere arbeiten auch nachts, um uns zu beschützen und uns zu helfen. Ihre Arbeit ist lebenswichtig. Doch sie bezahlen einen hohen Preis dafür. Ich habe ja schon die erhöhte Brustkrebsrate bei Krankenschwestern erwähnt, doch auch die Gefahr von Dickdarmkrebs, Fettleibigkeit und Herz-Kreislauf-Erkrankungen steigt. Dies gilt auch für Ärzte; deren durchschnittliche Lebenserwartung ist in manchen Gegenden etwa zehn Jahre geringer als bei der übrigen Bevölkerung.

Laut einer in der Zeitschrift *Workplace Health & Safety* veröffentlichten Studie leiden Polizisten, die Nachtschicht arbeiten, vierzehn Mal wahrscheinlicher an chronischem Schlafmangel, was wiederum ein höheres Risiko für das metabolische Syndrom bedeutet – eine Erkrankung mit verschiedenen Symptomen wie Fettleibigkeit, hohe Blutfettwerte (*Triglyceride*), Bluthochdruck und hohen Blutzuckerwerten.

Auch bei Feuerwehrleuten und anderen Berufen mit Nachtarbeit lassen sich diese gesundheitlichen Risiken nachweisen.

Das sind die Menschen, denen wir unsere Gesundheit anvertrauen, und unsere Gesellschaft gibt ihnen nichts zurück. Aufklärung über die Wichtigkeit von Schlaf ist ein Anfang, doch eine proaktive Strategie, um unseren schichtarbeitenden Helden zu helfen, könnte viele zusätzliche Jahre bei besserer Gesundheit für sie bedeuten.

KANN MAN FEHLENDEN SCHLAF AM WOCHENENDE NACHHOLEN?

Mal ehrlich, glauben Sie das wirklich? Es gibt diesen interessanten Begriff »Schlafdefizit«, der sich auf den kumulativen Effekt von zu wenig Schlaf bezieht. Das entscheidende Wort ist hier »kumulativ«. Die Nebenwirkungen machen sich ziemlich schnell bemerkbar. Ein geringes Schlafdefizit – etwa eine Nacht mit schlechtem Schlaf – kann vom Körper relativ einfach mit mehr Schlaf, guter Ernährung und etwas Bewegung ausgeglichen werden. Doch bereits zwei Nächte mit schlechtem Schlaf bedeuten ein Schlafdefizit, das man nicht mehr aufholen kann. Wenn man ständig zu wenig schläft, dann sieht man sich bald die Radieschen von unten an.

Joyce Walsleben, PhD, Dozentin an der Medizinischen Fakultät des New York University's Sleep Disorders Center, betont, dass es zu spät ist, wenn man am Wochenende unter der Woche versäumten Schlaf nachholen will. »Man ist bereits gereizt und hat wegen der verzögerten Reaktionsfähigkeit vielleicht bereits Unfälle verursacht. Langes Ausschlafen am Wochenende kann den Schlafrhythmus durcheinanderbringen und das Einschlafen am Sonntagabend erschweren, weshalb man die nächste Woche bereits übermüdet beginnt.« Sie spricht dabei die großen Vorteile an, die eine regelmäßige Schlafenszeit, unabhängig vom Wochentag, mit sich bringt. Falls Sie einen DeLorean wie in *Zurück in die Zukunft* haben, können Sie in die Zeit zurückreisen, ansonsten lassen sich die Fehler nicht mehr rückgängig machen, die man durch das Ansammeln des Schlafdefizits begangen hat.

Überlegen Sie mal, was Sie mit mehr Investitionszeitschlaf gewinnen, und nicht, was Sie vielleicht verpassen. Vieles von dem, was wir spätabends oder nachts tun, kann mit etwas Planung auch tagsüber erledigt werden. Wir alle haben dieselben vierundzwanzig Stunden zur Verfügung – der Unterschied ist, was man daraus macht. Nicht nur die Gesundheit profitiert von mehr Schlaf zum richtigen Zeitpunkt, man schützt sich auch vor vielen Problemen, die einen lange vor der Zeit unter die Erde bringen können. Hier sind einige Tipps, wie Sie zu dem Investitionszeitschlaf kommen, den Ihr Körper verdient.

* *

POWERTIPP 1

Zehn Uhr abends als perfekte Zeit zum Schlafen lässt sich nicht generell festlegen. Es hängt unter anderem davon ab, in welcher Zeitzone man lebt, ob gerade Sommerzeit oder Winterzeit herrscht, wie weit weg man sich vom Äquator befindet oder welche Jahreszeit herrscht. Wenn wir uns zu sehr an einen genauen Zeitpunkt zum Schlafengehen klammern, stehen wir uns damit auch nur selbst im Weg. Für den bestmöglichen Schlaf sollte man ein paar Stunden nach Einbruch der Dunkelheit ins Bett gehen. Für die meisten Menschen bedeutet das einen Großteil des Jahres irgendetwas zwischen neun und elf Uhr abends. Damit ermöglicht man sich einen großen hormonellen Vorteil. Im Winter gehen die Menschen meistens früher ins Bett und schlafen mehr, im Sommer dagegen, wenn die Tage länger sind, kann man auch ein wenig länger aufbleiben und die hellen Abende genießen. Die Natur gibt uns deutliche Zeichen, wann wir schlafen sollen, wir müssen nur lernen, darauf zu achten.

POWERTIPP 2

Um einen gesunden Schlafrhythmus aufzubauen, bei dem man abends zur besten Schlafenszeit auch müde ist, sollte man morgens nach dem Aufwachen so bald wie möglich ins Sonnenlicht. Dies erhöht den natürlichen Cortisolspiegel und weckt den Körper endgültig auf. Er weiß, was zu tun ist, und wird in seinen natürlichen Schlafrhythmus verfallen, wenn Sie die Ratschläge in diesem Buch befolgen und auf Ihre Schlafhygiene achten.

POWERTIPP 3

Wenn Gesundheit bei Ihnen oberste Priorität hat, dann arbeiten Sie keine Nachtschicht. Wenn Dienst am Menschen für Sie oberste Priorität hat und Schichtarbeit dazugehört, dann tun Sie Ihr Möglichstes, um die übrigen Strategien in diesem Buch befolgen zu können. Viele Menschen, die lieber keine Nachtschicht arbeiten würden, sagen sich, dass sie keine andere Wahl haben. Doch in Wahrheit hat man immer eine Wahl. Sobald man sagt, etwas sei unmöglich, schließt man die Tür zu Hunderten anderer Möglichkeiten, die sehr viel näher liegen, als man denkt. Wenn man sich einen neuen Job suchen müsste, zu normalen Arbeitszeiten, um das Leben eines wichtigen Menschen zu retten, dann würde man es ermöglichen. Es gibt immer einen Weg. Wir tendieren nur dazu, es uns in unserem Leben gemütlich zu machen, außer wir stehen mit dem Rücken zur Wand, und der Druck ist nicht mehr aushaltbar.

Es ist traurige Realität, dass die meisten Menschen (aber nicht Sie!) weiterhin ihre Gesundheit und ihr Glück aufs Spiel setzen, selbst wenn der Druck eigentlich nicht mehr erträglich ist. Sie haben die Verbindung zu dem verloren, was am wichtigsten ist, nämlich der Tatsache, dass wir die kreativsten, fleißigsten und einfallsreichsten Wesen auf der Erde sein können, wenn wir das wollen. Die Macht liegt in unseren Entscheidungen, nicht den Umständen. Wenn wir das erst erkannt haben, ändert sich alles. Beschließen Sie, zu normalen Zeiten zu arbeiten, Ihrer Gesundheit und Ihrem Glück zuliebe. Lassen Sie nicht locker, bis es Ihnen gelungen ist.

POWERTIPP 4

Dieser Ratschlag könnte für diejenigen hilfreich sein, die als Personal- und Schichteinteiler in großen Unternehmen arbeiten. Eine Strategie für unsere Nachtarbeiter, wie Ärzte oder Feuerwehrleute, könnte sein, eine bestimmte Zeit lang Nachtschicht zu arbeiten, gefolgt von einer sehr viel längeren Phase mit normalen Arbeitsstunden. Üblich sind zwei bis drei Nächte am Stück, der Rest der Woche verläuft normal. Die Ergebnisse der Krankenschwesternstudie haben jedoch gezeigt, dass verschiedene Schlafrhythmen unter der Woche langfristig genauso schädlich sind wie jahrelange Nachtschichten. Ein besserer Ansatz könnten zwei Monate nur Nachtschicht sein, gefolgt von zehn Monaten mit normalem Schlafrhythmus, bei dem der Körper gemäß des natürlichen zirkadianen Rhythmus funktionieren kann. Dies ist natürlich immer noch nicht ideal, doch unsere Körper sind enorm widerstandsfähig, wenn wir alles richtig machen. Dieser alternative Ansatz bei der Schichtarbeit, in Verbindung mit den anderen Empfehlungen in diesem Buch, könnten der Schlüssel zur Verbesserung der Gesundheit derjenigen Menschen sein, die sich um uns kümmern.

POWERTIPP 5

In der Nacht durchläuft der Körper ein vorhersehbares Muster, bewegt sich zwischen tiefem, erholsamem Schlaf (Tiefschlaf), wacheren Phasen (Non-REM-Schlaf) und Träumen (REM-Schlaf) hin und her. Diese Phasen aus REM- und Non-REM-Schlaf bilden einen kompletten Schlafzyklus. Dieser umfasst normalerweise neunzig Minuten und wiederholt sich im Lauf der Nacht vier bis sieben Mal. Sechs normale Neunzig-Minuten-Zyklen würden also neun Stunden Schlaf bedeuten. Selbst wenn man volle acht Stunden schläft, kann man müde und erschöpft aufwachen, wenn der Wecker aus-

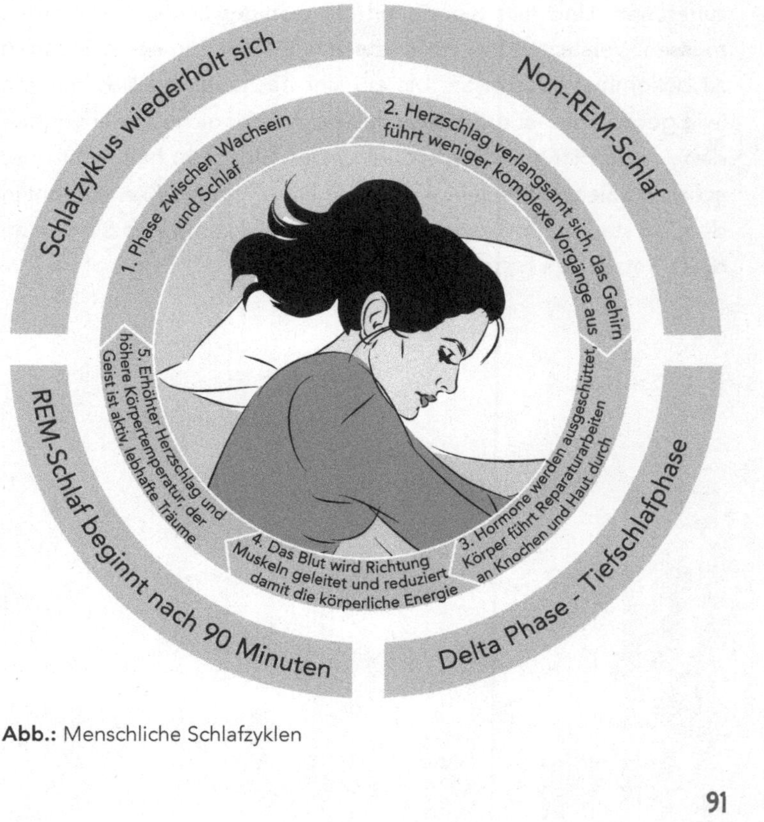

Abb.: Menschliche Schlafzyklen

gerechnet mitten in einem Schlafzyklus klingelt. Stellen Sie Ihren Wecker daher im Einklang mit den Zyklen, um morgens besser aus den Federn zu kommen. Wenn Sie zum Beispiel um zehn Uhr abends ins Bett gehen, stellen Sie den Wecker auf 5:30 Uhr (um siebeneinhalb Stunden zu schlafen). Sehr wahrscheinlich werden Sie sich erfrischter fühlen, als wenn der Wecker um sechs Uhr klingelt und damit einen weiteren Schlafzyklus unterbricht.

Alternativ können Sie natürlich auch einfach einen weiteren Schlafzyklus anhängen, wenn das für Sie das Beste ist. Wenn Sie um zehn Uhr abends ins Bett gehen, stellen Sie den Wecker daher auf sieben Uhr morgens, um den sechsten vollen Schlafzyklus mitzunehmen. Und falls Sie einmal mit weniger Schlaf auskommen müssen: Versuchen Sie, mindestens vier Zyklen in sechs Stunden zu bekommen. Wenn Sie bis ein Uhr nachts aufbleiben müssen (wie gesagt, das ist nicht ideal, lässt sich aber nicht immer vermeiden), stellen Sie den Wecker auf sieben Uhr, nicht halb acht oder acht, und Sie werden sehr wahrscheinlich einigermaßen erfrischt in den Tag starten. Ihr Körper wird es Ihnen danken, wenn Sie sich an diese Ratschläge halten.

7 ENTSPANNTER BAUCH = ENTSPANNTER SCHLAF

Die verzehrte Nahrung kann die Schlafqualität dramatisch beeinflussen. Wie bereits gesagt, Essen ist nicht nur einfach Essen, sondern Information. Und die Speisen, zusammen mit den (nicht) enthaltenen Nährstoffen, initiieren automatisch Prozesse, die Auswirkungen auf Körper, Gesundheit und Schlaf haben. Nicht nur das, auch der Bauch selbst kann entscheidend für gesunden Schlaf sein. Was ich Ihnen jetzt erklären werde, kann also lebensverändernd sein.

Wie wir in Kapitel 2 gehört haben, befinden sich etwa 95 % des Serotoningehaltes im Körper im Bauch. Serotonin wird in den *enterochromaffinen* Zellen in der Darmschleimhaut produziert. Nach der Ausschüttung regt es das System an, die *Darmmotilität* zu verstärken. Serotonin unterstützt also Ebbe und Flut der Verdauung. Die offensichtliche Verbindung zum Thema Schlaf ist, dass Serotonin der Baustein für unser Schlafhormon Melatonin ist. Die nicht ganz so offensichtliche Verbindung ist, dass Serotonin – und eine gesunde Verdauung – Gehirn und Schlaf umfassender beeinflussen können als beinahe alles andere, was man sich vorstellen kann.

Erst kürzlich haben Wissenschaftler entdeckt, dass der menschliche Darm eine Ansammlung von Nervenzellen ist, die dreißig Arten von Neurotransmittern beinhalten (genau wie das Gehirn), und dass er weit mehr tut, als ein Sandwich vom einen Ende des Körpers zum anderen zu transportieren. Wegen der großen Menge an gehirnartigem Zellgewebe hat sich der Verdauungstrakt zu Recht den Titel »zweites Gehirn« verdient.

Das enterische Nervensystem besteht aus etwa hundert Millionen Neuronen, mehr als im Rückenmark oder sogar im peripheren Nervensystem. Einfach gesagt, unser Bauch ist klug genug für Infinitesimalrechnung, aber er konzentriert sich auf viele andere Dinge mehr. Das Sahnehäubchen ist allerdings, dass der Verdauungstrakt mindestens vierhundert Mal mehr Melatonin enthält als die Zirbeldrüse im Gehirn. Forschungen haben gezeigt, dass selbst nach einer operativen Entfernung der Zirbeldrüse das Melatoninlevel im Verdauungstrakt relativ gleich bleibt. Dies unterstreicht, wie die Zellen im Darm (vor allem die enteroendokrinen Zellen) hochgradig effektiv Melatonin produzieren. Mit diesem Wissen wird Ihnen sicher klarer, warum ein gesunder Bauch (und alles, was sich darin abspielt) so große Auswirkungen auf den Schlaf hat.

Dem *Vagusnerv* kommt eine zentrale Rolle im Körper zu. Er arbeitet mit Herz, Lunge und anderen Organen zusammen, die sich auf dem Weg direkt ins Gehirn befinden. Wissenschaftler an der UCLA haben allerdings die überraschende Entdeckung gemacht, dass etwa 90 % der Fasern im Vagus Informationen vom Verdauungstrakt zum Gehirn transportieren und nicht umgekehrt. Der Darm ist also ein Primärsystem, das dem Gehirn Anweisungen erteilt. Hier gilt also nicht der Spruch: »Was im Vagus passiert, bleibt auch im Vagus.«

DER BAUCH STEUERT DAS GEHIRN (ABER WER STEUERT DEN BAUCH?)

Wissenschaftler an der UCLA haben auch herausgefunden, dass die Billionen von Bakterien im Verdauungstrakt ständig mit dem enterischen Nervensystem kommunizieren (also dem zweiten Gehirn). Wissenschaftler vom California Institute of Technology (Caltech) haben nachgewiesen, dass bestimmte Bakterien im Darm eine wichtige Rolle bei der Produktion von Serotonin spielen.

Wahrscheinlich leben zehn Mal mehr Bakterien in und auf Ihrem Körper, als Sie menschliche Zellen haben, und die meisten davon halten sich im Verdauungstrakt auf. Nein, keine Panik, genau so muss es sein. Wir haben eine symbiotische Beziehung mit diesen Bakterien entwickelt. Wenn sie sich im natürlichen Gleichgewicht befinden, helfen sie bei der Regulierung des Immunsystems, des Verdauungssystems und sogar des Schlafs, wie wir bald erfahren werden. Manche Bakterien – die »gute Flora« – haben einen überwältigenden positiven Einfluss auf unsere Gesundheit; andere hingegen – die »schlechte Flora« – können großen Schaden anrichten, wenn sie in der Überzahl sind. Doch auch sie sind nicht unnütz. Denken Sie nur an Hulk aus dem Film *The Avengers*, der nicht gerade ein netter Kerl war, aber dem Team zum Gewinn verholfen hat. Doch wenn die Welt voller Hulks wäre, dann würde wahrscheinlich alles ziemlich schnell aus dem Ruder geraten. Das Verhältnis von guten zu schlechten Bakterien ist entscheidend. Die Guten sollen den Oberbefehl über das Schiff haben, nicht die Bösen, denn die würden einen sofort Richtung Fast-Food-Laden steuern, und den gesunden Nachtschlaf könnte man vergessen.

In der Zeitschrift *Cell* wurde eine Studie mit Ergebnissen veröffentlicht, was unregelmäßige Schlafmuster im Verdauungstrakt anrichten. Die Wissenschaftler haben entdeckt, dass der zirkadiane Rhythmus das Gleichgewicht der Bakterien beeinflusst. So etwas Alltägliches wie Jetlag reicht aus, um ein bakterielles Ungleichgewicht im Bauch hervorzurufen, was wiederum zu Stoffwechselproblemen führt. In der Studie haben die Wissenschaftler Stuhlproben der Teilnehmer untersucht, die vor, während und nach dem Jetlag nach einem Zehnstundenflug über mehrere Zeitzonen hinweg entnommen wurden. Die an Jetlag leidenden Teilnehmer wiesen einen Anstieg der Bakterien auf, die bei Menschen mit Fettleibigkeit und Diabetes verbreitet sind. Als die Teilnehmer wieder zu ihrem normalen Schlafrhythmus gefunden hatten, normalisierten sich auch die Bakterienwerte.

Auch die Bakterien im Verdauungstrakt unterliegen einem zirkadianen Rhythmus, inklusive »Wachwechsel« jede Nacht, damit die Guten weiterhin die Oberhand behalten. Wenn man nicht oder nur schlecht schläft, haben die opportunistischen Bakterien die Gelegenheit, die Herrschaft über den Bauch (und damit auch das Gehirn) an sich zu reißen. Schlafmangel führt nachweislich (und wie wir in Kapitel 13 hören werden) zur Entscheidung für schlechteres Essen und vor allem zu viel davon, was letztendlich den schlechten Bakterien hilft. Denn die müssen schließlich auch essen!

BESSERE ERNÄHRUNG BEDEUTET BESSEREN SCHLAF

Die guten und schlechten Bakterien bilden zusammen unsere Darmflora. Um die normale Serotoninproduktion zu unterstützen, die Ausschüttung von Melatonin und eine generell optimal funktionierende Hormonproduktion, sollte man Dinge vermeiden, die die Darmflora schädigen und eine feindliche Übernahme durch die schlechten Bakterien ermöglichen. Folgende Dinge sind nachweisbar schädlich für die Darmflora:

- Agrochemie *(Pestizide, Fungizide, Rodentizide)*: Die Endung »zid« kommt vom lateinischen Wort *caedere*, das »töten« bedeutet!

- Industriell verarbeitete Lebensmittel: Der hohe Zuckeranteil nährt nachweislich pathogene Bakterien.
- Einmalige oder wiederholte Einnahme von Antibiotika: Den meisten Antibiotika ist es egal, zu welcher Mannschaft ein Bakterium gehört, es macht sie alle platt!
- Chemische Nahrungszusätze und Konservierungsstoffe: Sehr oft haben die in unserer Nahrung überhaupt nichts zu suchen.
- Gechlortes Wasser: Chlor ist ein bekanntes Antibiotikum. Es ist zwar hervorragend zur Säuberung geeignet, doch bereits kleine Mengen können die Darmflora durcheinanderbringen. Falls Ihre Heimatgemeinde dem Leitungswasser Chlor zusetzt, sollten Sie sich einen Wasserfilter kaufen. Mehr Informationen über Wasser an sich und seine Vorteile für den Körper finden Sie auf meiner Seite *The Model Health Show* (http://theshawnstevensonmodel.com/best-water-filter-best-bottled-water/).

Doch nicht nur diese Dinge können zu einer Dysbiose im Verdauungstrakt führen. Vieles, was wir mittlerweile als normal ansehen, ist eigentlich schädlich. Wir müssen endlich unsere Scheuklappen abnehmen und erkennen, dass der Verzehr von künstlicher, industriell verarbeiteter Nahrung unserer Gesundheit schadet, vor allem der Verbindung zwischen Gehirn und Körper.

In einer beliebten Ausgabe meines Podcasts hat die *New-York-Times*-Bestsellerautorin Sara Gottfried, MD, ihre Erkenntnisse über die schädlichen Auswirkungen von Diät-Limo geteilt, die Chaos in unserer Darmflora anrichtet. Limonade ist hochgradig industriell verarbeitet und grundsätzlich schon nicht gesund, doch ihrer Aussage nach »ist Diät-Limo vielleicht sogar noch schädlicher als die normale

Variante, wenn man sich anschaut, was für Auswirkungen sie auf die Darmflora und den Stoffwechsel hat. Sie kann den Stoffwechsel sogar in die Knie zwingen.« Viele Menschen wissen mittlerweile, dass etwas nicht zwingend gut für einen sein muss, nur weil das Wort »Diät« auf der Verpackung steht. Es liegt immer noch viel Arbeit vor uns, Informationen über echte und nachhaltige Gesundheit zur Norm zu machen; doch nicht länger auf Marketingphrasen hereinzufallen, ist schon mal ein großer Fortschritt.

Wie Sie sehen können, geht es nicht nur darum, gesunde Nahrung zu sich zu nehmen, sondern vor allem darum, ungesunde zu vermeiden, um dafür zu sorgen, dass die gute Ernährung auch die beabsichtigte Wirkung zeigen kann. Schauen wir uns doch mal einige der wichtigen Nahrungsmittel und Nährstoffe an, die Ihr Körper (und Ihre Bakterien) liebt und mit denen Sie gut schlafen werden.

ESSEN SIE MEHR SCHLAF-GUT-NÄHRSTOFFE

Das Wichtigste in Bezug auf die Aufnahme aller Nährstoffe, die der Körper für sich und einen gesunden Schlaf braucht, ist: Das Essen kommt zuerst. Natürlich gibt es Gelegenheiten, bei denen die gezielte Zugabe von Ergänzungsmitteln sinnvoll ist (wie wir in Kapitel 17 besprechen werden sowie kurz am Ende dieses Kapitels), um eine Unterversorgung auszugleichen, die sonst oft ein Leben lang anhalten kann.

Lebensmittel als Quelle für diese Nährstoffe sind deshalb so wichtig, weil der Körper die Nährstoffe »erkennt«, die aus der Nahrung gewonnen werden können. Es gibt keine Garantie, dass der Körper das Vitamin C aus der Brausetablette aufnehmen kann, nur weil auf der Packung steht, dass sie Vitamin C enthält. Die Zellen (und die Bakterien im Verdauungstrakt) kommen besser mit echtem Essen zurecht, das der Mensch in der einen oder anderen Form seit seiner Entstehung zu sich nimmt, als mit irgendeinem Ergänzungsmittel, das in einem Labor irgendwo zusammengemischt wurde. Hier sind einige wichtige Nährstoffe, die gesunden Schlaf unterstützen, sowie ihr natürliches Vorkommen:

– Selen: Schlafprobleme könnten auf einen Selenmangel zurückzuführen sein. Selen ist ebenfalls wichtig für das Immunsystem und die Schilddrüse. Hier hilft schon eine kleine Menge. Gute Quellen sind Paranüsse, Sonnenblumenkerne, Rindfleisch, Austern, Huhn und Champignons.
– Vitamin C: Laut einer von der Public Library of Science (PLOS) veröffentlichten Studie haben Menschen mit niedrigem Vitamin-C-Gehalt im Blut öfter Schlafprobleme und wachen nachts eher auf. Ausgezeichnete Quellen für Vitamin C sind Superfoods wie Camu-Camu-Beeren, Amla-Beeren und Acerolakirschen; außerdem Paprika, Blattgemüse, Kiwi, Erdbeeren, Zitrusfrüchte und Papaya.
– Tryptophan: Dies ist ein überaus wichtiger Nährstoff, da es die Vorstufe zur Serotoninproduktion des Körpers darstellt. Tryptophan kommt in Truthahn vor, Huhn, Eiern, Süßkartoffeln, Chiasamen, Hanfsamen, Bananen, Kürbiskernen, Mandeln, Joghurt und Blattgemüse.
– Kalium: Laut einer in der Zeitschrift *Sleep* veröffentlichten Studie kann Kalium das Durchschlafen unterstützen. Bananen werden oft als beste Kaliumquelle genannt, doch es gibt noch weitaus bessere (vor allem wenn man den in Bananen enthaltenen Zucker vermeiden will). Blattgemüse, Kartoffeln, Rotalgen (sehr mineralstoffreich), Brokkoli, Champignons und Avocados enthalten viel Kalium. Für

alle Guacamole-Liebhaber ist das wahrscheinlich die beste Nachricht seit Langem.

- Kalzium: Die Zeitschrift *European Neurology* hat eine Studie veröffentlicht, die Störungen des REM-Schlafes mit einem Kalziummangel in Verbindung bringt. Perfekte Quellen für bioverfügbares Kalzium sind Grünkohl, Blattkohl, Brauner Senf, Sardinen, Meeresgemüse und Sesamsamen.
- Vitamin D: Laut dem *Journal of Clinical Sleep Medicine* besteht eine starke Korrelation zwischen einem Vitamin-D-Mangel und überwältigender Müdigkeit tagsüber. Vitamin D kommt in einigen Nahrungsmitteln vor wie Schwertfisch, Lachs, Thunfisch, Makrele, Shiitake-Pilzen und Austern. Doch am besten füllt man seine Vitamin-D-Speicher durch Sonnenlicht. Dies empfiehlt auch die Forschung. Wir haben darüber ja schon ausführlich in Kapitel 2 gesprochen, in dem Sie jederzeit nachlesen können. Bekanntermaßen steht uns Sonnenlicht, abhängig von Jahreszeit und Wohnort, nicht immer uneingeschränkt zur Verfügung. Dies wäre eine sinnvolle Gelegenheit, Vitamin D_3 über Nahrungsergänzungsmittel zu sich zu nehmen. D_3 ist die spezielle Variante von Vitamin D, die wir benötigen.
- Omega-3-Fettsäuren: Eine von der University of Oxford durchgeführte Studie hat gezeigt, dass Omega-3-Fettsäuren zu tieferem, erholsamerem Schlaf führen können. Einige natürliche Quellen für Omega-3-Fettsäuren sind Chiasamen, Kürbiskerne, Hanfsamen, Walnüsse, Heilbutt, Lachs und Leinsamen. Man muss wissen, dass Omega-3-Fettsäuren hitzeempfindlich sind, große Hitze schadet den Ölen. Daher sollte man sich für kaltgepresste Öle wie Leinöl, Fischöl oder Krillöl von namhaften Herstellern entscheiden.

- Melatonin: Einige Nahrungsmittel enthalten kleine Mengen Melatonin, andere wiederum steigern die körpereigene Produktion. Sauerkirschen enthalten mit Abstand am meisten Melatonin, doch eine geringe Menge ist auch in Walnüssen, Ingwer und Spargel enthalten. Die Produktion von Melatonin anregende Lebensmittel sind Ananas (der Sieger in einer bestimmten Studie), Tomaten, Bananen und Orangen.
- Vitamin B_6: Dieses essenzielle Vitamin hilft, die Stressantwort des Körpers zu regulieren und das Nervensystem zu beruhigen. Gute Quellen für Vitamin B_6 sind Bananen, Joghurt (zuckerfrei und bio bitte!), Cashewnüsse, Erdnussbutter, Mandeln, Avocados, Fisch, Tomaten, Spinat, Süßkartoffeln, Meeresgemüse und Eier.
- Probiotika und Präbiotika: Probiotische Nahrungszusätze sind heutzutage sehr verbreitet, doch es gibt auch viele Lebensmittel, die die guten Bakterien für eine gesunde Darmflora von Natur aus enthalten. Die meisten langlebigen Kulturen in der Menschheitsgeschichte nehmen fermentiertes Essen oder Trinken in der einen oder anderen Form zu sich: Sauerkraut, Kimchi, Pickles (man kann so ziemlich alles einlegen!), Miso-Suppe, Joghurt (mit Milch und milchfrei), Kefir (mit Milch und milchfrei) und Kombucha. Das heißt nicht, dass Sie jetzt plötzlich wahllos Joghurt verschlingen oder probiotische Tabletten einnehmen sollen. Die Bakterienkulturen in diesen unterschiedlichen Nahrungsmitteln unterscheiden sich weit voneinander, und was Ihrem Bauch guttut, hat bei Ihrem Nachbarn vielleicht schon keine Wirkung mehr.

  Ein weiterer hilfreicher Faktor, um die guten Bakterien im Bauch zu unterstützen und nicht die schlechten, ist der Verzehr von präbiotischen Nahrungsmitteln. Präbiotika sind Bestandteile, die das Wachstum oder die Aktivität von Probiotika in Ihrem Verdauungstrakt unterstützen. Die präbiotische Wirksamkeit für einen gesunden Bauch und einen gesunden Körper ist nachgewiesen in Nahrungsmitteln wie Topinambur, rohem Knoblauch, rohen und gekochten Zwiebeln, Löwenzahnblättern und Spargel, um nur einige wenige zu nennen.

Es gibt noch viele andere Nahrungsmittel und Nährstoffe, die für die Gesundheit wichtig sind. Das Tolle am Verzehr von echten, nicht industriell verarbeiteten Speisen ist, dass man neben den oben genannten Nährstoffen noch eine ganze Menge weitere bekommt, alle in köstlicher, bioverfügbarer Form. Es ist wohl selbstverständlich, dass man am besten Bio-Ware und möglichst wenig verarbeitete Lebensmittel kaufen sollte (vor allem nachdem wir jetzt wissen, wie schädlich chemische Zusätze für die Gesundheit sind). All diese Nährstoffe sind unglaublich wichtig, doch einer steht noch über allen.

DER KÖNIG DER MINERALSTOFFE

Magnesium wirkt nachweislich gegen Stress. Es hilft, den Blutzuckerspiegel auszugleichen, Blutzirkulation und Blutdruck zu optimieren, verkrampfte Muskeln zu entspannen, Schmerz zu reduzieren und das Nervensystem zu beruhigen. Doch aufgrund der vielfältigen Funktionen wird es recht schnell vom Körper abgebaut. Magnesiummangel ist heutzutage wahrscheinlich der verbreitetste Mangel auf der Welt. Schätzungen gehen davon aus, dass mehr als 80 % der amerikanischen Bevölkerung unter Magnesiummangel leiden. [In

Deutschland sind es 10–40 %. Anm. d. Red.] Einige Experten sagen, dass diese Zahlen sogar noch untertrieben sind. Es ist also gut möglich, dass Sie nicht genug Magnesium über die Nahrung aufnehmen. Eine gesteigerte Aufnahme würde das Stresslevel des Körpers sofort senken und die Schlafqualität verbessern.

Magnesium ist nicht nur wichtig für gesunden Schlaf, sondern auch unentbehrlich für die Gesundheit und Lebensdauer generell. Gemäß einer im *Journal of Intensive Care Medicine* veröffentlichten Studie starben Menschen mit Magnesiummangel zweimal so häufig vorzeitig. Ich weiß ja nicht, wie es Ihnen geht, aber ich will nicht früher als nötig den Löffel abgeben. Ein ausgeglichener Magnesiumspiegel im Körper kann der Schlüssel zu einem langen, gesunden Leben sein.

Dr. Mark Hyman, Direktor des Cleveland Clinic Center for Functional Medicine, erklärt: »Dieses wichtige Mineral ist für über dreihundert Enzymreaktionen verantwortlich und kommt in allen Zellen vor – am meisten jedoch in den Knochen, den Muskeln und dem Gehirn. Die Zellen brauchen Magnesium, um Energie freizusetzen, um diverse chemische Pumpen zu unterhalten, Membrane zu stabilisieren und die Muskeln zu entspannen.« Der Magnesiumspiegel kann zu einem ernsthaften Problem werden oder auch zum großen Vorteil, je nachdem, wie es bei Ihnen aussieht. Man sollte ihn auf jeden Fall sehr ernst nehmen.

Zusätzlich zu der bereits nachgewiesenen Wirkungsweise von Magnesium im Körper haben Forschungen ergeben, dass eines der zentralen Symptome von Magnesiummangel chronische Schlaflosigkeit ist. Das sollte man wissen, denn allein schon die Zufuhr von Magnesium kann die Schlafqualität sehr schnell durchschlagend verbessern.

HELFEN SIE NACH – ABER KLUG!

Wegen unserer stressigen Lebensweise und der schnellen Verwertung von Magnesium im Körper reicht Nahrung allein nicht, um einem Mangel entgegenzuwirken. Ergänzungspräparate sind auch nicht die beste Lösung. Forschungen haben ergeben, dass ein großer Teil des aufgenommenen Magnesiums im Verdauungsprozess verloren geht. Was machen wir also normalerweise, um einen Mangel mittels eines Ergänzungspräparates auszugleichen? Wir nehmen mehr davon! Das Problem ist nur, dass größere Mengen eines billigen Magnesiumpräparates einen schneller ins Badezimmer rennen lassen als Usain Bolt. Magnesium zieht Wasser in den Verdauungstrakt, was zu ungewollten Sitzungen oder auch dem einen oder anderen Malheur führen kann. Bei Magnesium spielt die Qualität eine große Rolle. Qualitativ hochwertige Ergänzungspräparate können in kleinen Mengen hilfreich sein, ebenso wie eine magnesiumreiche Ernährung (mehr dazu im Powertipp).

Da ein Großteil des klassisch zugeführten Magnesiums im Verdauungsprozess verloren geht, ist die wirkungsvollste Methode, dem Körper sicher und effektiv Magnesium zuzuführen, die Aufnahme über die Haut. Man weiß seit Hunderten von Jahren, dass Magnesium transdermal – also über die Haut – aufgenommen werden kann. Haben Sie schon mal gehört, dass ein Bad in Epsom-Salz, also Magnesiumsulfat, Schmerzen lindern kann, Stress reduzieren und Schlaf fördern? Magnesiumbadeflocken und -badeöle lassen sich aber im besten Fall zu 20 % absorbieren. Mittlerweile gibt es sehr viel bessere Möglichkeiten, Magnesium über die Haut aufzunehmen. Das auftragbare Magnesium, das ich verwende und das ich normalerweise meinen Klienten empfehle, ist zu

100 % bioverfügbar und 100 % rein – und funktioniert. Es vergeht kaum eine Nacht, in der ich das Magnesium nicht auftrage, denn ich stelle immer wieder fest, dass ich damit signifikant besser schlafe.

* *

POWERTIPP 1

Bewahren Sie das auftragbare Magnesium auf dem Nachttisch auf und applizieren Sie es vor dem Zubettgehen. Am besten dafür geeignet sind folgende Körperstellen:

1. überall, wo Sie Schmerzen haben (hoffentlich befolgen Sie meine Trainingsratschläge in Kapitel 11!),
2. in der Brustmitte (nahe am Herzen – eines der Organe im Körper, die am meisten auf Magnesium angewiesen sind – und der Thymusdrüse, einer der wichtigsten Regulatoren des Immunsystems),
3. auf Schultern und Nacken (wo sich bei vielen Leuten der Stress manifestiert).

Sprühen Sie es großzügig auf und massieren Sie es in die Haut. Vier bis sechs Sprühstöße pro Bereich sind die ideale Menge.

POWERTIPP 2

Integrieren Sie Nahrungsmittel in Ihren Speiseplan, die viel Magnesium enthalten. Eine von James Penland, PhD, am Human Nutrition Research Center in Grand Forks, North Dakota, durchgeführte Studie hat gezeigt, dass sich eine magnesiumreiche, aluminiumarme Ernährung positiv auf tiefen Schlaf ohne Unterbrechungen auswirkt. Blattgemüse, Kürbiskerne, Sesamsamen, Superfood wie Spirulina und Paranüsse enthalten konzentrierte Mengen an Magnesium.

POWERTIPP 3

Es gibt viele Gründe, warum man ständig in der Nacht aufwacht, doch einer davon wird meistens übersehen: Probleme im Verdauungstrakt in Form von Parasiten. Es ist ein großer Fehler zu glauben, dass Parasiten nur in Entwicklungsländern vorkommen. Dort sind sie zwar definitiv verbreiteter, doch Parasiten gibt es überall. So ist das nun mal auf der Erde. Parasiten sind opportunistische Organismen, die es sich in unserem Bauch und unseren Zellen bequem machen und diese wie den öffentlichen Nahverkehr benutzen wollen – mit All-you-can-eat-Büfett. Forschungen haben gezeigt, dass Parasiten einen richtiggehend krank machen können, aber auch das Verlangen nach Nahrung steigern und laut der *New-York-Times*-Bestsellerautorin Amy Myers, MD, sogar den zirkadianen Rhythmus des Körpers und damit unseren Schlaf durcheinanderbringen können.

Parasiten können über die Nahrung, Wasser, Haustiere, ungeschützten Sex, öffentliche Toiletten und viele andere Wege aufgenommen werden. Deshalb muss man jetzt nicht gleich in Panik ausbrechen, denn ein starkes Immunsystem wird diese Organismen abwehren. Doch da viele Menschen heutzutage an Vorerkrankungen leiden, können sie sich auch leichter mit Parasiten infizieren. Dies ist ein weiterer Grund, warum die Stärkung des Immunsystems durch die Aufnahme von schlaffördernden Nährstoffen (und generell das Immunsystem unterstützenden) so wichtig für unsere Gesundheit ist.

Wenn Sie ständig nachts aufwachen und denken, dass Parasiten dafür verantwortlich sein könnten, sollten Sie das besser untersuchen lassen. Leider ergeben die Standardtests keine genauen, umfassenden Ergebnisse. Dr. Myers sagt dazu: »Am besten lässt man einen Stuhltest durchführen. Die meisten Ärzte werden einen Standardtest veranlassen, wenn sie einen Parasitenbefall befürchten. Diese Untersuchungen sind allerdings nicht so genau wie die vergleichenden Stuhltests, die wir in der funktionellen Medizin verwenden.«

Seien Sie wie Harrison Ford in dem Film *Air Force One* und befehlen Sie den blinden Passagieren: »Und jetzt raus aus meinem Flugzeug!«

POWERTIPP 4

Vermeiden Sie nach Möglichkeit schädliche Chemikalien, die die Produktion von Serotonin und Melatonin hemmen können. Versuchen Sie hauptsächlich Bio-Ware zu essen und lokal produzierte Lebensmittel zu kaufen, die nicht weiterverarbeitet sind. Gönnen Sie sich auch ab und zu etwas, aber der Großteil Ihrer Ernährung sollte gut für Ihre Darmgesundheit, das Gehirn und den Schlaf sein. Sorgen Sie dafür, jeden Tag drei bis fünf Portionen Lebensmittel mit schlaffördernden Inhaltsstoffen zu sich zu nehmen, und Sie tun von innen heraus etwas für einen gesunden Schlaf.

8 MEIN SCHLAFZIMMER, MEIN HEILIGTUM

Wenn erholsamer Schlaf wichtig für Sie ist, dann sollten Sie ihn auch angemessen behandeln. Das Schlafzimmer sollte ausschließlich für zwei Sachen verwendet werden: Schlaf und … dazu kommen wir gleich!

Menschen sind Gewohnheits- und Reviertiere. Das menschliche Gehirn sucht immer nach Mustern, damit es ein Verhalten im Hinblick auf seine Umgebung automatisieren kann. Nach einer Weile muss man nicht mehr bewusst überlegen, was man zu bestimmten Zeiten in bestimmten Räumen zu tun hat. Man geht einfach hinein und tut es. Morgens schleicht man dann vielleicht in die Küche und schaltet die Kaffeemaschine ein; oder man geht abends nach der Arbeit ins Wohnzimmer und schaltet den Fernseher ein. Später am Abend geht man dann ins Badezimmer, nimmt seine Zahnbürste und putzt sich die Zähne. Darüber muss man nicht mehr viel nachdenken, es passiert einfach. Versucht man sogar, manche Dinge anders als sonst auszuführen, wird es komisch. (Haben Sie schon mal versucht, sich die Zähne mit der anderen Hand zu putzen? Man könnte genauso gut seinen Fuß verwenden.)

Warum automatisieren sich diese Verhaltensweisen, und warum ist es so schwer, davon abzukommen? Einfach ausgedrückt funktioniert unser Gehirn so, weil es über etwas namens *Myelin* verfügt. Myelin ist eine fetthaltige Substanz, die die Nerven ummantelt, beschützt und isoliert und ihnen damit ermöglicht, schnell Impulse zwischen Gehirn und verschiedenen Körperteilen weiterzuleiten. Myelin umgibt Nervenbahnen (die die Aktivitäten des Körpers steuern), und es vermehrt sich, wenn eine Aktion wiederholt wird – somit bewegt sich das Signal mit der Zeit immer schneller und geschmeidiger. Das ist der Hintergrund des Phänomens, das wir oft als Muskelgedächtnis bezeichnen. Das Myelinwachstum ist verantwortlich für den Unterschied zwischen den ersten ungeschickten Schwüngen auf dem Golfplatz – bei denen man noch an jedes kleine Detail denken muss und trotzdem nur halb so weit schlägt wie eigentlich möglich – und den perfekten, hundert Meter weiten Abschlägen, über die man keinen Moment mehr nachdenken muss. Nicht jeder ist so ein Naturtalent wie Happy Gilmore (ein glückloser Eishockeyspieler, der schließlich überraschende Erfolge im Golf feierte), und selbst die Topgolfer der Welt mussten ihren Sport erst mühsam lernen, bis sie ihn so automatisch ausüben konnten wie das Atmen.

Neuronen, die zusammenarbeiten, verbinden sich. Wenn Sie also etwas regelmäßig tun, wird es zu einer festen Verknüpfung im Gehirn. Auf die Schlafumgebung bezogen heißt das, wenn in Ihrem Schlafzimmer viele verschiedene Aktivitäten stattfinden, schaffen Sie wahrscheinlich keine starken neuronalen Verknüpfungen, die dem Körper in diesem Raum das Signal zum Schlafen geben. Wenn Sie Ihr Schlafzimmer betreten, bereitet sich ein Teil Ihres Gehirns vielleicht darauf vor, fernzusehen oder am Laptop schnell noch etwas für die Arbeit zu machen, E-Mails zu beantworten oder die sozialen Netzwerke abzuklappern. Das Gehirn wird das Gewohnte tun – aber nicht unbedingt das, was es tun soll. Man glaubt vielleicht, man sei groß und erwachsen und könne seine eigenen Entscheidungen treffen, wann man schlafen möchte, doch im Grunde sind wir alle nur Riesenbabys mit derselben grundlegenden Programmierung. Was Sie in Ihrem Schlafzimmer tun, kann signifikanten Einfluss auf Ihre Schlafqualität haben.

Die Arbeit mit ins Bett zu nehmen ist einer der größten Verstöße gegen das Schlafgebot, die man begehen kann. Es schafft nicht nur eine negative Assoziation mit dem Schlaf, es kann auch das Liebesleben ruinieren, wenn man nicht aufpasst. In Kapitel 12 beschäftigen wir uns näher mit den Dingen, die man aus dem Schlafzimmer verbannen sollte. Im Moment konzentrieren wir uns auf die kleinen Verbesserungen im Schlafzimmer, um ein Heiligtum zu schaffen, in dem man wie ein Baby schläft.

TIEF DURCHATMEN

Woran denken Sie, wenn Sie sich ein Heiligtum vorstellen, ein kleines Paradies? Frische Luft, fließendes Wasser, exotische Pflanzen und eine friedvolle Umgebung fallen einem da oft als Erstes ein. Wie gut, dass Sie das alles in Ihrem ganz privaten Schlafheiligtum nachbilden können.

Frische Luft ist sehr wichtig. Wussten Sie, dass die Ionen in der Luft, die man einatmet, »schal« und damit weniger anregend wirken können? Die Atemluft transportiert nicht nur Sauerstoff in die Zellen, sondern auch andere ionische Elemente, die grundlegend für Gesundheit und Wohlbefinden sind. Wenn die Luft in der Wohnung abgestanden ist, verlieren die Ionen in der Luft ihre (negative) Ladung. Bewegung in der Luft wirkt diesem Prozess entgegen. Ein geöffnetes Fenster oder ein Ventilator führen der Luft im Schlafzimmer wieder neue Energie zu.

Sollten Sie sich in der unangenehmen Situation befinden, kein Schlafzimmerfenster zu haben oder eine Außentemperatur von minus zwanzig Grad, dann können Sie einen qualitativ hochwertigen Luftionisierer verwenden, um die Raumluft zu revitalisieren. Negative Ionen im Überfluss sind in der Nähe von Wasserfällen, Brandungswellen, Flüssen und Bergen vorhanden. Nicht umsonst hat man das Gefühl, in diesen Gegenden besonders frische Luft zu atmen und sich danach besser zu fühlen. Diese Heilwirkung kann man daheim mit dem richtigen Luftionisierer nachbilden. Negative Ionen wirken sich auf drei Arten auf unsere Gesundheit aus:

1. Die Luft wird durch freie Elektronen energetischer.
2. Sie oxidieren Gerüche, Pilze, Schimmel, Parasiten und giftige chemische Gase.
3. Sie binden Staub, Pollen, Zigarettenrauch und tierische Hautschuppen zu größeren Partikeln (die sich viel leichter aus dem Haus entfernen lassen).

Luftionisierer sind nicht nur gut fürs Schlafzimmer, sondern für den gesamten Wohnraum. Falls es im Winter zu kalt zum ständigen Lüften oder für einen Ventilator sein sollte, hilft schon ein einfacher Luftbefeuchter. Dieser verbessert nicht nur die Luft im Zimmer und damit auch den Schlaf, sondern verhindert auch, dass die Schleimhäute austrocknen und damit empfänglicher für eine Infektion sind. Luftbefeuchter geben der Luft Feuchtigkeit zurück und uns damit das Wasserelement, das zu einem Heiligtum gehört. Manche Menschen finden auch das Plätschern eines Tischbrunnens entspannend. Das Tropfen eines undichten Wasserhahns könnte allerdings eher enervierend wirken. Studien haben gezeigt, dass sich Herzschlag und Atmung in Gegenwart von fließendem Wasser verlangsamen. Menschen mit Schlafproblemen könnten enorm davon profitieren.

GARTEN EDEN

Zu einem Paradies oder Heiligtum gehören normalerweise auch Pflanzen. Pflanzen in der Wohnung bringen so viele Vorteile mit sich, dass man diese einfach nicht ignorieren kann. Man muss sein Wohnzimmer nicht gleich in den *Little Shop of Horrors* verwandeln, aber eine oder zwei sorgfältig ausgewählte Pflanzen können Wunder wirken. Efeu zum Beispiel, der von der NASA an die Spitze luftfilternder Pflanzen gesetzt wurde. Er hat die unübertroffene Fähigkeit, Formaldehyd (ein bekanntes Neurotoxin) zu absorbieren, dem die meisten von uns in unserer hochindustrialisierten Welt ausgesetzt sind. Efeu ist unkompliziert und anpassungsfähig. Es gibt ihn als Hänge- oder als Topfpflanze, er braucht keine extremen Temperaturen und durchschnittlich viel Sonnenlicht. Eine weitere großartige Pflanze für das Schlafheiligtum ist eine Sansevieria trifasciata [Bogenhanf; Anm. d. Red.]. Sie braucht nicht viel Wasser oder Licht, um sich wohlzufühlen, absorbiert Kohlendioxid und gibt dafür Sauerstoff ab – in der Nacht, was am beeindruckendsten ist. Die meisten Pflanzen arbeiten tagsüber. Es ist also die perfekte Pflanze zur Luftverbesserung im Schlafzimmer.

Man darf auch nicht vergessen, dass Anblick und Geruch von bestimmten Pflanzen eine beruhigende Wirkung auf den menschlichen Körper haben, zum Beispiel der Jasmin. Laut einer Studie der Wheeling Jesuit University in West Virginia wirkt er schlaffördernd, verringert Anspannung und Unruhe und lässt einen erfrischter aufwachen. Der Geruch von Jasmin verlängert zwar nicht den Schlaf, verbessert aber die Schlafqualität, da er Störungen der Schlafzyklen verringert. Jasmin ist keine traditionelle Hauspflanze, wird aber immer beliebter. Auch das ätherische Öl von Jasmin und anderen

Pflanzen hat diese positiven Auswirkungen. Sie können eine Duftlampe oder einen Diffusor verwenden oder auch einfach einige Tropfen Öl auf das Kopfkissen geben, bevor Sie ins Bett gehen.

Ob es jetzt ein paar Pflanzen sind, beruhigendes Wasserplätschern oder eine bessere Luftqualität, tun Sie, womit Sie sich in Ihrem Schlafheiligtum entspannt und wohlfühlen. Ihr Schlafzimmer soll Ihr persönliches Paradies sein, in dem Frieden, Ruhe und Entspannung regieren. Wenn Sie dieses Paradies betreten, können Sie sich leicht ins Land der Träume begeben.

* *

POWERTIPP 1

Schaffen Sie sich wenigstens ein paar Pflanzen an, um die Luftqualität in Ihrer Wohnung zu verbessern. Wenn Sie keinen grünen Daumen haben und sich kaum um sich selbst kümmern können (geschweige denn um eine Pflanze), dann besorgen Sie sich ein extrem pflegeleichtes Exemplar. Die Vorteile von Zimmerpflanzen sind einfach nicht von der Hand zu weisen. Sorgen Sie nur dafür, dass der neue Mitbewohner zu Ihnen passt und keinen zusätzlichen Stress bedeutet.

POWERTIPP 2

Wenn Sie sich das Schlafzimmer mit jemandem teilen, vereinbaren Sie, keine Arbeit mit ins Bett zu nehmen. Dieser Raum soll ein Heiligtum für Sie beide sein, und normalerweise kann man sich nach einem aufmerksamen Gespräch auch darauf einigen. Vor allem sollten Sie sich selbst natürlich daran halten. Das Bett sollte wirklich nur dem Schlaf vorbehalten sein und dem, was wir gleich in Kapitel 9 besprechen.

9 DER HÖHEPUNKT DES TAGES

Wie Sie sicher schon vermutet haben, ist Sex die zweite Tätigkeit, für die das Schlafzimmer ausschließlich genutzt werden sollte. Ein Orgasmus wirkt bei den meisten Menschen wie ein effektives Beruhigungsmittel. Forschungen zeigen, dass Männer und Frauen während eines Orgasmus einen ganzen Chemiecocktail ausschütten, darunter *Oxytocin, Serotonin, Noradrenalin, Vasopressin* und das Hypophysen-Hormon *Prolaktin*. Doch auch wenn die meisten von uns wissen, dass ein Orgasmus schlaffördernd wirken kann – machen sich die Menschen dieses Wissen auch zunutze? Schauen wir uns doch den Chemiecocktail etwas näher an, um zu verstehen, warum Sex für einen gesunden Schlaf so hilfreich sein kann.

OXYTOCIN

Oxytocin wird manchmal auch Liebeshormon oder Kuschelhormon genannt, da es die Bindung zwischen Menschen festigt, wenn sie sich körperlich näherkommen, etwa beim Umarmen, bei Berührungen und natürlich beim Sex. Der Oxytocinspiegel im Körper wird durch einen Orgasmus angehoben, und laut der in der Zeitschrift *Regulatory Peptides* veröffentlichten Forschungsergebnisse hat Oxytocin einen beruhigenden Effekt, das dem Cortisol im Körper entgegenwirkt und das Einschlafen fördert.

Oxytocin wird normalerweise im Hypothalamus produziert und in der Hypophyse gespeichert. Durch die enge

Verbindung zu den wichtigen Drüsen und Organen löst die Ausschüttung auch einige andere Vorgänge im Körper aus, darunter die Freisetzung von anderen Wohlfühlchemikalien namens *Endorphinen*. Diese Flut an entspannenden Hormonen und Endorphinen beim Höhepunkt ist vielleicht genau das Richtige für wohltuenden Schlaf. Noch ein interessantes Detail zum Wort Endorphine: Es wird von den Worten *endogen* (körpereigen) und *Morpheus* hergeleitet, dem griechischen Gott des Schlafes.

SEROTONIN

Da wir schon in den vorhergehenden Kapiteln über Serotonin gesprochen haben, kennen Sie bereits den immensen Einfluss, den es auf den Schlaf hat. Sex ist nur eine andere Möglichkeit, um die Ausschüttung dieses kraftvollen Antistressneurotransmitters anzustoßen. Serotonin wird auch freigesetzt, wenn man sich bedeutend oder wichtig fühlt. Es geht also nicht nur um den Sex allein, sondern um Beziehungen, die Verbindung zwischen zwei Menschen und die Erfahrung insgesamt.

Laut einer in der Zeitschrift *Progress in Neurobiology* veröffentlichten Studie spielt Serotonin eine entscheidende Rolle bei der Aufrechterhaltung normaler Schlaf- und Wachzyklen, genau wie das Hormon Noradrenalin.

NORADRENALIN

Noradrenalin (oder auch *Norepinephrin*) wirkt im Gehirn und im Körper als Hormon und Neurotransmitter. Es spielt eine wichtige Rolle bei der Regulierung des Erregungssystems des Körpers und bei der Aufrechterhaltung normaler Schlafzustände. Beim Einschlafen wird Serotonin ausgeschüttet, was den tiefen Non-REM-Schlaf fördert. Noradrenalin wird während der REM-Phase freigesetzt, um deren Wirksamkeit zu fördern. Forschungen deuten darauf hin, dass das Zusammenspiel dieser zwei Neurotransmitter für den Übergang von einer Schlafphase in die andere verantwortlich ist.

Noradrenalin ist auch an der Synthese von Melatonin beteiligt und trägt außerdem dazu bei, die normalen Schlaf-Wach-Zyklen zu regulieren. Noradrenalin wird vom Zentralnervensystem, dem vegetativen Nervensystem und den Nebennieren ausgeschüttet und spielt eine entscheidende Rolle beim Ausbalancieren der Stressantwort des Körpers.

VASOPRESSIN

Gemäß einer im *Journal of Clinical Psychopharmacology* veröffentlichten Studie verbessert Vasopressin die Schlafqualität und senkt den Cortisolspiegel im Verhältnis zum Schlaf. Vasopressin wird im Hypothalamus gebildet und in der Neurohypophyse gelagert. Forschungen legen nahe, dass es eine wichtige Rolle im Sozialverhalten spielt, beim Sexualtrieb, der Paarbindung und der generellen Reaktion auf Stress. Es ist ein recht komplex aufgebautes Hormon mit vielen Funktionen, doch die Tatsache, dass es nach dem Sex direkt ins Gehirn abgegeben werden kann, lässt Wissenschaftler annehmen, dass es zusammen mit Oxytocin am Entspannungsprozess beteiligt ist.

PROLAKTIN

Das Hormon Prolaktin steht sowohl mit sexueller Befriedigung in Verbindung als auch mit Schlaf. Im Schlaf ist das Prolaktin-Level im Körper höher, und auch Tiere, denen man es verabreicht, werden sofort müde. Studien zeigen ganz deutlich, dass die Konzentration von Plasmaprolaktin nach einem Orgasmus – bei Männern und Frauen – mehr als eine Stunde signifikant erhöht sind. Jetzt wissen wir endlich, warum Sex auch »mit jemandem schlafen« heißt.

Da Prolaktin an die sexuelle Befriedigung gekoppelt ist, können Männer normalerweise nicht gleich wieder »ihren Mann stehen« und brauchen Zeit zur Erholung. Man darf auch nicht vergessen, dass Männer beim Beischlaf viermal so viel Prolaktin nach einem Orgasmus ausschütten als nach dem Masturbieren. Bei Frauen hängt der Anstieg von Prolaktin im Körper stark von der Qualität des Orgasmus und der darauffolgenden sexuellen Befriedigung ab, wie im *Journal of Sexual Medicine* nachzulesen ist. Dieses Hypophysenhormon spielt eine wichtige Rolle bei der Stärkung des Immunsystems, gutem Schlaf und besserer Lebensqualität. Ein weiterer Grund, um sich ein wenig näher und zum Höhepunkt des Tages zu kommen.

ANDERSHERUM FUNKTIONIERT ES AUCH

Sex führt nicht nur zu tiefem Schlaf, sondern laut aktueller Studien führt tiefer Schlaf auch zu gutem Sex. Eine im *Journal of Sexual Medicine* erschienene Studie hat gezeigt, dass Frauen, die ausreichend schliefen, gesteigertes sexuelles Verlangen und höhere sexuelle Erregung während des Geschlechtsverkehrs empfanden. Nach einer Nacht mit ausreichend und gutem Schlaf erhöhte sich die Wahrscheinlichkeit auf Sex am nächsten Tag um 14 %. Ihr Partner da draußen, merkt euch das: Wenn ihr eine gesunde, glückliche Frau wollt, dann tut, was ihr könnt, dass sie nachts gut schläft.

Schlafmangel führt bei beiden Geschlechtern zu verringerter Libido und schlechter sexueller Gesundheit. Testosteron spielt dabei eine große Rolle, und Daten der Zeitschrift *Brain Research* zeigen, dass Schlafmangel den Testosteronspiegel bei Männern senkt. Ein geringer Testosteronspiegel kann eine ganze Reihe von Problemen zur Folge haben wie Gewichtszunahme, Depression und auch erektile Dysfunktion. Laut Dr. Jon L. Pryor, Professor für Urologie an der University of Minnesota Medical School in Minneapolis, »kann Schlafmangel das Risiko von Erektionsstörungen vergrößern«. Bei zu wenig Schlaf fällt das Testosteronlevel, was einem tragischerweise aber vielleicht auch gar nichts ausmacht, da ein niedriger Testosteronspiegel das sexuelle Verlangen verringert.

Zur Verbesserung der sexuellen Gesundheit muss man daher zwingend besser schlafen. Diesen Faktor vergessen viele, wenn sie versuchen, Vitalität, Energie und Lust zurückzugewinnen. Schlafmangel verschlimmert alles immens, ebenso wie qualitativ hochwertiger Schlaf alles immens verbessern kann.

SAFER SCHLAF

Die Vorteile von Sex und Orgasmen reichen sogar noch weit über den Schlafbereich hinaus – das Immunsystem wird gestärkt, Depressionen gelindert, das Leben verlängert. Unsere Fähigkeit, Orgasmen zu haben und anderen diese zu verschaffen, ist eng verknüpft mit unserer Gesundheit und unserem Wohlbefinden. Das Gehirn ist unser größtes Sexualorgan – weshalb Sex auch so effektiv ist –, da es eine entscheidende Rolle bei sexueller Erregung spielt. (Wer hat noch mal gesagt, dass die Größe unwichtig ist?) Das Verständnis zwischen Körper und Geist ist entscheidend für ein erfüllendes Sexleben und erholsamen Schlaf. Seien Sie verantwortungsbewusst, haben Sie Spaß, und genießen Sie die Höhepunkte des Lebens.

* *

POWERTIPP 1

Kommunikation ist alles in diesem Bereich. Jeder ist anders, und was dem einen Befriedigung bereitet, lässt den anderen völlig kalt. Finden Sie heraus, was Ihrer Partnerin/Ihrem Partner gefällt und vor allem, was Sie mögen. Reden Sie darüber, denn kaum einer von uns ist als Hellseher auf die Welt gekommen. Erzählen Sie Ihrem Partner, was Sie erregt und richtig heiß macht. Ich verspreche Ihnen, dass Sie beide davon profitieren.

POWERTIPP 2

Ernährung und Sport sind ebenfalls wichtige Bestandteile Ihrer sexuellen Gesundheit. Sorgen Sie dafür, viele schlaffördernde Lebensmittel aus Kapitel 7 zu sich zu nehmen (zumal viele von ihnen auch nachweislich gut für die Fortpflanzungsorgane sind). In den nächsten Kapiteln werden wir noch weitere Punkte zu den Themen Ernährung und Bewegung besprechen. Wenn Sie diese rasch umsetzen, werden Sie schon bald die positiven Folgen spüren.

POWERTIPP 3

Legen Sie ordentlich Hand an. Gerade die körperliche Bewegung hat ganz offensichtlich eine schlaffördernde Wirkung. Wenn man sich ordentlich im Bett herumrollt, ist man danach logischerweise erschöpfter, als wenn man die ganze Zeit steif wie ein Brett auf dem Rücken liegt. Bewegen Sie sich, ergreifen Sie die Initiative, und gehen Sie mit Herzblut an die Sache heran. Sich mal zurückzulegen und verwöhnen zu lassen ist auch schön, aber wenn man sich den Schwarzen Gürtel in Schlaf verdienen will, muss man auch etwas dafür tun.

10 IM DUNKELN IST GUT ... SCHLAFEN

Es ist bewiesen, dass wir im Dunklen besser schlafen, auch wenn viele Menschen dies immer noch nicht konsequent umsetzen. Lichtquellen im Schlafzimmer können sich störend auf den Schlaf auswirken. Selbst eine Schlafmaske ist bei den meisten keine hundertprozentige Hilfe. Wussten Sie, dass unsere Haut über Rezeptoren verfügt, die Licht aufnehmen können? Diese Fotorezeptoren ähneln denen in der Netzhaut, weshalb die Haut tatsächlich sehen kann. Wissenschaftler an der Brown University haben herausgefunden, dass Hautzellen auch *Rhodopsin* herstellen, ein lichtempfindliches Protein, das in der Retina vorkommt. Befindet sich eine Lichtquelle im Schlafzimmer, merkt das die Haut und sendet Signale an das Gehirn und die Organe, die den Schlaf stören können.

Eine an der Cornell University durchgeführte Studie hat dies genauer untersucht. Die Wissenschaftler befestigten ein Glasfaserkabel hinter dem Knie eines Probanden und beleuchteten ein münzgroßes Stück Haut damit. Auch wenn der Proband in ansonsten völliger Dunkelheit schlief, war diese kleine Lichtmenge genug, um Körpertemperatur und Melatoninausschüttung zu beeinflussen. Das unterstreicht die These, dass es nicht ausreicht, die Augen zu schließen oder sogar zu bedecken; auch die Umgebung muss auf den bestmöglichen Schlaf ausgerichtet sein.

Das Schlafen in völliger Dunkelheit ist so wichtig, dass ein Nachtlicht mittlerweile als »Lichtverschmutzung« gilt. Der Begriff beinhaltet alle störenden Auswirkungen von künstlichem Licht. Menschen (und die meisten anderen Organismen ebenso) haben sich dahingehend entwickelt, sich an vorhersehbare Licht- und Dunkelphasen anzupassen, um die innere Uhr zu stellen. Als künstliches Licht immer normaler wurde, hat dies die Länge unserer Tage nachhaltig verändert. Statt eines 12-Stunden-Tages können wir jetzt durch die ständige Verfügbarkeit von Licht einen 24-Stunden-Tag erschaffen.

Auch wenn Forschungen nahelegen, dass frühere menschliche Zivilisationen etwa genauso viel geschlafen haben wie wir heute, hat sich die Qualität des Schlafs dramatisch verändert. Unser natürlicher Hell-Dunkel-Rhythmus ist gestört, was natürlich auch Auswirkungen auf den Schlaf hat. Eine der schlimmsten Folgen der Lichtverschmutzung betrifft nachweislich die Melatoninproduktion. Studien zeigen, dass der Melatoninspiegel mehr als 50 % gedrückt wird, wenn der Körper im Schlaf Raumlicht ausgesetzt ist. Das ist überhaupt nicht gut!

Wir haben bereits darüber gesprochen, wie wichtig Melatonin für den Schlaf ist, doch es ist auch in andere Körpervorgänge involviert:

- Es verbessert die Funktion des Immunsystems.
- Es normalisiert den Blutdruck.
- Es reduziert die Ausbreitung von Krebszellen und das Tumorwachstum (Leukämie inbegriffen).
- Es schützt die DNS und macht Jagd auf freie Radikale.
- Es vermindert das Osteoporose-Risiko.

- Es verringert das Risiko für Ablagerungen im Gehirn (wie sie für Alzheimer typisch sind).
- Es lindert Migräne und anderen Schmerz.
- Es verbessert die Schilddrüsenfunktion.
- Es verbessert die Insulinsensitivität und reduziert Gewicht.

Melatonin ist der Bo Jackson der Hormone und in etwa so ein Alleskönner wie der legendäre Baseball- und Footballspieler. Hat das Problem etwas mit der Gesundheit zu tun, »weiß« das Melatonin Abhilfe.

Zu wenig Schlaf und Schlaf bei nicht völliger Dunkelheit lassen einen Menschen schneller altern und rauben ihm die Lebenskraft. Gestützt von den Ergebnissen der Forschung, ist die beste Lösung für besseren Schlaf ein stockdunkler Raum. Kaufen Sie die beliebten »Verdunkelungsvorhänge«, die überall zu finden sind, und verbannen Sie gleichzeitig jede ständige Lichtquelle aus dem Schlafzimmer. Machen Sie das heute noch, und ich verspreche Ihnen, dass Sie mir morgen dafür danken werden. Schlafexperten empfehlen, das Schlafzimmer so zu verdunkeln, dass man die Hand nicht mehr vor Augen sieht. Ich selbst bin mit Nachtlichtern aufgewachsen, weshalb das für mich auch eine große Veränderung war.

Wissenschaftler vom Scheie Eye Institut der University of Pennsylvania in Philadelphia haben herausgefunden, dass selbst ein einzelnes Nachtlicht Kurzsichtigkeit bei Kindern mitverursachen und später im Leben zu ernsten Sehproblemen führen kann. In einer Studie wurden 479 Kinder unter zwei Jahren in drei Kategorien eingeteilt: schläft in a) völliger Dunkelheit, b) mit einem Nachtlicht und c) mit Deckenlicht. Die Ergebnisse waren schockierend. Es hat sich gezeigt, dass nur 10 % der Kinder, die im Dunkeln schliefen, später Kurzsichtigkeit entwickelten, wohingegen 34% der Kinder mit

Nachtlicht und 55% der Kinder, die in einem erleuchteten Raum schliefen, kurzsichtig wurden. Auch wenn die Studie nicht jede mögliche Variable berücksichtigen konnte, ist sie ziemlich aussagekräftig. Die Ergebnisse sind nicht nur für uns Erwachsene wichtig, sondern für unsere Kinder und Enkelkinder.

Unsere Gene erwarten von uns, dass wir in völliger Dunkelheit schlafen. Heutzutage ist es nicht ungewöhnlich, dass die ganze Nacht irgendwelche Lichter im Schlafzimmer brennen. Da man die Welt da draußen nicht kontrollieren kann, muss man sich die eigene kleine Welt zu Hause gestalten. Neue Scheinwerfer und Straßenlampen, die mit LED-Glühbirnen ausgestattet sind, strahlen eines der schlafraubendsten Lichtspektren von allen ab. Daher sind Verdunkelungsvorhänge auch so wichtig.

Verwandeln Sie Ihr Schlafzimmer in eine hübsche, gemütliche Höhle. Aus meiner eigenen Erfahrung kann ich sagen, dass diese Maßnahme sich sofort positiv auf meinen Schlaf ausgewirkt hat. Seit mein Schlafzimmer dunkel ist, schlafe ich sensationell gut.

LUX-KONDENSATOR

Leider können wir nicht in frühere Zeiten zurückkehren, in denen wir nicht so abhängig von Licht waren, doch es gibt ein paar Dinge, die uns dabei helfen, unseren Körper weniger mit Licht zu belasten. Eine Studie der Harvard Medical School hat nachgewiesen, dass die biologische Uhr des Körpers aus dem Tritt gebracht wird, wenn er nachts Licht ausgesetzt ist. Das wissen wir bereits, doch die Wissenschaftler haben ebenfalls herausgefunden, dass nicht alle Lichtfarben dieselbe Wirkung haben. Bei einem Experiment wurde die Wirkung von sechseinhalb Stunden in blauem Licht (wie etwa von den Bildschirmen der ganzen elektronischen Geräte um uns herum) mit der gleichen Zeit in grünem Licht vergleichbarer Helligkeit gemessen. Das blaue Licht unterdrückte die Melatoninproduktion etwa zweimal so lang wie das grüne Licht und verschob die innere Uhr ebenfalls um das Zweifache (drei Stunden verglichen mit eineinhalb Stunden). Diese Ergebnisse deuten darauf hin, dass allein durch einen Wechsel des Farbspektrums des Lichts, das einen in der Nacht umgibt, das Melatonin weniger stark unterdrückt wird als durch blaues Licht.

Farben haben eine korrelierende Temperatur, von der ihr Einfluss auf den menschlichen Körper abhängt. Auf der Kelvin-Skala liegt blaues Licht am äußersten Ende des Spektrums, was bedeutet, dass es eine höhere Temperatur hat, im Gegensatz zu Rottönen, die kühler sind. Das widerspricht dem allgemeinen Eindruck vom »heißen« Rot und dem »kühlen« Blau. Es erklärt auch, warum die Harvard-Wissenschaftler gedämmtes rotes Licht in der Nacht empfehlen. »Rotes Licht hat am wenigsten Auswirkung auf die innere Uhr und die Melatoninproduktion«, so ihr Fazit.

Statt sich im heißen Licht von Standardglühbirnen oder Neonröhren zu sonnen, sollte man sich das weiche Licht von brennenden Kerzen zunutze machen, um sich sanft auf den Schlaf vorzubereiten. Menschen haben seit Urzeiten auf dem Feuer gekocht, sich daran gewärmt und damit die Nacht erleuchtet. Doch vergessen Sie nicht, auch eine Kerze ist immer noch ein brennendes Feuer, gehen Sie also achtsam damit um. Sie können auch einige Lampen in Ihrer Wohnung mit roten Glühbirnen ausstatten, was ebenfalls zu der entspannten Stimmung beitragen könnte, die wir in Kapitel 9 besprochen

Tab.: Lichtstärke unter verschiedenen Bedingungen

Lichtstärke	Lichtverhältnisse
0,0001 Lux	Mondloser, bewölkter Nachthimmel (Sternenlicht)
0,002 Lux	Mondloser, klarer Nachthimmel mit Airglow
0,27–1,0 Lux	Vollmond bei klarem Himmel
3,4 Lux	Dunkelheitsgrenze der zivilen Dämmerung bei klarem Himmel
50 Lux	Erleuchtetes Wohnzimmer
80 Lux	Gang eines Bürogebäudes / Toilettenbeleuchtung
100 Lux	Sehr düsterer, bedeckter Tag
320–500 Lux	Bürobeleuchtung
400 Lux	Sonnenauf- oder untergang an einem klaren Tag
1000 Lux	Bedeckter Himmel, Fernsehstudiobeleuchtung
10.000–25.000 Lux	Helles Tageslicht (keine direkte Sonneneinstrahlung)
32.000–100.000 Lux	Direktes Sonnenlicht

haben. Rotes Licht ist jedenfalls so nachhaltig wirksam, dass bereits einige berühmte Songs darüber geschrieben wurden.

Man darf aber nicht vergessen, dass es nicht nur um die Farbe des Lichts geht (auch wenn diese sehr wichtig ist), auch die Leuchtkraft spielt eine Rolle; sie wird in Lux gemessen. Aus der Grafik wird ersichtlich, dass pralles Sonnenlicht bis zu 100.000 Lux haben kann. Verglichen mit dem normalen Licht, dem unsere Vorfahren durch den Mond (unter einem mageren Lux) ausgesetzt waren, ist unsere heutige typische Abendbeleuchtung schon ganz schön unnormal.

Raumbeleuchtung variiert zwischen fünfzig und fünfhundert Lux und setzt automatisch die Unterdrückung von Melatonin in Gang, wenn man diesem Licht nachts ungeschützt ausgesetzt ist. Folgen Sie den Empfehlungen in Kapitel 3 und verringern Sie die Bildschirmzeit nach dem Dunkelwerden, benutzen Sie Glühbirnen mit kühleren Farben und machen Sie Ihr Schlafzimmer so dunkel wie möglich, damit Melatoninproduktion und Schlaf ungestört sind.

* *

POWERTIPP 1

Nicht nur das Licht von außen soll abgehalten werden, sondern auch das störende Licht im Schlafzimmer. Einer der schlimmsten Übeltäter in dieser Hinsicht ist der Digitalwecker. Die Geräte mit den weißen oder blauen Zahlen sind irritierender als die mit den roten Zahlen. Fürs Erste kann man den Wecker zudecken. Man kann sich aber auch ein Gerät mit einer Dimmerfunktion anschaffen, bei dem man die Beleuchtung der Zahlen ausschalten kann. Was auch immer Sie tun, Sie werden davon profitieren.

POWERTIPP 2

Als Vorbereitung für eine Nacht in Ihrem stockdunklen Schlafzimmer sollten Sie die Lichter in Ihrer Wohnung dimmen oder verschiedenfarbige Glühbirnen verwenden. Rotes Licht ist sehr geeignet, Kerzenlicht kann auch eine angenehme Alternative sein. Himalayasalz-Lampen strahlen ein weiches rosa-orangefarbenes Licht ab. Untersuchungen deuten darauf hin, dass Salzlampen eine kleine Menge der gesundheitsfördernden negativen Ionen abgeben können, über die wir in Kapitel 8 sprachen. Man muss also nicht gleich zum Batikhippie mutieren, um etwas mit einer Salzlampe anfangen zu können.

POWERTIPP 3

Verdunkelungsvorhänge sind sehr sinnvoll, wenn man in einer Gegend mit künstlichem Licht vor dem Haus lebt – Straßenlampen, Lichter aus den Nachbarhäusern oder Autos, die ständig am Fenster vorbeifahren. Ist dies alles nicht der Fall, braucht man die Vorhänge nicht. Das gelegentliche Mondlicht ist nur einen Bruchteil so hell wie jedes andere künstliche Licht. Lichtverschmutzung trifft nur auf die vielen künstlichen Lichtquellen zu, nicht das natürliche Licht, das entsteht, wenn der Mond die Sonnenstrahlen reflektiert.

POWERTIPP 4

Hängen die Verdunkelungsvorhänge erst mal, scheint vielleicht an der Oberkante noch Licht ins Zimmer. Mit einer zusammengerollten Decke oder einem zusammengelegten Handtuch kann man das Problem lösen. Joseph Mercola, DO, Arzt und *New-York-Times*-Bestsellerautor, empfiehlt das Schlafzimmer auch während des Tages komplett dunkel zu halten. Licht sollte nur hineindringen, wenn man es zulässt. Das Schlafzimmer von Lichtverschmutzung zu säubern ist ein wichtiger Schritt zu besserem Schlaf.

11 VOLLE KRAFT VORAUS – ABER MIT SINN UND VERSTAND

Sport und Bewegung werden allgemein für einen Jungbrunnen gehalten, wenn sie sinnvoll eingesetzt werden. Muskeln zum Beispiel sind ein Reservoir für Anti-Aging-Hormone, die die DNS vor Oxidation schützen. Forschungen zeigen, dass man länger jünger bleibt, je mehr trainierte Muskulatur man hat.

Wie hängt nun sportliche Betätigung mit Schlaf zusammen? Oh, die beiden passen zusammen wie Erdbeeren und Schlagsahne. Im Fitnessstudio selbst wird man nicht fit, sondern zerstört beim Training eher seinen Körper durch Tausende winziger Risse im Muskelgewebe. Nach dem Besuch im Studio ist man tatsächlich in einem schlechteren Zustand als davor. Würde man nach einer Trainingseinheit das Blut untersuchen, ließen sich erhöhte Stresshormonwerte feststellen, höhere Entzündungsmarker, sogar der Blutzucker wäre aus dem Gleichgewicht. Doch das ist alles völlig normal. Sie haben nur eine anstrengende Trainingseinheit hinter sich, die Ihrem Körper sehr guttun wird, wenn dieser die Chance bekommt, sich zu regenerieren.

Die Erklärung ist, dass sich der Körper nach dem Sport im Schlaf verändert, wenn große Mengen nützlicher Hormone freigesetzt werden und Reparaturprogramme anlaufen. Das Training ist ein wichtiger gesunder Stressor, dessen Nutzen sich erst nach ausreichend Ruhe und Erholungszeit zeigt. Das Problem bei vielen Menschen ist allerdings, dass sie diesen gesunden Stressor in einen ungesunden verwandeln. Wenn man Sport einer bereits langen Liste mit Arbeits- und Familienproblemen, unbezahlten Rechnungen, schlechter Ernährung, mentalen und emotionalen Anstrengungen und anderen Dingen hinzufügt, erhöht das nur die allgemeine Stressbelastung. Die Stressbelastung ist die Summe allen Stresses in Ihrem Leben. Stress muss nicht zwingend schlecht sein, doch wenn man sich zu viel davon zumutet, kann man davon erdrückt werden.

Sport kann unglaublich guttun. Tatsächlich ist er sogar unentbehrlich, wenn man ein rundum gesundes Leben führen will. Sport verbessert die Insulinsensitivität, fördert die Gesundheit des Hormonhaushaltes und kurbelt den Stoffwechsel an. Doch wenn man bereits genug Stress hat, kann er zu schwerwiegenden Problemen führen. Gar nicht so sehr der Sport an sich ist dann problematisch, sondern das Wann und das Wie. Zur Verbesserung des Schlafs (und daher auch der Effektivität des Trainings) sollte man sich ein paar Prinzipien zunutze machen.

DIE NACHT IST ZUM SCHLAFEN DA

Eine aktuelle Studie der Appalachian State University in Boone, North Carolina, hat gezeigt, dass man am besten morgens trainieren sollte, wenn man in der Nacht gut schlafen will. Wissenschaftler haben den Schlafrhythmus der Teilnehmer untersucht, die zu drei unterschiedlichen Zeiten Sport trieben: morgens um sieben, mittags um eins oder abends um sieben Uhr. Diejenigen Teilnehmer, die sich morgens um sieben Uhr körperlich betätigten, schliefen nachts länger und durchlebten einen tieferen Schlafzyklus als die anderen beiden Gruppen. Die Morgensportler konnten bis zu 75 % mehr regenerierenden Tiefschlaf in der Nacht für sich verbuchen.

Dieses Ergebnis ist hochgradig bedeutsam, wenn Ihnen ein längeres Leben und ein gesünderer Körper wichtig sind.

Menschen, die glaubten, nach dem Sport könne man besser schlafen, werden jetzt allerdings enttäuscht sein. Eines der großen Probleme bei Abendsport ist, dass er die Körperkerntemperatur signifikant erhöht und es danach vier bis sechs Stunden dauern kann, bis diese wieder gesunken ist. Wie wir bereits in Kapitel 5 erfahren haben, durchläuft der Körper einen Prozess der Thermoregulierung, um die Kerntemperatur zu senken und ihn damit optimal auf den Schlaf vorzubereiten. Wenn man diese beim Sport vor dem Schlafengehen unbeabsichtigt in die Höhe treibt, behindert man damit die Schlafqualität in der Nacht.

Aber man muss sich keine Sorgen machen, wenn man ein bisschen später am Tag trainieren will. Wenn die Kerntemperatur nach dem Sport abnimmt, sinkt sie sogar unter den am Tag üblichen Wert. Wenn man sein Training also geschickt plant, kann man sogar noch mehr für sich und die Schlafqualität herausholen. Aus thermoregulatorischer Sicht ist Sport am späten Nachmittag oder frühen Abend eine großartige Idee. Wenn Sie um halb fünf Uhr nachmittags trainieren, können Sie immer noch bequem um zehn Uhr abends ins Bett gehen. Bis dahin sind die Stresshormone, die während des Sports ausgeschüttet wurden, wieder abgebaut, der *Parasympathikus* (das »Ruhen und Verdauen«-System) hatte genügend Zeit, das Ruder zu übernehmen, und die Körperkerntemperatur ist auf das optimale Level gesunken.

In Bezug auf die Schlafqualität ist der Morgen demzufolge die beste Zeit für Sport, eine Trainingseinheit am frühen Abend kann ebenfalls nützlich sein, wenn man sie geschickt plant, und Bewegung am Nachmittag scheint keinerlei positive Auswirkungen auf den Schlaf zu haben. Bewegung generell ist natürlich wichtig, egal zu welcher Tageszeit, doch wir sollten uns an unseren natürlichen Hormonzyklus halten, wenn wir das Beste dabei herausholen wollen.

Wie Sie durch die Grafik zur Cortisolausschüttung in Kapitel 2 wissen, erreicht der Wert am frühen Morgen eine Spitze, damit wir aktiv werden können. Genau deshalb ist Sport am Morgen so eine wichtige Unterstützung für den Schlaf in der Nacht. Er fördert die normale Produktion von Cortisol; im Lauf des Tages sinkt der Cortisolspiegel kontinuierlich bis auf beinahe Null, wenn wir nach unserem natürlichen Rhythmus ins Bett gehen würden. Deshalb ist eine Trainingseinheit um ein Uhr morgens zwar toll für Facebook, damit alle sehen, was für ein harter Hund man doch ist, doch eigentlich ist es nur fürchterlich dumm, da man damit Körper und Geist schädlichem Stress aussetzt.

Heutzutage sind rund um die Uhr geöffnete Fitnessstudios mit engagiert trainierenden Menschen spät in der Nacht sehr verbreitet. Auch ich habe früher oft spätnachts noch Sport getrieben (doch das war im College, als meine Entscheidungen noch nicht die besten waren). Ich trainierte nach zehn Uhr abends im Fitnessraum, spielte um Mitternacht ein Basketballmatch oder ging noch eine oder zwei Runden joggen.

Wenn wir jünger sind, machen wir so etwas und denken nicht darüber nach. Viele können essen, was sie wollen, bis in die frühen Morgenstunden wach bleiben und dann immer noch aufstehen und Prüfungen schreiben (und bestehen). Doch wenn man das zehn Jahre später versucht, ist man ein Wrack. Was ist passiert? Warum konnten wir uns früher von Pizza ernähren und trotzdem einigermaßen schlank bleiben? Warum konnten wir früher lange aufbleiben (jetzt wissen wir, wie schädlich das ist) und trotzdem alles schaffen?

Nun, kurz gesagt, in dieser Phase unseres Lebens haben wir gerade einen Hormonhaushalt wie aus dem Märchen. Wir stoßen anabole Hormone aus, die unseren Genpool auf Erfolg in der Zukunft programmieren wollen. Deshalb sehen wir auch so verändert aus, wenn wir Bilder von uns vergleichen, die uns mit sechs, sechzehn und aktuell zeigen. Der Körper verändert sich, weil sich die Hormone ändern. Hierin liegt auch die wahre Macht der Veränderung. In Kapitel 13 werden wir uns näher damit beschäftigen, wie man die Hormonfunktion ankurbeln und ein wenig von seiner Jugendlichkeit zurückholen kann. Im Moment reicht die Erkenntnis, dass das Verhalten aus unseren Collegetagen seinen Preis hat. Forschungen zeigen, dass es den Alterungsprozess beschleunigen und den Tag näher rücken lässt, an dem Jugend und Vitalität endgültig vorbei sind.

HEUTE ABEND SIND WIR NOCH JUNG

Die genauesten biologischen Marker in unserem Körper, die uns sagen können, wie lange wir leben werden, heißen *Telomere*. Telomere sind wie die kleinen Plastikumhüllungen am Ende der Schnürsenkel, damit diese nicht ausfransen, nur schützen sie Chromosomen statt Stoffbänder. Im Lauf des Lebens werden immer wieder Stücke von den Telomeren abgeschnitten, bis nichts mehr davon übrig ist und das Zellmaterial kollabiert. Einfach ausgedrückt sieht so der Alterungsprozess aus. Es geschieht jeden Tag, wenn auch langsam. Bestimmte Verhaltensweisen beschleunigen oder verlangsamen das Schrumpfen der Telomere.

Forschungen an der University of California haben ergeben, dass Schlafmangel eine der größten Ursachen für den beschleunigten Abbau der Telomere ist. Das bedeutet, dass wir zwar als junge Menschen tatsächlich leicht auf Schlaf verzichten konnten und trotzdem funktionierten, dafür aber unwissentlich unseren Alterungsprozess so sehr beschleunigt haben, dass wir nicht wissen werden, wie uns geschieht, wenn alles plötzlich aufhört. Plötzlich hat man nicht mehr dieselbe Energie wie früher, wird öfter krank, hat mehr Schmerzen, kann zusätzliches Gewicht kaum mehr loswerden. Ich spreche hier nicht von Menschen in den Siebzigern oder Achtzigern, sondern von Millionen von Menschen, die diese Erfahrungen mit Ende zwanzig machen. Unwillentlich haben wir den Alterungsprozess beschleunigt, und kaum jemand hat die Gelegenheit, sich Gedanken über den Grund zu machen. Daher müssen wir unbedingt schon mit unseren Kindern zum richtigen Zeitpunkt über die Problematik sprechen – vor allem mit unseren Schul- und Collegekindern –, damit sie über das Wissen verfügen, wie sie sich ihre Gesundheit, Kraft und Jugendlichkeit für viele Jahre bewahren können.

Die Länge unserer Telomere kann allerdings durch gesunde Lebensführung positiv beeinflusst werden. In der Zeitschrift *Archives of Internal Medicine* veröffentlichte Forschungen haben nachgewiesen, dass Menschen, die moderat Sport treiben – etwa hundert Minuten in der Woche, die sie zum Beispiel mit Tennis, Schwimmen oder Joggen verbringen –, über Telomere verfügten, die im Durchschnitt aussahen wie bei fünf oder sechs Jahre jüngeren Menschen, verglichen mit denjenigen Studienteilnehmern, die am wenigsten Sport trieben – etwa sechzehn Minuten in der Woche. Das bestätigt die wohlbekannte These, dass Sport ein wahrer Jungbrunnen sein kann. Zusammen mit der möglichen Verbesserung der Schlafqualität ist kluge körperliche Betätigung wirklich unerlässlich für die Gesundheit und ein langes Leben.

Der Schlüssel ist, zum richtigen Zeitpunkt zu trainieren. Lange aufzubleiben ist schädlich, aber später Sport ist noch weniger von Vorteil. Doch auch das Gegenteil ist schädlich, etwa um drei Uhr morgens aufstehen und eine Trainingseinheit einlegen. Der natürliche Hormonrhythmus ist nicht darauf ausgelegt, in dieser Zeit körperliche Höchstleistungen zu vollbringen. Strukturieren Sie Ihr Leben so, dass Sie sich zu der Zeit bewegen können, die am besten für Körper und Gesundheit ist. Darüber hat man mehr Macht, als man denkt. Vergessen Sie nicht, wir sind nicht einfach nur Produkte unserer Umwelt, wir sind die Erschaffer unserer Umwelt!

FALSCHE VORSTELLUNGEN

Vor ein paar Jahren betreute ich einen Klienten, der aus Frankreich nach Amerika gekommen war, um hier aufs College zu gehen. Er wollte mit mir im Fitnessstudio arbeiten und einige ganz bestimmte körperliche Ziele erreichen. Nach einer ausführlichen Befragung kam heraus, dass er seit etwa acht Jahren an Schlafstörungen litt. Normalerweise schlief er nachts nicht länger als vier Stunden und hatte bereits die Diagnose »klinische Schlaflosigkeit« erhalten. Und das sah man ihm auch auf den ersten Blick an. Ich sagte ihm: »Ich kann dich den ganzen Tag hier im Studio quälen, aber du wirst nie so aussehen, wie du es dir vorstellst, solange du nicht zuerst dein Schlafproblem löst.« Er zögerte, sich zuerst darauf zu konzentrieren, da er in der Vergangenheit immer daran gescheitert war, doch er stimmte zu, einige meiner Ratschläge auszuprobieren. Der Rest war dann Geschichte. Oder wie der Franzose sagen würde: *Histoire.*

Bisher hatte er Cardio-Ausdauertraining betrieben, was ich

als Erstes von seinem Trainingsplan strich. Stattdessen konzentrierten wir uns auf kurze, aber sehr intensive Übungen, und schon nach Tagen hatte sich das Bild völlig gewandelt. Etwa eine Woche nachdem wir unser Training begonnen hatten, kam er zu mir und sagte: »Ich weiß nicht, was du getan hast, aber ich habe wie ein *Bébé* geschlafen« (bitte mit dem entsprechenden französischen Akzent vorstellen). Sein Leben hatte sich völlig verändert.

Sport an sich ist ein sogenannter *hormetischer* Stressor – etwas, das im richtigen Umfang ungeheuer wohltuend für den Körper sein kann. Doch nur, wenn der Körper die Möglichkeit hat, sich daran anzupassen – das heißt, dass er genügend Schlaf bekommt.

Gewöhnliches, durchschnittlich schnelles Jogging ist die Mutter aller Ausdauerübungen. Das sympathische Nervensystem arbeitet dreißig Minuten auf Hochtouren (oder wie lange man joggt), außerdem können die ganzen ausgeschütteten Stresshormone nicht abgebaut werden – sie stauen sich im Körper an wie ein Ballon, der mit zu viel Wasser gefüllt wird. Aber Laufen soll doch so gut sein? Ja, absolut. Doch man muss dabei einiges beachten. Man hat uns eingeredet, dass »Cardio-Training« in Form von langen Joggingrunden der beste Weg ist, um Fett abzubauen. Doch tatsächlich stimmt das überhaupt nicht. Das Laufen über weite Strecken kann sogar radikal den Verlust von Muskulatur befördern, nämlich durch einen Prozess namens *Gluconeogenese*. Die Muskeln sind die Fettverbrennungsmaschine des Körpers, und wenn man sie durch zu intensives Lauftraining verliert, unterdrückt man den Stoffwechsel und nimmt dramatisch zu, wenn man sein Laufpensum nicht täglich absolviert.

Laufen Sie nur immer weiter wie Forrest Gump, aber ich

halte mich hier mal raus und sage nur: Man muss keine langen Strecken laufen, um Gewicht zu verlieren. Wenn man das glaubt, glaubt man auch an die Zahnfee. Vor allem sollte man nur Langstrecken laufen, wenn man das wirklich von Herzen liebt. Wenn man das Laufen wegen seiner meditativen Eigenschaften liebt und einfach Spaß daran hat, dann ist nichts dagegen zu sagen. Achten Sie nur darauf, auch einiges von den anderen Dingen zu tun, die ich Ihnen noch präsentieren werde.

QUALITÄT IST WICHTIGER ALS QUANTITÄT

Für die beste hormonelle Reaktion muss man Gewichte heben. Das stimuliert den Körper, mehr anabole Hormone auszuschütten, mit denen man besser aussieht, sich besser fühlt und auch besser schläft. Die meisten Männer haben damit ja kein Problem, doch viele Frauen fürchten immer noch, durch das Gewichtheben zu massig zu werden. Tatsächlich kämpfen aber viele Männer, die Eisen stemmen, darum, an Masse zuzunehmen.

Im Vergleich zu Frauen haben Männer ein signifikant höheres Testosteronlevel, das bei der Muskelzunahme nützlich ist, doch das allein reicht nicht für die dicken Oberarme. Die Männer von heute greifen oft auf Shakes zurück, die eine Gewichtszunahme versprechen, oder auf hochkalorisches Fast Food und Tonnen von Ergänzungsmitteln – und doch sind die Ergebnisse alles andere als beeindruckend. Wenn eine Frau also nicht gerade einen Steroide-Cocktail nimmt und rund um die Uhr isst, muss sie sich keine großen Sorgen um zu viel Masse machen. Darum geht es auch gar nicht beim Krafttraining. Und ich möchte nicht, dass auch nur eine Frau deshalb nicht die Vorteile nutzt, die das Gewichtheben mit sich bringt.

Wenn man auf traditionellem Weg über eine Diät und Ausdauersport abnimmt, ändert man seine Figur nur von einem großen Apfel zu einem kleineren Apfel. Durch das Krafttraining kann man die Form des Körpers ändern und so vielleicht vom Apfel zur Sanduhr werden. Man kann sein wahres genetisches Potenzial ausleben. Die Gene erwarten von uns, schwere Gewichte zu tragen, und wenn man dem Folge leistet, verändert sich der Körper dahingehend. Kurz gesagt: Nicht Krafttraining lässt einen übermäßig zunehmen, sondern große Mengen an Essen. Krafttraining lässt einen nicht auseinanderquellen, das übernehmen die Schokoladencrossaints. (Sie sehen, ich bin geistig immer noch in Frankreich.)

Um das Schlafverhalten meines Klienten zu verbessern, habe ich ihn dreimal die Woche dreißig Minuten Gewichte stemmen lassen. Er verlor Körperfett, seine Werte verbesserten sich, und er konnte ausreichend schlafen, was ja am wichtigsten war.

SCHLAFEN, TRAINING, ESSEN UND ALLES AUF ANFANG

Vergessen Sie nie, dass regelmäßige Bewegung als Teil des Lebens nicht nur eine Figur-, sondern auch eine Schlafsache ist. Eine im *Journal of Clinical Sleep Medicine* veröffentlichte Studie hat gezeigt, dass Patienten mit primärer Insomnie eine dramatische Verbesserung der Schlafqualität erfuhren, nachdem sie regelmäßig Sport trieben. In der Studie wurde die Polysomnographie genutzt, um die Ergebnisse zu messen. Die Polysomnographie ist ein Schlaftest, der die Gehirnwellen aufzeichnet, den Sauerstoffgehalt des Blutes, den Herzschlag und den Atem, ebenso wie Augen- und Beinbewegungen.

Man ist im Schlaf so stark verkabelt, dass man aussieht, als hätte einen Spider-Man mit seinem Netz getroffen.

Was hat man also herausgefunden? Teilnehmer, die mit Sport begannen, haben folgende Erfahrungen gemacht:

- eine Verbesserung von 55 % der Schlaf-Beginn-REM-Latenz (sie schliefen schneller ein)
- eine Abnahme von 30 % der Gesamtwachzeit während des Tests
- eine Zunahme von 18 % der Gesamtschlafzeit während des Tests
- eine Zunahme von 13 % der Schlafeffizienz (eine Verbesserung der Schlafqualität)

Alles nur durch Bewegung. Keine Tabletten. Keine Zauberei. Nur Sport. Studien zeigen sofortige Verbesserungen, doch der langfristige Nutzen für die Schlafgesundheit macht sich erst nach ein paar Wochen konsequenten Trainings bemerkbar. Das Schlüsselwort ist hier »konsequent«, und nach Jahren voller Inkonsequenz ist das ein wirklicher Kraftakt.

Um Sport zu einem festen Bestandteil des Lebens zu machen, muss man geschickt an diese Umstellung herangehen. Im Powertipps-Abschnitt werde ich Ihnen einige Ratschläge präsentieren, mit denen Sie hoffentlich leichter regelmäßig Sport treiben und so viel wie möglich für Ihre Gesundheit tun können.

SCHLAF UND SPORTLICHE LEISTUNGSFÄHIGKEIT

Es ist keine Überraschung, dass Spitzensportler Schlaf in ihr Trainingsprogramm integrieren. Athleten wie LeBron James, Roger Federer und Michelle Wie schlafen im Durchschnitt mehr als zehn Stunden pro Nacht, Venus Williams, Lindsey Vonn und Usain Bolt mindestens acht. Das Unternehmen Fatigue Science hat zu diesem Thema Aussagen von einigen der besten Athleten der Welt gesammelt. Usain Bolt (der schnellste Mann der Geschichte) hat gesagt: »Schlaf ist überaus wichtig für mich – ich muss ruhen und mich erholen, damit mein Körper das Training verarbeiten kann.« Diese Aussage unterstreicht perfekt die Tatsache, dass sich der Körper nicht allein vom Training verändert, sondern die Veränderungen von der Schlafqualität abhängen.

Wissenschaftler an der Stanford University haben die positiven Auswirkungen von Schlaf auf die sportliche Leistungsfähigkeit untersucht. Die Studienteilnehmer waren Mitglieder der Männerbasketballmannschaft der Universität. Die Ergebnisse waren schockierend. Nachdem man ihnen mehr Schlaf verordnet hatte (im Durchschnitt etwa achteinhalb Stunden), präsentierte der zertifizierte Schlafspezialist Michael J. Breus, PhD, folgende Resultate:

- Die Sportler rannten signifikant schneller und übertrafen ihre Bestzeiten um beinahe eine ganze Sekunde.
- Die Wurfqualität verbesserte sich dramatisch: Freiwürfe und Würfe von der Drei-Punkte-Linie waren um 9 % erfolgreicher.
- Die Sportler waren tagsüber weniger erschöpft und müde (und verbesserten damit auch ihre Reaktionszeiten).
- Sie berichteten von besserer Stimmung und insgesamt verbessertem Wohlbefinden (sowohl während des Trainings als auch während der Punktspiele).

Wenn man Höchstleistungen erbringen will, ist guter und ausreichender Schlaf ein absolutes Muss. Es ist ein Wettbewerbsvorteil, den wir alle nutzen können, wenn wir wollen und unsere Zeit sinnvoll einteilen. Wie gesagt, es geht nicht nur darum, mehr zu schlafen; es ist wichtig, klüger zu schlafen, und die folgenden Tipps werden Ihnen dabei helfen.

* *

POWERTIPP 1

Egal, ob Sie Ihre Trainingseinheit am Morgen oder am Nachmittag absolvieren wollen, versuchen Sie auf jeden Fall zusätzlich in der ersten Tageshälfte etwas Sport unterzubringen. Sie müssen nicht ins Fitnessstudio, um das natürliche Hormonhoch zu beflügeln, das für guten Schlaf in der Nacht sorgt. Sie können ein paar Minuten Gewichttraining machen, einen schnellen Spaziergang absolvieren, auf einem Minitrampolin hüpfen, Yoga, ein paar Schwünge mit der Kettlebell, Tabata oder was auch immer. Ein paar Minuten am Morgen stören nicht das Haupttraining später am Tag (wenn Sie zu dieser Zeit Sport treiben wollen). Wenn Sie bereits am Morgen eine ganze Trainingseinheit absolvieren wollen, dann tun Sie das. Die klinisch nachgewiesenen Vorteile von Bewegung am Morgen sollte man sich nicht entgehen lassen.

POWERTIPP 2

Blocken Sie sich bestimmte Zeiten im Kalender für das Training – entweder morgens oder am frühen Abend –, damit Sie das Beste für den Schlaf in der Nacht dabei herausholen. Wenn es Ihnen ernst damit ist, richtig gesund zu leben, dann terminieren Sie alles andere um Ihre Trainings- und Schlafzeiten herum.

POWERTIPP 3

Tun Sie etwas, das Ihnen Spaß macht! Der beste Sport ist der, den wir auch tatsächlich ausüben. Es ist schwer genug, zwischen unsere anderen Verpflichtungen auch noch das Training zu quetschen.

Da müssen wir es uns doch nicht erschweren, indem wir etwas tun, das wir nicht mögen.

Krafttraining ist nach allem, was wir bisher gelernt haben, offensichtlich sehr wichtig, doch wir können uns auf viele Arten bewegen und dabei Spaß haben. Nach ein paar Tagen Krafttraining (was grundlegend ist – und vielen macht es mittlerweile auch Spaß) planen Sie Aktivitäten ein, die Ihnen Freude bereiten. Vielleicht Basketball oder Tanzen, Yoga oder Pilates. Belohnen Sie sich damit. Sie haben ein Recht darauf, den Weg zu besserer Gesundheit zu genießen. Finden Sie etwas, das Ihnen gefällt, und tun Sie es oft.

POWERTIPP 4

Suchen Sie sich einen Übungs- oder Accountability-Partner. Statistiken zeigen, dass dadurch das Durchhaltevermögen bei einem Vorhaben drastisch gesteigert wird. Das Wichtigste dabei ist ein Mensch (oder mehrere), der an einen glaubt. Man sollte keine Unterstützung bei Menschen suchen, die an einem zweifeln oder einen entmutigen (selbst wenn das ungewollt geschieht). Wenn man Körper und Gesundheit verbessern will, ist vielleicht nicht jeder im direkten Umfeld eine Unterstützung. Daher sollte man den Kontakt zu Menschen suchen, die dasselbe Ziel haben. Ich empfehle dringend, sich meinen Podcast anzuhören (der mittlerweile in über hundertachtzig Ländern heruntergeladen wurde!), um zusätzliche Motivation, Informationen und anfeuernde Botschaften zu bekommen. Besuchen Sie themodelhealthshow.com oder abonnieren Sie *The Model Health Show* auf iTunes, Stitcher oder wo auch immer Sie Podcasts hören können. Sie können sich auch der Sleep-Smarter-Facebookgruppe (https://www.facebook.com/groups/sleepsmarterteam/?fref=ts) anschließen und dort hilfreiche Unterstützung finden.

Wenn Sie sich einen Accountability-Partner suchen wollen, sollte das niemand sein, der schon mal mit demselben Vorhaben wie Ihrem gekämpft hat. Wenn Sie Unterstützung dabei brauchen, um Ihren inneren Schweinehund zu überwinden und ins Fitnessstudio zu gehen, dann sollte Ihr Partner nicht dieselben Motivationsprobleme haben. Das wäre in etwa so, als würde man von jemandem kochen lernen wollen, der selbst von einer Mikrowelle überfordert ist. Suchen Sie sich stattdessen jemanden, der zumindest ein klein wenig besser ist auf dem Gebiet, auf dem Sie weiterkommen wollen, und vielleicht können Sie im Gegenzug ja andere Unterstützungsqualitäten bieten. Einer konstruktiven Trainings- und Motivationspartnerschaft dürfte dann nichts mehr im Weg stehen.

POWERTIPP 5

Sport beeinflusst den Schlaf, aber Schlaf beeinflusst auch den Sport. Im *Journal of Clinical Sleep Medicine* veröffentlichte Forschungsergebnisse zeigen, dass schlechter Schlaf zu weniger häufigen und kürzeren Trainingseinheiten am nächsten Tag führt. Man hat untersucht, ob körperliche Betätigung die Schlafqualität bei Insomnikern verbessert (was zutraf). Dabei wurde auch überraschend deutlich, dass nach einer Nacht mit schlechtem Schlaf die Motivation für Sport am nächsten Tag sehr viel geringer war. Erst nach Wochen des Durchhaltens hielten sich besserer Schlaf und konsequentes Training die Waage. Guter Schlaf ist ein essenzieller Bestandteil der generellen Motivation, das darf man nicht vergessen. Doch wenn man sich am Anfang ein wenig mehr zum Sport zwingen muss, dann tun Sie das auch. Irgendwann wird das nicht mehr nötig sein, denn die Vision von einem besseren Lebensgefühl wird dann Antrieb genug sein.

POWERTIPP 6

An mindestens zwei Tagen in der Woche sollten Sie Krafttraining einplanen. Konzentrieren Sie sich auf Grundübungen, die die meisten Muskeln trainieren. Ein wenig Planung und gesunder Menschenverstand sind eine gute Trainingsgrundlage. Wenn Sie mit Schlafproblemen kämpfen, empfehle ich kurze »Superset«-Trainingseinheiten von höchstens 30 Minuten. Sie können auch zwei solcher Übungsblöcke nacheinander absolvieren, wenn die Muskeln nicht konkurrieren, wie zum Beispiel Beine und Brust. Machen Sie acht bis zehn Wiederholungen Kniebeuge mit Gewichten und schließen Sie direkt daran acht bis zehn Wiederholungen von Pressen in Rückenlage an. Ruhen Sie sich danach aus, bis Sie sich vollständig erholt haben (bis zu zwei Minuten), dann wiederholen Sie die Übungen. Sie können die Intervalle variieren, doch das Verhältnis zueinander sollte bestehen bleiben. Das Trainingsprogramm so zu strukturieren hilft enorm bei Körperfettverlust und optimiert den Hormonhaushalt, um nachts besser zu schlafen.

12 GUTER SCHLAF – OHNE ELEKTRONISCHE FREUNDE

Mobiltelefone, Fernseher, PCs, Laptops, Tablets, Kindle-eBook-Reader und vieles mehr – viele Menschen haben ihr Schlafzimmer in eine Filiale eines Elektronikgroßmarktes verwandelt. Doch was bringt das für Gesundheitsrisiken mit sich? Und wie beeinflusst es unseren Schlaf?

Eine von Handyherstellern finanzierte Studie hat gezeigt, dass Menschen, die kurz vor dem Schlafengehen noch mit dem Mobiltelefon telefonierten, länger brauchten, bis sie in der Tiefschlafphase waren, und diese kürzer ausfiel als normal. Der Körper hatte also weniger Zeit, um sich zu regenerieren, die Immunfunktion war unterdrückt, ebenso wie die Hormonfunktion, und die Leistung am nächsten Tag war auch schlechter.

Wissenschaftler des Loughborough University Sleep Research Centre in Leicestershire, Großbritannien, haben den Einfluss von Handystrahlen auf das menschliche Gehirn untersucht. Dafür haben sie die Handys an den Köpfen der Studienteilnehmer befestigt und die Gehirnwellen über ein EEG aufgezeichnet, während die Telefone über einen Computer ein- und ausgeschaltet wurden. Dieses Experiment hat gezeigt, dass, nachdem das Telefon auf »Sprechen« geschaltet worden war (als ob man gerade ein Gespräch führt), die sogenannten Deltawellen im Gehirn über eine Stunde nach Ausschalten des Gerätes noch unterdrückt waren. Diese Deltawellen sind der verlässlichste Tiefschlafmarker. Ein großer Teil des Schlafs besteht aus dieser Phase, und Störungen wirken sich merkbar auf die Schlafeffizienz aus. Genau das haben die Wissenschaftler beobachtet. Als die Teilnehmer schlafen gehen durften, waren sie nach Ausschalten des Handys zweimal so lang wach. Beinahe eine ganze Stunde verging, bis sie im Tiefschlaf lagen und die Handystrahlung nicht mehr Katz und Maus mit den Hirnwellen gespielt hat.

Sie sollen sich auf keinen Fall von jeglicher Technologie fernhalten und ein Aluhütchen aufsetzen; der technische Fortschritt ist ein wertvoller Teil unseres Lebens. Doch man sollte sich der möglichen Probleme bewusst sein und kluge Strategien entwickeln, sich angemessen zu schützen. Es ist alarmierend, dass mindestens 50 % der Amerikaner [entspricht dem Prozentsatz in Deutschland. Anm. d. Red.] mit dem Mobiltelefon neben dem Bett schlafen. Viele reagieren nachts auf Benachrichtigungen (und stören damit unnötig ihren Schlafrhythmus). Noch mehr werden morgens als Erstes nach dem Aufwachen nach ihrem Handy greifen.

Unsere Aufmerksamkeit ist enorm wertvoll, und wie man seinen Tag beginnt und beendet, hat großen Einfluss auf das Leben. Wenn man morgens als Erstes Nachrichten und E-Mails auf dem Handy liest, stellt man die Prioritäten anderer Leute vor die eigenen. Man beschäftigt sich mehr mit den Bedürfnissen anderer Menschen, anstatt sich die Zeit zu nehmen, sich um sich selbst zu kümmern und sich auf die Ziele des Tages zu konzentrieren. Im Grunde sagt man: »Ich weiß, ich habe Dinge zu erledigen, aber ich widme mich ihnen lieber erst als Allerletztes, wenn ich gestresst bin, keine Energie und auch keine Zeit mehr habe.«

Das Handy als letzte Handlung des Tages neben das Bett zu legen ist ebenfalls ein sicherer Weg ins Scheitern. Die Gedanken kreisen um die letzte Interaktion mit dem Gerät und nicht um die eigenen Ziele. Wie wir in Kapitel 3 gehört haben, stimuliert das blaue Licht des Handydisplays das Gehirn, mehr »Tageshormone« auszuschütten, was wiederum die Produktion des Schlafhormons Melatonin verzögert und reduziert.

KREBSREZEPT

Wir haben ja bereits einige wichtige Gründe angesprochen, warum man das Handy nachts nicht im Schlafzimmer liegen lassen sollte, doch es geht noch sehr viel weiter. Alle elektronischen Geräte geben sowohl elektrische als auch magnetische Strahlen ab, die man EMF nennt, elektromagnetische Felder. Elektrische Felder können leicht durch Wände und andere Objekte abgeblockt werden, doch magnetische Felder dringen mit Leichtigkeit durch Wände, Gebäude und den menschlichen Körper. EMF verursachen Störungen in der Kommunikation unserer Zellen.

Sehen Sie sich diese zwei Worte an und nennen Sie den Unterschied:

EAT FAT

Wenn Sie ein scharfes Auge haben, dann bemerken Sie, dass der einzige Unterschied der unterste Querstrich des »E« ist. Eine kleine Linie, ein Stück Information bewirkt ein völlig anderes Ergebnis. Die Zellkommunikation im Körper funktioniert genauso. Wenn die falsche Information unter den bis zu 100 Billionen Zellen weitergegeben wird, können sich Autoimmunkrankheiten entwickeln, der Hormonhaushalt aus dem Gleichgewicht geraten und sogar Krebszellen entstehen. Die EMF unserer elektronischen Freunde werden neben diversen anderen schweren Krankheiten mit Leukämie, Gehirntumoren und Brustkrebs in Verbindung gebracht.

Und wie sieht es mit der Handystrahlung aus? Die Weltgesundheitsorganisation WHO hat Handystrahlung mittlerweile in die Gruppe 2B eingestuft, also »möglicherweise krebserregend«. Siegal Sadetzki, MD, MPH, ist Krebsspezialist an der Tel Aviv University in Israel und hat bei einer Anhörung im US-Senat ausgesagt, dass Mobiltelefone nachweislich zu Speicheldrüsentumoren beitragen können. Laut dem Bericht steigt das Risiko eines Ohrspeicheldrüsentumors auf der Seite des Kopfes, an die das Gerät beim Telefonieren gedrückt wird, folgendermaßen:

- um 34 %, wenn man regelmäßig mit dem Handy telefoniert und seit fünf Jahren ein solches Gerät benutzt;
- um 58 %, wenn man mehr als 5.500 Gespräche im Leben damit geführt hat;
- um 49 %, wenn man über 266,3 Stunden im Leben mit dem Handy telefoniert hat.

Immer noch nicht überzeugt?

Laut einer in der Zeitschrift *Radiation Protection Dosimetry* veröffentlichten Studie wird die Melatoninproduktion signifikant durch elektromagnetische Felder gestört. Die Autoren der Studie kamen zu dem Schluss, dass wir so wenig wie möglich selbst schwachen EMF ausgesetzt sein sollten. Wie wir bereits wissen, ist Melatonin nicht nur grundlegend für unseren Schlafrhythmus, sondern auch ein wichtiges Anti-Krebs-Hormon. Wenn wir ständig elektromagnetischen Feldern ausgesetzt sind, kann die Melatoninproduktion des Körpers gewaltig aus dem Gleichgewicht gebracht werden. Wir müssen uns bewusst werden, dass WLAN und diverse Formen von Radiowellen völlig neuartige Formen von Energie sind, mit denen wir Menschen herumspielen. Wir wissen, dass der menschliche Körper extrem leitfähig ist, und da wir erst seit so kurzer Zeit über diese Art von Technologie verfügen, kennen wir immer noch nicht die langfristigen Auswirkungen des riesigen WiFi-Schirms über unserer Welt.

Heute haben wir rund um die Uhr Zugang zu Technologie. Ich erinnere mich noch an eine Zeit ohne Handys, als man aus dem Haus ging und einfach nicht mehr erreichbar war. Freunde und Familie besuchten einen spontan, wenn sie in der Gegend waren, und wir freuten uns darüber. Heute hat beinahe jeder in der entwickelten Welt ein Mobiltelefon und trägt es die meiste Zeit bei sich. Es bietet ständigen Zugang zu den unendlichen Weiten des Internets, und die Menschen auf der Welt haben ständig Zugang zu einem selbst. Doch je verfügbarer wir sind, desto weniger enge Bindungen haben wir. Klar, man kann zu jeder Zeit von überall her Nachrichten schicken, aber wenn tatsächlich jemand an der Tür klingelt, fragt man sich eher, wer das zum Teufel wohl sein könnte. Oder man wird von Gästen gefragt, ob man noch jemanden erwartet, während man gleichzeitig verärgert versucht, unauffällig aus dem Fenster zu schauen, wer da vor der Tür steht. Schließlich ist es doch zwei Uhr nachmittags an einem normalen Dienstag, wer klingelt denn da einfach bei anderen Leuten?

Das mag jetzt zwar lustig klingen, und vielleicht haben Sie das auch schon einmal so erlebt, doch selbst Ihre Großmutter weiß mittlerweile, dass sie zuerst eine Nachricht schickt, bevor sie vorbeikommt. Und zwar ausreichend lange vorher, nicht erst wenn sie schon vor der Tür steht. Wenn man schon rund um die Uhr erreichbar ist, will man wenigstens früh genug vorgewarnt werden, wenn einen jemand sehen möchte.

Unser Vertrauen in Handys und andere Technik hat unser Verhältnis zueinander verändert, ebenso wie es das Verhältnis unserer Zellen zueinander verändert hat.

Bei Kindern sind die Auswirkungen noch viel stärker. Leider sind Kinder und Teenager den größten Risiken ausgesetzt, sowohl für Ohrspeicheldrüsentumore als auch Gehirntumore, da durch ihre dünneren Schädelknochen mehr Strahlung dringt. Die Strahlung kann das Gewebe bis tief ins Mittelhirn hinein schädigen, wo Tumore sehr viel tödlicher sind. Außerdem reproduzieren sich die Zellen von Kindern schneller, weshalb sie empfänglicher für aggressives Tumorwachstum sind. Am problematischsten ist jedoch, dass Kinder heutzutage so früh damit in Berührung kommen und die Strahlung sie ein Leben lang begleiten wird. Viele Erwachsene können sich noch deutlich an eine Zeit ohne Handys erinnern, wohingegen die jüngeren Generationen von Geburt an davon umgeben sind. Laut Lennart Hardell, MD, PhD, Professor am Department für Onkologie am Universitätskrankenhaus Örebro in Schweden, leiden Menschen, die bereits als Teenager viel Kontakt mit einem Handy haben, als junge Erwachsene vier bis fünf Mal häufiger an einem Gehirntumor.

ELEKTRONISCHER TEDDY

Die Moral von der Geschichte ist: Tragen Sie Handys nicht unnötig am Körper, und vermitteln Sie das auch den jungen Menschen in Ihrem Leben. Wenn man schon die beängstigenden Folgen kennt – warum sollte man das Gerät dann in der Nacht neben sich liegen haben?

Menschen klammern sich an ihre elektronischen Spielzeuge, als seien es ihre besten Freunde. Sie benehmen sich, als würden sie auf der Stelle tot umfallen, wenn das Handy mal nicht in Greifweite ist. Vertrauen Sie mir, Sie werden es überleben – und wenn Sie hier jetzt nicht aufmerksam zuhören, dann wird der Rest Ihres Lebens nicht sehr angenehm sein. Schaffen Sie die Elektronik aus dem Schlafzimmer, wenn Ihnen Ihr Schlaf wichtig ist! Wenn Ihnen Ihre Gesundheit wichtig ist, ein Leben ohne chronische Krankheit, dann raus mit dem Technikkram! Fernseher, Laptops, Handys – all diese Geräte geben Strahlung ab, die den Schlaf stören. Unterhaltung soll auf andere Bereiche in der Wohnung beschränkt sein, das Schlafzimmer ist Schlaf und Sex vorbehalten.

Diverse Studien haben nachgewiesen, dass der Schlafzyklus unterbrochen wird, wenn man vor dem Zubettgehen fernsieht. Im Bett sitzen und fernsehen klingt nicht besonders anstrengend, doch dabei explodieren Teile des Gehirns wie ein Feuerwerk. Gehirn und Körper werden einem Stressor ausgesetzt, vor allem wenn man sich eigentlich vor dem Einschlafen entspannen sollte. Untersuchungen haben gezeigt, dass Kinder, die einen eigenen Fernsehapparat im Zimmer haben, schlechter bei Prüfungen in der Schule abschneiden und eher zu Schlafproblemen neigen. Außerdem steigt das Risiko für Fettleibigkeit.

Wie sieht es bei Mama und Papa aus? Eine aktuelle Studie hat das Sexleben von 523 italienischen Paaren erforscht und herausgefunden, dass die Paare ohne Fernseher im Schlafzimmer etwa doppelt so viel Sex hatten wie die Paare mit Fernseher (an dieser Stelle schlagen sich jetzt bestimmt einige Leser die Hand vor die Stirn und schaffen schnellstens den Fernseher aus dem Schlafzimmer). Auf der anderen Seite haben Menschen mit Fernseher im Schlafzimmer generell 50 % weniger Sex, und laut der Studie ist die Abnahme ab 50 Jahren noch signifikanter, wenn ein Fernseher im Schlafzimmer steht. Mehr und besserer Sex sollte für die meisten Menschen Anreiz genug sein. Ich wette, wenn die Welt erst einmal diese Tatsachen für sich entdeckt, wird in kaum einem Schlafzimmer noch ein Fernsehapparat stehen. Und wenn man irgendwo einen sieht, wird man es schier nicht glauben können, dass tatsächlich noch jemand im Bett fernsieht.

Und wo wir gerade bei der Kombination Sex und elektronische Geräte sind … eine in der Zeitschrift *Fertility and Sterility* veröffentlichte Studie hat gezeigt, dass vier Stunden Arbeit an einem Laptop mit WLAN-Verbindung zu einer merkbaren Abnahme der Spermienmotilität sowie einer gesteigerten Spermien-DNS-Fragmentierung geführt haben. Sexuelle Gesundheit und avancierte Technik vertragen sich nicht besonders gut (außer man ist ein Roboter aus der Zukunft. In diesem Fall: Einfach weitermachen!). Viele Dinge, die für uns mittlerweile selbstverständlich sind, können einen viel stärkeren Einfluss ausüben als angenommen.

Elektronische Geräte im Schlafzimmer sind wie ein Mordanschlag auf Schlaf und Körper. Unternehmen Sie jetzt etwas dagegen, aus Respekt vor Ihrem Körper, und räumen Sie die ganzen Spielzeuge aus dem Schlafzimmer. Schaffen Sie eine Umgebung, in der Sie den bestmöglichen Schlaf finden.

* *

POWERTIPP 1

Viele Menschen benutzen ihr Handy wie ein Schweizer Taschenmesser und ersetzen damit viele andere Geräte, vor allem den Wecker. Schaffen Sie sich einen richtigen Wecker an, damit Sie gar nicht erst in Versuchung geraten, das Handy neben das Bett zu legen. Dafür eignet sich ein Digitalgerät – wie ich es in Kapitel 10 empfehle –, das heruntergedimmt werden kann. Natürlich können

Sie auch einen ganz normalen Wecker benutzen oder den Hahn der Nachbarn. Nur lassen Sie die Finger vom Handy, wenn es nicht zwingend sein muss.

POWERTIPP 2

Man hört ja beinahe schon zu oft, wie wichtig Kommunikation in einer Beziehung ist. Doch Kommunikation ist der Schlüssel für jede Art erfolgreicher Beziehung. Wenn Sie den Fernseher aus dem Schlafzimmer verbannen möchten, aber fürchten, dass Ihre Partnerin/Ihr Partner etwas dagegen hat, dann erklären Sie ihr/ihm, warum es Ihnen wichtig ist, und fragen Sie, ob man es nicht wenigstens versuchen könne, da Sie sie/ihn doch respektierten und wollten, dass sie/er ebenfalls glücklich sei. Sie sind wahrscheinlich überrascht, was ein wenig Extraliebe und Kommunikation bewirken können (eine Ausgabe dieses Buches kann auch nicht schaden).

POWERTIPP 3

Es wird empfohlen, dass Geräte wie Fernseher, Stereoanlagen, Klimaanlagen, Computer und Kühlschränke nachts mindestens zwei Meter vom Bett entfernt stehen sollen (also auch zwei Meter in die Höhe!). Wenn Sie Ihr Bett so positionieren können, dass die empfohlene Entfernung eingehalten werden kann, ist das großartig. Manchmal gelten mildernde Umstände, aber versuchen Sie Ihr Bestes.

Auch die Matratze kann ein Problem sein. In der Zeitschrift *Scientific American* veröffentlichte Forschungsergebnisse besagen, dass »in den Vereinigten Staaten Bettrahmen und Matratzenfedern aus Metall gefertigt werden. Die Länge eines Bettes ist genau die Hälfte der Wellenlänge von Radio- und Fernsehübertragungen seit den späten 1940-Jahren. Strahlung umgibt unseren Körper, sodass das Feld 75 Zentimeter über der Matratze in unseren Körpern am stärksten ist. Wenn man auf der rechten Seite schläft, ist daher die linke Körperseite der Feldstärke doppelt so stark ausgesetzt im Vergleich zu dem, was die rechte Körperhälfte absorbiert.« Unsere Matratzen können also Leiter von elektromagnetischen Feldern sein. Das ist nicht schön, aber auch kein Grund zur Panik. In Kapitel 15 beschäftigen wir uns näher mit dem Thema Matratzen, doch wenn Sie mit Ihrem Bett an sich zufrieden sind, besorgen Sie sich abschirmende Bettwäsche. Diese Stoffe haben eine abschirmende Wirkung von 99,7 %.

POWERTIPP 4

Wenn Sie den Verdacht haben, dass sich das heimische WLAN störend auf Ihren Schlaf auswirken könnte, dann schalten Sie es nachts einfach aus. Die Biomechanikerin und Bestsellerautorin Katy Bowman benutzt einen einfachen Timer dafür, den man an der Steckdose, an der man den Router einsteckt, installiert und ihn so einstellt, dass er während Ihrer Schlafenszeit den Strom unterbricht.

POWERTIPP 5

Ich weiß, das klingt jetzt vielleicht verrückt, aber alles wird gut, solange Ihr Telefon in der Nacht in einem anderen Raum liegt. Mit 99,99 prozentiger Wahrscheinlichkeit werden Sie nichts Wichtiges verpassen. Doch Ihre Schlafqualität wird sich radikal verbessern, wenn Sie nicht von den Benachrichtigungen und den Strahlen des Handys gestört werden. Versuchen Sie es eine Woche lang, und wenn in dieser Zeit die Welt untergeht, während Sie friedlich schlafen, dann rufe ich Sie am nächsten Tag an und erzähle es Ihnen.

13 AUF NIMMERWIEDERSEHEN, LIEBE ZUSATZKILOS

Eines der Probleme, die bei der Verbesserung des Schlafs am meisten übersehen werden, ist zu viel Körperfett. Übergewicht bereitet den inneren Organen und dem Nervensystem immensen Stress und stört das Hormonsystem wie kaum etwas anderes. Das Hormonsystem des Körpers ist verantwortlich für die Produktion von Hormonen wie Melatonin, Oxytocin und Cortisol, die bekanntlich bedeutende Rollen für unser Schlafverhalten spielen.

Was für Auswirkungen hat Übergewicht zum Beispiel auf Cortisol? Forschungsergebnisse der Deakin University in Australien zeigen, dass Übergewichtige nach einer Mahlzeit dramatisch höhere Mengen des Stresshormons Cortisol produzierten. Menschen mit Normalgewicht wiesen einen fünfprozentigen Anstieg des Cortisolspiegels nach einer Mahlzeit auf, wohingegen Übergewichtige und Fettleibige einen Anstieg um ganze 51 % zeigten! Diese hohen Cortisolspiegel führen zu höherem Blutzucker, geringerer Insulinempfindlichkeit und höheren Entzündungswerten. Das größte Problem ist, dass Cortisol alles andere als ein Schlafhormon ist. Ein höheres Level des Stresshormons im Köper wird nachhaltig normale Funktionen schädigen, egal zu welcher Tageszeit man etwas isst.

Es ist beängstigend, wenn bei jeder Mahlzeit die Stresshormone im Körper durch die Decke schießen. Dies ist einer der wichtigsten Gründe, um abzunehmen, denn das zusätzliche Gewicht bringt einen langsam um. In dieser Hinsicht stimmt die alte Weisheit, dass man spätabends nichts mehr essen darf, wenn man abnehmen will. Doch nicht das späte Essen an sich ist das Problem. Erst wenn wir bereits übergewichtig sind, spielt es eine Rolle. Ich muss es wissen – ich habe die Erfahrung schließlich am eigenen Leib gemacht.

SPÄT ESSEN UND TROTZDEM SCHLANK SEIN

Ich habe das eine oder andere Gen für Fettleibigkeit. Nahezu alle in meiner Familie bewegten sich in meiner Kindheit jenseits der hundert Kilo, und das war das horizontale Gewicht, nicht das vertikale. Eine Zeit lang sah ich an mir selbst, was meine Fettgene mit mir machten. Als ich mit meinem Rücken zu kämpfen hatte, war mein Körper schwabbelig, schmerzte und war geradezu gelähmt vor Energiemangel. Alles war unglaublich anstrengend. Doch dann änderte sich alles. Ich habe meine Fett-Gene abgeschüttelt und mir ein paar andere besorgt, die besser passten. Ich habe meinen Körperfettanteil von fast 20 % auf unter 7 % verringert. Es war verrückt, wie leicht alles ging, als alles erst einmal am Laufen war, doch der Schlüssel war eindeutig: überhaupt erst einmal anzufangen.

Als ich schon echte Nahrung zu mir nahm, mich jeden Tag bewegte und wie ein Baby schlief, aß ich immer noch jeden Tag etwa um zehn Uhr abends, bevor ich ins Bett ging. Seltsamerweise war ich niemals so schlank und gesund gewesen wie zu dieser Zeit. Spätes Essen ist also nicht kontraproduktiv zum Abnehmen oder dass der Körper es nicht mehr »verbrennen« kann oder was auch immer. Die Hormonfunktion im Körper ist am wichtigsten, und wenn diese im Gleichgewicht ist, ist es auch Ihr Leben.

WAS GENAU SIND DENN NUN EIGENTLICH HORMONE?

Hormone sind chemische Botenstoffe, die Informationen an die Zellen im Körper weitertransportieren. Auch hier gilt das, was wir in Kapitel 12 besprachen: Fehlt nur ein kleines Stück Information oder ist beschädigt, kann das zu einem völlig anderen Ergebnis führen. Es ist wie bei dem Spiel »Stille Post«, bei dem die ursprüngliche Botschaft beim zehnten Mitspieler völlig verändert ankommt. Aus »Ich kann es gar nicht erwarten, heute Abend schlafen zu gehen« wird dann schon mal »Ich kann es nicht erwarten, mit Schafen essen zu gehen«.

Auch wenn das Schäfchenzählen als Synonym für Einschlafversuche gilt, geht man normalerweise nicht mit ihnen essen, und so war es ja auch nicht gemeint. Parallel dazu tut der Körper vielleicht Dinge, die gar nicht so gemeint waren, aber durch von den Hormonen falsch übertragene Botschaften kommt es trotzdem dazu. Das große Geheimnis, das Sie von jetzt ab verinnerlichen müssen, ist, dass Sie einen immensen Einfluss darauf haben, was Ihre Hormone in jeder Sekunde Ihres Lebens tun.

Mit dem Alter verändern sich auch die Hormone im Körper. Das gehört zum Leben. Doch was wir als normalen Alterungsprozess und normale Gesundheit akzeptieren, ist alles andere als das. Mit unseren Entscheidungen unterstützen wir entweder eine normale Hormonfunktion oder wir arbeiten dagegen. Wir müssen Nahrungsmittel zu uns nehmen, die gut für den Hormonhaushalt sind; Sport treiben, der gut für die Hormone ist, und unsere Schlafqualität verbessern, da Schlaf einer der wichtigsten Faktoren für ein reibungsloses Zusammenspiel der Hormone ist.

Mein Übergewicht hat ganz sicher zu meinen Schlafproblemen beigetragen. Ich weiß das aufgrund meiner eigenen Erfahrung, die allerdings auch von Forschungen belegt wird. Wissenschaftler an der Johns Hopkins University School of Medicine haben eine Studie durchgeführt, deren Teilnehmer bekannte Schlafprobleme hatten (Schlafapnoe, Erschöpfung tagsüber, Schlaflosigkeit und ruheloser Schlaf mit Unterbrechungen). Die Hälfte der Teilnehmer unterzog sich einer Diät mit überwachter sportlicher Betätigung. Die andere Hälfte absolvierte nur die Diät. Nach sechs Monaten hatten die Teilnehmer beider Gruppen etwa fünfzehn Pfund abgenommen und ihr Bauchfett um 15 % reduziert. Die Schlafqualität hatte sich bei jeder Gruppe um etwa 20 % verbessert, wobei das reduzierte Bauchfett der beste Indikator für besseren Schlaf ist. Diese Studie hat auch gezeigt, dass selbst ohne die weitreichenden Vorteile von Sport eine einfache Diät große Auswirkungen haben kann.

IN FINSTERER NACHT

Eines der offensichtlicheren Probleme, die Übergewicht beim Schlafen verursachen kann, ist Schlafapnoe. Hierbei setzt die Atmung während des Schlafs öfter aus oder wird unregelmäßig. Jede Apnoe – eine Atemunterbrechung – kann von zehn Sekunden bis zu mehreren Minuten dauern und zwischen fünf- und dreißigmal oder mehr in der Stunde eintreten. Die Folge davon sind unnormaler Blutdruck, unterdrückte Gehirnfunktionen und viele andere Nebenwirkungen.

Margaret Moline, PhD, Neurowissenschaftlerin und Schlafproblemforscherin, sagt: »Wenn ein Mensch Gewicht zulegt, vor allem am Brustkorb und in der Halsgegend, steigt wegen der eingeschränkten Atemfunktionen das Risiko schlafbezogener Atmungsstörungen.« Zurzeit leiden mehr als achtzehn Millionen Amerikaner unter Schlafapnoe [In Deutschland sind es 4–6 % der erwachsenen Bevölkerung. Anm. d. Red.], und einige Millionen mehr haben wegen ihres Übergewichts ernsthafte Organ- und Atemprobleme. Eine der gängigen Behandlungsmöglichkeiten für Schlafapnoe ist, sich über Nacht an eine Maschine namens CPAP anzuschließen, die die Atmung unterstützt. Diese Geräte können für manche Menschen kurzfristig absolut lebensverändernd sein, doch durch die verbesserte Schlafqualität und damit größere Energie sollten sie vor allem ein Katalysator sein, um die tatsächlichen Probleme anzugehen. Außerdem sieht man mit einigen dieser CPAP-Geräte aus wie Bane aus *The Dark Knight Rises*. Wenn man auf diesen Look steht, ist das super, aber das Liebesleben könnte darunter leiden.

Die wahre Lösung ist nicht, die Symptome zu behandeln, sondern den darunterliegenden Grund für die meisten Schlafapnoen anzugehen. Das überschüssige Gewicht loszuwerden ist der Schlüssel. Dieses Thema beschäftigt jedes Jahr weltweit viele Millionen Menschen. Gute Menschen, kluge Menschen, zielstrebige Menschen, egal wen. Doch wenn man einem zielstrebigen Menschen die falsche Karte gibt, wird er sehr wahrscheinlich am falschen Ort landen. Das ist meiner Meinung nach das Schwierigste beim Abnehmen – es gibt kaum ehrliche, sichere und effektive Informationen darüber. Die Abnehmindustrie ist ein Multimilliardenunternehmen, das davon lebt, dass viele Menschen verzweifelt alles Mögliche ausprobieren, um abzunehmen. Mit den veralteten Methoden vieler Gesundheitsgurus verliert ein Großteil der Menschen zwar zuerst an Gewicht – mit viel harter Arbeit –, nimmt dann aber oft alles wieder zu und sogar meist noch mehr als zuvor.

Wenn Ihnen das bekannt vorkommt, dann brechen Sie jetzt

aus dem Kreislauf aus. Ich werde es Ihnen so leicht erklären, dass Sie wahrscheinlich alles für selbstverständlich halten. Meine Methode funktioniert, schließlich habe ich Menschen dabei geholfen, insgesamt Tausende Pfund abzunehmen und ihr Gewicht langfristig zu halten. Doch Sie müssen sich dafür entscheiden.

DIE FAKTEN

Wenn Sie durch geringere Kalorienzufuhr abnehmen wollen, dann können Sie sich gleich größere Klamotten kaufen. Forschungen zeigen, dass bis zu 70 % des Gewichts, das man durch klassisches Drosseln der Kalorien abnimmt, in Wahrheit nur der Verlust von Muskelgewebe ist. Wie schon in Kapitel 11 gesagt, sind die Muskeln die Fettverbrenner des Körpers, und wenn diese durch eine Diät verschwinden, behindert man den Stoffwechsel und stellt die Weichen für die zukünftige Gewichtszunahme.

Das Problem ist, dass viele Menschen unter Gewichtsabnahme weniger Kilos auf der Waage verstehen, nicht den Verlust von Körperfett. Um genau zu sein, will man nicht Gewicht verlieren, sondern Fett. Und hier spielen die Hormone die größte Rolle. Man muss den Körper stimulieren, Hormone auszuschütten, die eingelagertes Körperfett als Brennstoff verwenden – so einfach ist das. Und wie machen wir das? Als Erstes muss einem klar werden, dass man entweder Fett verbrennt oder einlagert – dazwischen gibt es nichts. (Das klingt sehr nach Zen, nicht wahr?) Wenn man ständig Hormone aktiviert, die Fett einlagern, dann hat man schon verloren, egal wie akribisch man Kalorien zählt.

Insulin ist hauptsächlich für die Speicherung von Fett verantwortlich. Man denkt zuerst nur im Zusammenhang mit Diabetes daran, doch es ist eines der wichtigsten Hormone für unser Überleben (und kann uns ganz schön fett werden lassen, wenn wir nicht wissen, wie wir es in Schach halten). Jetzt kommt der leichte Teil. Insulin reagiert vor allem auf Kohlenhydrate. Dazu gehören stärkehaltige Lebensmittel wie Brot, Pasta und Kartoffeln, Nahrungsmittel mit raffiniertem Zucker wie Kuchen, Bonbons und Limonade und selbst gesündere Kohlenhydrate wie frisches Obst. Dem Körper ist das egal. Diese Kohlenhydrate landen im Magen, und der Insulinspiegel steigt. Natürlich ist eine Orange besser als ein Orangensorbet, da sie noch gesunde Vitamine und Mineralstoffe enthält, doch die Kohlenhydrate enden trotzdem als Glukose im Blut.

Um den Körper zur Fettverbrennung anzuregen, sollte man sich auf die anderen zwei Hauptnährstoffgruppen Proteine und Fett konzentrieren. Gemäß einer im *Journal of Nutrition* veröffentlichten Studie hat eine erhöhte Proteinzufuhr zu stärkerem Gewichtsverlust und verbesserten Blutfettwerten geführt. Eine im *New England Journal of Medicine* veröffentlichte Studie hat 132 Teilnehmer (von denen viele unter dem metabolischen Syndrom oder Typ-2-Diabetes litten) für sechs Monate in eine Low-Carb- sowie eine Low-Fat-Gruppe eingeteilt. Die Low-Carb-Gruppe hat im Durchschnitt 12,8 Pfund abgenommen, die Low-Fat-Gruppe dagegen nur 4,2 Pfund. Die Gruppe, die sich mit weniger Kohlenhydraten und mehr Fett ernährte, hatte dreimal mehr Gewicht verloren!

Man muss sich nicht zwingend low-carb ernähren, wichtig ist ein besseres Verhältnis der drei Hauptnährstoffgruppen untereinander in Kombination mit dem persönlichen Stoffwechsel. Klingt einfach, oder? Warum befolgt es dann so gut wie keiner?

Ich war an der Front, saß in den Ernährungskursen an der Uni, in denen einem die Professoren ständig vorbeteten, dass wir weniger Fett zu uns nehmen sollten und mehr Kohlenhydrate, um gesund zu bleiben und unser Gewicht zu halten. Sie haben richtig gehört. Die Professoren erzählten mir, ich solle meinen Kunden das genaue Gegenteil dessen empfehlen, was tatsächlich Wirkung zeigt. Nebenbei bemerkt: Meine Dozenten waren alle übergewichtig, ebenso wie viele andere im Gesundheitswesen Beschäftigte, mit denen ich gearbeitet habe. Ich will diese Menschen überhaupt nicht herabqualifizieren, sie sind klug und nett, und sie haben selbst die falschen Dinge gelernt. Und wenn man einem klugen Menschen etwas Falsches beibringt, wird er es letztendlich in Perfektion beherrschen.

Die Informationen zum Thema Gesundheit und Ernährung heutzutage sind ein Kapitel für sich. Wichtiger ist aber im Moment, dass Sie die besseren Informationen bekommen und diese auch sofort umsetzen können.

Mit der Nahrung aufgenommene Fette sind wichtig für die normale Funktion des Gehirns, des Zentralnervensystems und des Hormonsystems. Wegen ihrer Bezeichnung haben Fette leider einen schlechten Ruf. Mittlerweile ist die Auffassung weitverbreitet, dass der Verzehr von Fett gleichbedeutend mit Hüftringen ist. Das ist aber dasselbe, als würde man denken, nach einer Schale Blaubeeren wäre man plötzlich blau. Bei den Schlümpfen mag das vielleicht zutreffen, beim Menschen aber nun wirklich nicht. Ein besseres Wort für mit der Nahrung aufgenommene Fette wäre sicher »Energie«.

Die größte Menge an Fett findet sich in den Nervenmembranen, vor allem im Gehirn selbst. Das Gehirn ist also quasi kugelrund vor Fett! Fette sind wie eine Isolierschicht auf den Nervenfasern. Dazu gehört auch das Myelin, das die schnell leitenden Nervenfasern im Gehirn umgibt, die es einem ermöglichen, Aktivitäten schneller auszuführen. Proteine, Kohlenhydrate und Energie (statt Fett) wären ein viel besserer Slogan, um die Wichtigkeit von gesunden Fetten zu betonen.

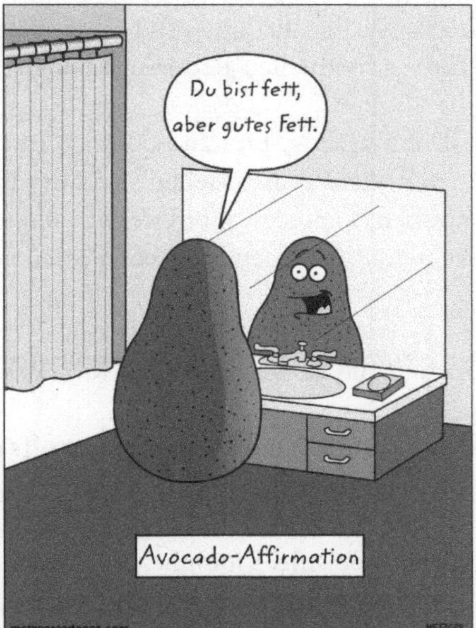
Du bist fett,
aber gutes Fett.
Avocado-Affirmation
metzgercartoons.com
METZGER

Wenn man abnehmen möchte und größere Mengen Protein und gesunde Fette zu sich nimmt, stimuliert man die Bauchspeicheldrüse, mehr *Glucagon* anstatt Insulin auszuschütten.

Glucagon aktiviert das Aufbrechen der gelagerten Fettsäuren in Brennstoff und ist beim Abnehmen unentbehrlich.

Ich will mich hier so gut wie möglich auf das Thema »Schlaf« konzentrieren, weshalb ich an diesem Punkt nicht weiter in die Tiefe gehe. Wenn Sie schon lange Gewichtsprobleme haben oder einfach schlanker und gesünder werden wollen, dann empfehle ich Ihnen, sich mein Programm »The Fat Loss Code« anzusehen (www.TheFatLossCode.com). Es handelt sich dabei um ein ausführliches sechswöchiges Trainingsprogramm inklusive Ernährungs- und Sportratschlägen, das auf Sie und Ihre individuellen Bedürfnisse angepasst werden kann.

Wir sind alle einzigartig. Das zu erkennen ist unerlässlich, um gezielt nach den individuellen Voraussetzungen abnehmen zu können. Dennoch gibt es einige allgemeingültige Dinge zu beachten, die für den Menschen essenziell sind.

DAS GEHEIMNIS DER MIKRONÄHRSTOFFE

Heutzutage wird so viel über die Hauptnährstoffe gesprochen, die wir zu uns nehmen sollen, um fit zu sein, dass dabei die großartigen Mikronährstoffe oft übersehen werden. Mikronährstoffe sind zum Beispiel Vitamine, Mineralien, Spurenelemente, Phytonährstoffe und Enzyme, mit denen unser Körper auf höchstem Level funktionieren kann. Einfache Defizite wie ein Magnesiummangel können schon zu Fressattacken führen, egal auf welche Hauptnährstoffgruppe man sich konzentriert. Mikronährstoffe sind ebenfalls wichtig für eine gesunde Hormonfunktion, und wie wir ja bereits wissen, spielen Hormone beim Fettabbau eine entscheidende Rolle. Wenn der Körper mehr mikronährstoffreiche Kost bekommt, schüttet er mehr *Leptin* (das »Sattheitshormon«) aus, man wird dadurch gesünder und befindet sich mehr im Gleichgewicht. Das ist das genaue Gegenteil der meisten Diäten, die die Kalorienaufnahme beschränken und den Verzehr von Diätprodukten mit wenig Mikronährstoffen propagieren – wie Pulvershakes, Riegel und kalorienreduzierte abgepackte Snacks.

Es spielt keine Rolle, ob die Packung »gesunder« Industriekekse nur zweihundert Kalorien hat. Was für eine Qualität haben diese Kalorien und was für Auswirkungen auf den Hormonhaushalt? Ich werde es Ihnen sagen: Sie treten Ihren Hormonen in die Eier. Und woher bekomme ich die ganzen Mikronährstoffe? Ganz einfach: indem man richtiges Essen zu sich nimmt! Ich habe Ihnen doch gesagt, ich erkläre es ganz simpel, nicht wahr? Aber woher weiß man, was echtes Essen ist und was nicht? Dazu habe ich eine kleine Liste erstellt:

- Wenn man nicht weiß, woher etwas kommt, dann ist es wohl kein echtes Essen. (Das heißt, ein Bagel hat keine Ähnlichkeit mit einer Weizenähre.)
- Wenn man es durch ein Drive-Thru-Fenster bekommt, ist es wohl kein echtes Essen.
- Wenn es mehr als vier oder fünf Zutaten hat, dann ist es wohl kein echtes Essen.
- Wenn es überhaupt eine Zutatenliste hat, dann ist es wohl kein echtes Essen.
- Wenn es ein Maskottchen hat oder man zu seinem Essen noch ein Spielzeug bekommt, dann ist es wohl kein echtes Essen.

Kurz gesagt: Für seinen Wunschkörper muss man wieder zur Natur zurückkehren. Der Körper und seine Gene erwarten geradezu, dass sie bestimmte Dinge bekommen. Wenn man sich durch echtes Essen und kluges Training umprogrammiert hat, gibt es keine Grenze mehr nach oben.

ICH WEISS, DU BIST ES, ABER BIN ICH ES AUCH?

Übergewicht oder Fettleibigkeit ist ein zweischneidiges Schwert. Übergewicht kann Schlafprobleme verursachen, aber andererseits können Schlafprobleme auch zu Übergewicht beitragen. Eine Studie der Stanford University hat gezeigt, dass Menschen mit Schlafmangel signifikant niedrigere Leptinwerte im Blut hatten. Das Hormon Leptin sorgt für ein Sattheitsgefühl und spielt daher eine wichtige Rolle bei der Appetitregulierung. Wenn man müde ist oder zu wenig geschlafen hat, kann man Junkfood nur schwer widerstehen, auch wenn man weiß, wie ungesund es ist.

Wenn wir körperlich und geistig erschöpft sind, sucht das Gehirn nach Extrakalorien, um den Betrieb aufrechterhalten zu können. Es weiß, dass es diese Kalorien rasch in Chips, Keksen, Eis und anderem Kinderessen findet, dem auch Er-

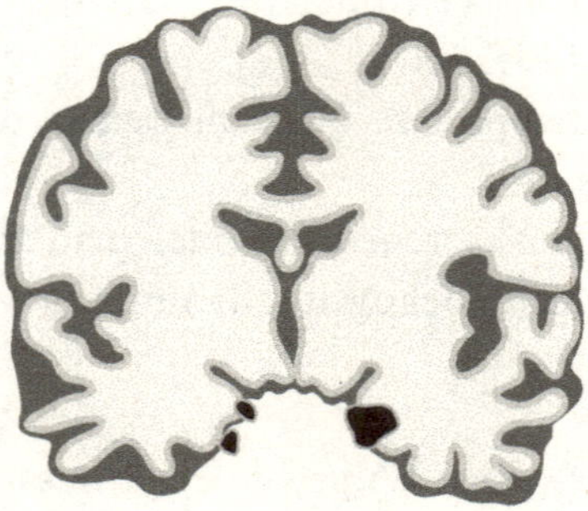

Abb.: Übermüdetes Gehirn mit stärkerer Aktivität in der Amygdala

wachsene dann nicht mehr widerstehen können. Hier geht es nicht mehr um Willenskraft, sondern um das pure Überleben, denn es steckt noch mehr dahinter. Wissenschaftler haben herausgefunden, dass Schlafmangel die »höhergradigen« Funktionen des Gehirns reduziert und dominante Antworten aus den primitiven Bereichen des Gehirns provoziert. Gehirnabbildende Verfahren, die für eine Studie an der University of California, Berkeley, durchgeführt wurden, zeigten bei Schlafmangel eine stärkere Aktivität in der Amygdala – ein Bereich, in dem das Signal zum Essen gegeben wird. Die Amygdala ist ein sehr emotionaler, reaktiver, auf das Überleben konzentrierter Teil des Gehirns. So entsteht das Gefühl, hungrig zu sein (müde und hungrig). Die Studienteilnehmer aßen dann auch tatsächlich ungesündere Dinge. Wenn man das mit der verringerten Aktivität im Frontal- und Inselcortex in Verbindung bringt – den Teilen des Gehirns, die für das Einschätzungsvermögen, Selbstkontrolle und rationale Entscheidungen zuständig sind –, hat man ein bombensicheres Rezept für innere Kämpfe und Versagen.

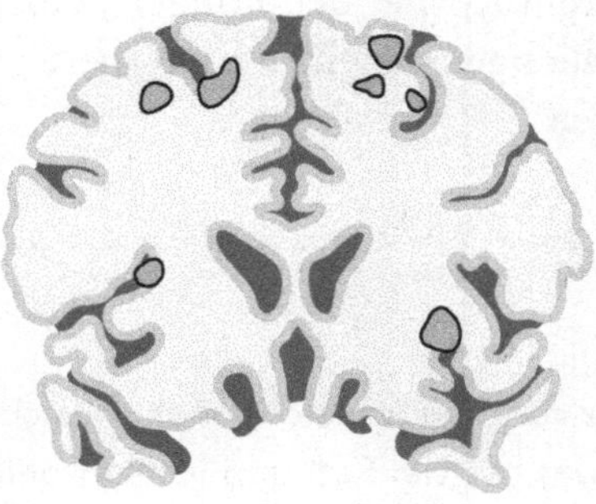

Abb.: Übermüdetes Gehirn mit geringerer Aktivität im Frontal- und Inselcortex

Sie sehen, es geht oft gar nicht um die reine Willenskraft. So viele großartige und starke Menschen scheitern an der Gewichtsabnahme, weil sie unbewusst gegen sich arbeiten. Wenn man zu wenig geschlafen hat, kapert der innere Hulk das Gehirn, und man kann genau dem nicht widerstehen, was man doch unter gar keinen Umständen tun wollte. Man ist hungrig, und so jemandem kommt man besser nicht in die Quere. Ist man also selbst an den fehlgeschlagenen Diäten schuld? Nun, es ist kein Fehlschlag, bis man sich dafür entschuldigt. Und es ist auch nicht wichtig, ob man selbst daran schuld war, wenn man es nicht besser wusste. Doch jetzt verfügen Sie über die entscheidenden Informationen, Ihren Körper nachhaltig zu verändern, und können die Voraussetzungen zu Ihrem Vorteil nutzen, um zukünftiges Scheitern von Anfang an zu vermeiden.

Eve Van Cauter, PhD, Professorin für Medizin an der University of Chicago, nennt Schlafmangel den »Königsweg zur Fettleibigkeit«. Das bestätigt unser bisheriges Wissen, dass Schlafmangel die Insulinempfindlichkeit steigert, den Hormonzyklus unterbricht und die Gehirnfunktion unterdrückt. Wir müssen daher aufhören mit den ganzen Entschuldigungen und unserem Körper den nötigen Schlaf zugestehen, um endlich überflüssiges Gewicht zu verlieren und rundum gesund zu werden.

* *

POWERTIPP 1

Wenn man kurz vor dem Schlafengehen wirklich noch etwas essen muss, dann etwas mit viel Fett und wenig Kohlenhydraten, damit der Blutzucker stabil bleibt. Wenn man dagegen etwas mit hohem Kohlenhydratgehalt isst, wird der Blutzucker in die Höhe schießen, und der darauffolgende Absturz kann einen später aus dem Schlaf reißen. Darum gibt es in unserer Gesellschaft auch den beliebten »Mitternachtssnack«. Aber wofür sollte denn das Licht im Kühlschrank sonst gut sein, nicht wahr?

Wenn man tief und fest schlafen möchte, ist eine Mahlzeit kurz vorm Schlafengehen wirklich ungeschickt (vor allem wenn man übergewichtig ist und der Cortisolspiegel viel höher steigt). Geben Sie Ihrem Körper neunzig Minuten (oder lieber noch mehr) zwischen Essen und Bett. Dies trifft vor allem zu, wenn man Kohlenhydrate zu sich nimmt, denn wenn die Hypoglykämie im Schlaf eintritt, wird sie einen sehr wahrscheinlich aus der Tiefschlafphase reißen und eine Rückkehr erschweren.

Wie schon gesagt, Kohlenhydrate per se sind nicht schlecht, man muss nur sehr genau auf den richtigen Zeitpunkt achten, wann man sie zu sich nimmt. Laut einer im *American Journal of Clinical Nutrition* veröffentlichten Studie sind Menschen, die vier Stunden vor dem Zubettgehen leicht verdauliche Kohlenhydrate zu sich genommen haben, schneller eingeschlafen. Nach einem Tag voller Arbeit, Sport und Zeit mit Familie und Freunden kann man gern seine Lieblingskohlenhydrate zusammen mit mikronährstoffreichen anderen Zutaten essen. Es sollte eben nur genug Zeit bis zum Schlafengehen einkalkuliert werden, um den Blutzuckerspiegel auszugleichen.

POWERTIPP 2

Vergessen Sie das nie: Nährstoffmangel führt zu ständigen Fressattacken (die schlechten Schlaf und eine angeschlagene Gesundheit zur Folge haben). Es ist schockierend, dass heutzutage so viele Menschen übermäßig viele Kalorien zu sich nehmen, aber eigentlich mangelernährt sind. Wenn man merkt, dass man ständig zu viel isst, ist das wahrscheinlich der Schrei des Körpers nach mehr Nährstoffen. Gehirn, Organe und Zellen kämpfen ums Überleben.

Gehirn und Organe senden ständig Signale, welche speziellen Nährstoffe sie für den täglichen Betrieb und zur Regeneration benötigen. Das Hungergefühl des Körpers wird vom Hypothalamus kontrolliert, der dann den Befehl gibt, die fehlenden Nährstoffe zuzuführen. »Hey, wir brauchen Kalium, Vitamin B_{12}, Kupfer, Magnesium und Kieselerde, sofort!« Und dann bekommt der Körper einen Donut und Kaffee. Nährstofflevel im Körper: minus 82.

Sie haben Ihrem Körper nicht nur nicht das gegeben, was er braucht, Sie haben ihm sogar noch mehr entzogen, indem er das ungesunde Essen auch noch verdauen muss. Der Kaffee hat ein paar Antioxidantien beigesteuert, doch nicht genug, um die freien Radikale auszugleichen, für die der Donut verantwortlich ist.

Was macht der Körper in seiner unendlichen Weisheit also? Er schlägt wieder Alarm. Dieses Mal brauchen wir immer noch alle zuvor genannten Nährstoffe, doch dazu noch Kalzium, Selen, Lycopin und Vitamin C. Was bekommen wir? Ein Sandwich und Chips, und der ganze Prozess beginnt von Neuem. Man ist ständig hungrig, isst immer mehr und kann einfach nicht damit aufhören. Hier muss man auf die Kraft von klugem Schlaf und echtem Essen setzen, um diesen Kreislauf zu durchbrechen. Durch besseren Schlaf steigt die Leptinsensitivität. Und wenn man dem Körper hauptsächlich mikronährstoffreiche Nahrung zuführt (mit etwas Raum für Sünden), produziert dieser Leptin und füllt die Ernährungslücken, wegen derer man ständig Hunger hatte. Spiel, Satz, Sieg.

POWERTIPP 3

Beginnen Sie den Tag klug mit einer reichhaltigen Mahlzeit. Die meisten Menschen in unserer modernen Gesellschaft essen das Dessert zum Frühstück: Haferflocken, Toast, Pfannkuchen, Bagels, Müsli, Obstsmoothies und so weiter. Man beginnt den Tag mit einem riesigen Insulinhoch und startet damit gleichzeitig die Fetteinlagerung. Eines der größten Geheimnisse für langfristiges Abnehmen lautet: Der Insulinspiegel sollte während der ersten Tageshälfte niedrig gehalten werden. Der Morgen ist ideal, um echtes Essen zu sich zu nehmen, Superfood und gesunde fetthaltige Speisen. Ein Gemüseomelett, Avocadoschnitze mit Seetanggranulat (ein Meeresgemüse, das gut für die Schilddrüse ist) und einige Omega-3-Zusätze sind ein hormonfreundlicher Start in den Tag.

Ich will hier übrigens nicht alle Smoothies verteufeln, doch wenn man Fett abbauen möchte, sollte man sich beim Obst zurückhalten (auch wenn es natürlich immer noch besser ist als glasierte Donuts, lässt es das Insulin in die Höhe schießen, wenn man nicht aufpasst). Wenn es ein Smoothie sein soll, dann machen Sie einen grünen. Packen Sie den Mixer voll mit grünem Blattgemüse wie Spinat, ein paar Beeren, Proteinpulver, Mandelbutter, etwas Kakaopulver (echtem Schokoladenpulver), Zimt, ungesüßter Mandelmilch und vielleicht einer halben Banane oder etwas Stevia für den Geschmack. Das Gemüse und die Mikronährstoffe halten das Insulin in einem gemäßigten Rahmen.

Das beste Frühstück ist für die meisten Menschen allerdings immer noch etwas Protein (Eier, Steak, Lachs), Gemüse (gekocht oder roh) und einige gesunde Fette (Avocado, Kokosnuss, Oliven oder Nüsse und Samen). Ein Frühstück sollte nicht wie von Willy Wonka serviert aussehen. Wer Fett verlieren möchte, sollte seinen Tag auch gleich mit Fettverbrennung beginnen und nicht mit Fetteinlagerung.

Zielgerichtete Ernährung, eine verbesserte Hormonfunktion und keine gekaperte Amygdala sind Voraussetzungen zur Optimierung von Körper und Schlaf. Doch etwas Wichtiges gibt es dabei zu beachten. Was das ist, erfahren Sie im nächsten Kapitel.

14 EIN SCHLÜCKCHEN IN EHREN … ABER NICHT VIEL MEHR

Wussten Sie, dass Sie im Schlaf klüger werden? Eine der wertvollsten, wenn auch oft übersehenen Wirkungen von Schlaf ist eine Funktion namens »Erfahrungsverarbeitung«. Hier werden Kurzzeiterinnerungen und Erlebnisse zu Langzeiterinnerungen umgewandelt. Die Erfahrungsverarbeitung wird überwiegend von den verschiedenen REM-Schlafphasen gesteuert. Wenn die REM-Phase optimal verläuft, ist alles gut, doch wenn diese gestört wird, können Erinnerung und Gesundheit darunter leiden.

Studien haben nachgewiesen, dass man leichter einschläft, wenn man spätabends Alkohol trinkt. Die schlechte Nachricht ist allerdings, dass Alkohol die REM-Phase signifikant stört. Die Phasen tiefen, beständigen Schlafs werden nicht erreicht, und Gehirn und Körper können sich nicht vollständig regenerieren. Deshalb fühlt man sich meistens auch nicht erholt, wenn man nach einem Abend mit Alkohol am nächsten Morgen aufwacht. Aber schließlich weiß jeder, was ein Kater ist. Und Sie haben natürlich den Film *Hangover* gesehen, nicht wahr? Das ist ein extremer Fall von einem schmerzhaften Erwachen am Morgen, an dem man nicht mehr weiß, was am Abend vorher passiert ist (weil sich die Erinnerungen nicht verankern konnten) – aber das neue Tattoo im Gesicht könnte Hinweise liefern. Forschungen der University of Missouri haben gezeigt, dass Alkohol schlafstörend wirkt, indem er das Gleichgewicht des Körpers aus Erschöpfung und Wachheit durcheinanderbringt, das sich *Schlafhomöostase* nennt. Homöostase ist die Fähigkeit, eine innere Stabilität aufrechtzuerhalten.

Wie Sie gesehen haben, verursacht Schlafmangel ein Schlafdefizit, das sich nicht so leicht wieder aufholen lässt. Das Beste, was Ihr Körper tun kann, um Sie zum Schlafen zu bringen, ist die Ausschüttung von Adenosin, worüber wir in Kapitel 4 gesprochen haben. Der Adenosinspiegel steigt, um den Körper zum Schlafen zu bewegen, doch Koffein kann die Schläfrigkeit verhindern. Das Ergebnis: Man ist müde, weiß es aber gar nicht, weil das Koffein die Empfindung verschleiert. Adenosin spielt auch eine entscheidende Rolle, wenn es um die Auswirkungen von Alkohol auf die Schlafförderung und die Beeinträchtigung der Motorik geht. Studien zeigen, dass veränderte Adenosinsignale im Gehirn an der Pathophysiologie von sowohl Alkoholabhängigkeit *als auch* Schlafstörungen beteiligt sind.

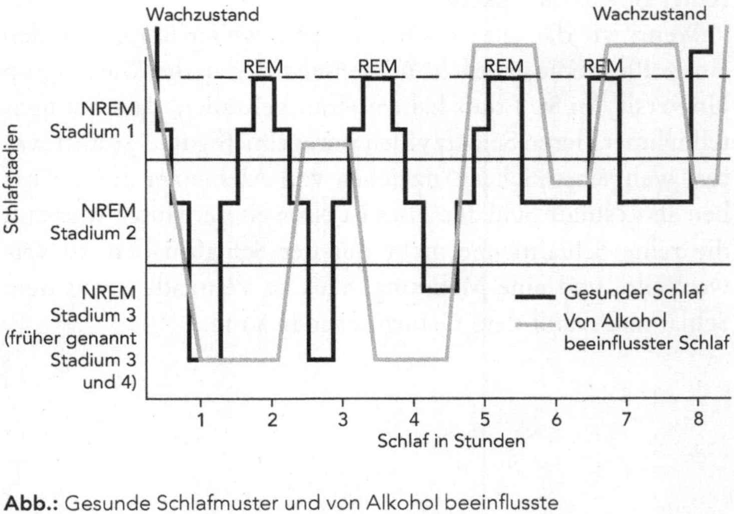

Abb.: Gesunde Schlafmuster und von Alkohol beeinflusste

Alkohol führt zu einer stärkeren extrazellulären Konzentration von Adenosin. Das Ergebnis: Man ist müde und weiß es auch (und abhängig von der Menge Alkohol, die man intus hat, ist man auch sexy und weiß es ganz genau). Diese künstliche Vermehrung von Adenosin bringt die Schlafhomöostase durcheinander, wenn der Körper alle Hände voll damit zu tun hat, das Chaos zu beseitigen.

Wie man aus der Grafik herauslesen kann, hält Alkoholkonsum kurz vor dem Zubettgehen den Schlaf während des ersten Stadiums weit unter dem normalen REM-Schlaf, dann erfolgt ein sogenannter »REM-Rückpralleffekt«, der den Schlaf über die normale REM-Phase trägt, während der Körper versucht, alles in Ordnung zu bringen. Das führt höchstwahrscheinlich dazu, dass man aufwacht und sich wie eine Socke fühlt. Eine alte, stinkende, seltsam gemusterte Socke. Ja, man ist ins Bett gegangen und hat geschlafen, doch es besteht ein großer Unterschied zwischen echtem Tiefschlaf und reiner Bewusstlosigkeit.

Wenn wir das jetzt noch ein wenig weiterführen, werden einige Probleme deutlich. Wissenschaftler an der Washington University in St. Louis haben herausgefunden, dass Studienteilnehmer, deren Schlafzyklen unregelmäßig und gestört waren, wahrscheinlicher Anzeichen von Alzheimer gezeigt haben als gesunde Schläfer. Dies ist ein weiterer lauter Warnruf, die reine Schlafmenge nicht mit der Schlafqualität zu verwechseln, und eine Mahnung, alles zu vermeiden, was dem Schlaf und damit dem Gehirn schaden kann.

MÄDELSABEND

Spätabends Alkohol zu trinken scheint für Frauen noch problematischer zu sein als für Männer. Für eine in der Zeitschrift *Alcoholism: Clinical and Experimental Research* veröffentlichte Studie mussten die Teilnehmer im Namen der Wissenschaft Alkohol konsumieren. Die Mengen für Frauen und Männer wurden anhand ihres Gewichts ausgegeben, bis alle gleichermaßen betrunken waren (gemessen am Atemalkohol). Die weiblichen Teilnehmer wachten nachts öfter auf, blieben länger wach und schliefen insgesamt weniger als die männlichen Teilnehmer. Das sollte man vielleicht im Hinterkopf behalten, wenn man beim nächsten Mädelsabend ein paar Runden Shots vernichten möchte.

Frauen verstoffwechseln Alkohol schneller als Männer, was ein Grund für den schlechteren Schlaf sein könnte. Frauen durchleben dadurch die beruhigende Wirkung von Alkohol früher. Wenn sie kurz vor dem Schlafengehen Alkohol trinken, schlafen Frauen schneller ein, doch die nachfolgenden Schlafphasen sind sehr wahrscheinlich unruhiger. Weitere Nebenwirkungen können Schwitzen sein, Unruhe oder sogar Albträume (wenn man überhaupt etwas REM-Schlaf abbekommt). Das soll jetzt aber weder eine Komme-aus-dem-Gefängnis-frei-Karte für die Herren noch eine absolute Spaßbremse für die Damen sein. Spätes Trinken beeinflusst jeden auf gewisse Weise; wir müssen nur vernünftig damit umgehen können, um ausreichend Schlaf zu bekommen.

ICH MUSS MAL

Eine der offensichtlicheren nächtlichen Unterbrechungen, für die Alkohol verantwortlich sein kann, ist die volle Blase. Wenn man nachts aufwacht, weil man dringend muss, ist das auch nicht gut für den Schlaf. Nach jedem Aufwachen ist es dann schwieriger, wieder zu den optimalen Schlafphasen zurückzufinden, die zur Erholung nötig sind. Kurz gesagt: Wenn man kurz vor dem Schlafengehen Alkohol trinkt, sollte man noch so lange wach sein, um noch einmal auf die Toilette gehen zu können.

Spätabendlicher Alkoholkonsum kann auch bereits bestehende gesundheitliche Probleme verschlimmern. Als Erstes fallen einem da Prostata- und Blasenprobleme ein, aber was ist mit diagnostizierten Schlafstörungen? Menschen mit Schlafapnoe sollten hier vorsichtig sein. Reena Mehra, MD, Spezialistin für Schlafstörungen und Dozentin für Medizin am Cleveland Clinic Lerner College of Medicine an der Case Western Reserve University, sagt, dass Alkohol den Muskeltonus in den oberen Atemwegen verstärkt; Schlafprobleme, die die Atmung betreffen, verschlimmern sich daher nach ein paar Drinks. Menschen mit Schlafapnoe werden öfter und länger zu atmen aufhören. Man muss in diesem Fall für sich selbst entscheiden, ob man das Risiko Alkohol eingehen möchte, denn potenziell lebensbedrohliche Nebenwirkungen sind sehr viel wahrscheinlicher.

Wie wir bereits in Kapitel 13 besprochen haben, ist die beste Lösung, um überschüssiges Gewicht loszuwerden, die Schlafqualität zu verbessern. Alkoholkonsum ist ein Synonym für Bauchfett und offensichtlich kontraproduktiv für jegliche Abnehmpläne. Heißt das jetzt, dass man gar nicht mehr losziehen und mit seinen Freunden Spaß haben darf?

Natürlich nicht! Aber man sollte Prioritäten setzen und sich um die Dinge kümmern, die am wichtigsten sind, damit man die Zeit mit Freunden und Familie noch mehr genießen kann.

MÜDIGKEIT IST DER NEUE WODKA

Ein anderer Bereich, in dem sich Alkohol und Schlafmangel ähnlich auswirken, ist die Straße. Lisa Shives, MD, Gründerin von Northshore Sleep Medicine in Evanston, Illinois, betont: »Zahlreiche Studien haben gezeigt, dass Schläfrigkeit die Fahrtüchtigkeit ebenso stark beeinflussen kann wie Alkohol. Nach zwanzig Stunden ohne Schlaf verhält sich der durchschnittliche Fahrer am Steuer ebenso unzuverlässig wie jemand mit einem Blutalkoholspiegel von 0,08 Prozent oder 0,8 Promille, der zulässigen Höchstgrenze in allen Staaten.«

Man weiß ja, wie es ist, wenn einen die Müdigkeit zu überwältigen droht. Der Kopf sinkt nach unten, man nimmt seine Umgebung kaum mehr wahr, die Augenlider werden bleischwer. Und so soll man dann eine tonnenschwere Maschine in voller Fahrt im Griff behalten? Ja, klingt überhaupt nicht gut, nicht wahr? Denn das ist es auch nicht. Die National Highway Traffic Safety Administration schätzt, dass hunderttausend der Unfälle, die jedes Jahr der Polizei gemeldet werden, eine direkte Folge von Erschöpfung und Schläfrigkeit sind. [In Deutschland ist jeder 4. Unfall mit Todesfolge (auf Autobahnen) auf Sekundenschlaf zurückzuführen. Anm. d. Red.] Dies ist allerdings eine vorsichtige Schätzung, denn Müdigkeit zu testen ist sehr viel schwerer als den Blutalkohol.

Alkohol am Steuer ist ein internationales Problem, das sich negativ auf das Leben von viel zu vielen Menschen ausgewirkt hat. Daher ist hier das Bewusstsein auch sehr viel größer geworden, und man hat umfassende Maßnahmen dagegen ergriffen. Doch wer beschäftigt sich mit extremer Müdigkeit am Steuer? Eine aktuelle Umfrage der National Sleep Foundation hat ergeben, dass 60 % der befragten Fahrer eingestanden haben, im vorausgegangenen Jahr übermüdet Auto gefahren zu sein, und 37 % gaben gar an, hinter dem Steuer eingeschlafen zu sein. Das ist unglaublich gefährlich! Die Datenlage zeigt, dass bei vielen Unfällen, an denen am Steuer eingeschlafene Fahrer beteiligt waren, keine Bremsspuren zu finden sind. Viele dieser Unfälle lassen sich nie vollständig aufklären, da sie oft tödlich enden.

Eine weitere aktuelle Studie, die von der AAA Foundation for Traffic Safety durchgeführt wurde, hat aufgedeckt, dass schläfrige Fahrer für einen von sechs (oder 17 %) tödlichen Autounfällen verantwortlich sind. Doch weil Fahren unter Schlafmangel kulturell akzeptiert ist, wohingegen Alkohol am Steuer immer mehr verdammt wird, erscheinen diese überraschenden Ergebnisse immer noch etwas weit hergeholt.

Nun, die Könige der Aufdeckung mysteriöser Dinge haben sich mal angeschaut, ob Fahren im übermüdeten Zustand wirklich so gefährlich ist. Die *MythBusters – Die Wissensjäger* vom Discovery Channel haben untersucht, ob sich Fahren im übermüdeten und alkoholisierten Zustand vergleichen lässt. Für den Versuch haben Tory Belleci und Kari Byron ihre Fahrtüchtigkeit auf zwei verschiedenen Parcours unter Beweis gestellt. Auf dem einen wurde Stadtverkehr simuliert, auf dem anderen eintöniges Fahren auf dem Highway (was hier fünfundzwanzig Runden im Kreis bedeutete). Der Test wurde von einem Polizisten überwacht, und die Wissensjäger erklärten, dass es wahrscheinlich das gefährlichste Experiment war, das sie je durchgeführt hatten. Tory und Kari tranken so viel Alkohol, bis sie 0,7 Promille im Blut hatten, dann fuhren sie die beiden Strecken ab, um einen Vergleichswert zu definieren. Der zweite Teil des Experiments bestand für die beiden darin, dreißig Stunden am Stück wach zu bleiben und dann den Test zu wiederholen. Die Ergebnisse waren schockierend.

Im Vergleich zu dem leicht angeheiterten Zustand aus der ersten Testrunde fuhr Tory unter Schlafmangel zehnmal schlechter als zuvor, während Kari dreimal unkontrollierter fuhr als beim ersten Durchgang. (Ihre Vergleichswerte waren von vornherein nicht besonders gut, doch Fahren im übermüdeten Zustand machte ihr erst recht zu schaffen.) Auch wenn dieser Test unter extremem Schlafmangel durchgeführt wurde, gibt es genug Menschen, die übermüdet am Steuer sitzen und ihr Fahrzeug garantiert nicht mehr sicher im Griff haben.

Dieser Test beweist, dass es sich einfach nicht lohnt, übermüdet Auto zu fahren. Und wenn man daran denkt, was Menschen sonst noch unter Schlafmangel tun – Straßen und Brücken bauen, operieren, Busse und Taxis fahren und so weiter –, wird einem ganz anders. Wenn wir uns nicht um uns kümmern und dem Schlaf höchste Priorität einräumen, werden wir zu einer Gefahr für uns selbst und die Menschen in unserer Umgebung.

Dieses Kapitel soll ein wirklicher Augenöffner sein. Autofahren ist für uns selbstverständlich, ebenso wie Alkoholkonsum. Wir wissen, dass beides nicht zusammengehört. Doch das gilt auch für Alkohol und Schlaf – und noch viel mehr für Schlafmangel und Fahren. Das bedeutet nicht, dass man nicht auch mal Spaß haben kann, doch die eigene Gesundheit sollte immer Vorrang haben.

POWERTIPP 1

Hören Sie am besten drei Stunden, bevor Sie ins Bett gehen, mit dem Alkohol auf. Wenn Sie trotzdem mit Ihren Freunden einen heben wollen, dann treffen Sie sich zur Happy Hour und gehen nicht erst spät auf die Piste. Wenn Sie alles an Erholung aus einer Nacht voll Schlaf herausholen wollen, dann benötigt der Körper ein paar Stunden vor dem Schlafengehen, um den Alkohol abzubauen. Die genaue Zeitspanne ist abhängig von der konsumierten Menge, Ihrem Gewicht und Ihrem Körperfettanteil.

POWERTIPP 2

Versuchen Sie anhand der Ratschläge in diesem Buch ausreichend qualitativ hochwertigen Schlaf zu bekommen, damit Sie gar nicht erst in die Verlegenheit geraten, übermüdet am Steuer sitzen zu müssen. Falls dies allerdings doch einmal unvermeidlich sein sollte, halten Sie bei den ersten Anzeichen von überwältigender Müdigkeit an. Die Schlafmedizinerin Dr. Lisa Shives sagt: »Suchen Sie sich einen sicheren Platz zum Parken und versuchen Sie, zehn bis zwanzig Minuten zu schlafen. Studien haben gezeigt, dass kürzere Nickerchen größere Aufmerksamkeit und bessere Leistungsfähigkeit bewirken.« Experten raten auch, lange Strecken nachts nicht allein zu fahren. Die National Sleep Foundation empfiehlt, bei langen Fahrten alle zwei Stunden eine Pause einzulegen.

POWERTIPP 3

Trinken Sie mehr … Wasser. Alkohol wird sehr schnell vom Blut aufgenommen, vor allem weil er in flüssiger Form konsumiert wird. Um die Auswirkungen von Alkohol rascher auszugleichen, muss man mehr Wasser trinken, um den Stoffwechselabfall schneller aus dem Körper zu spülen. Alkohol wirkt zudem *diuretisch,* der Körper gibt also mehr Flüssigkeit ab und dehydriert schneller. Für jedes alkoholische Getränk kann der Körper viermal so viel Flüssigkeit abgeben. Dehydrierung ist einer der Hauptgründe für Übelkeit und andere unschöne Symptome eines Katers.

Um sich schneller zu erholen und den Körper nicht zu entwässern, empfiehlt der Weinexperte Anthony Giglio, zu jedem alkoholischen Getränk ein 0,2-Liter-Glas Wasser zu trinken. Um einen Krug Wasser auf den Tisch zu stellen, muss man kein Superhirn sein, aber am nächsten Tag fühlt man sich garantiert wie ein Genie, wenn man so den Kater vermieden hat.

15 STELLUNGSSPIEL

Es ist sicher überraschend, dass über Schlafstellungen überhaupt gesprochen werden muss. Die meisten Menschen denken, dass man sich einfach ins Bett legt und alles Weitere von selbst passiert. Wir denken über unsere Schlafposition überhaupt nicht nach, weil sie uns in Fleisch und Blut übergegangen ist. Doch tatsächlich ist sie äußerst wichtig. Unter anderem wird Folgendes von unserer Schlafposition beeinflusst:

- Blutfluss zum Gehirn,
- Stabilität der Wirbelsäule,
- Hormonproduktion,
- Gelenk- und Bänderintegrität,
- Sauerstoffversorgung und problemloses Atmen,
- Funktion und Heilung der Muskeln,
- Herzfunktion und Blutdruck,
- Verdauung und Zellstoffwechsel.

Wenn man in einer Position schläft, die die Körperfunktionen sowie die körperliche Regeneration beeinträchtigt, ist es völlig egal, wie lange man schläft, man wird sich am nächsten Morgen trotzdem wie ein ausgewrungenes Handtuch fühlen.

Das Wichtigste bei Ihrer Schlafposition ist, dass die Wirbelsäule nicht belastet wird. Jeder gute Chiropraktiker kann Sie darüber aufklären, dass der Hirnstamm, der durch die Wirbelsäule verläuft, direkt mit jedem wichtigen Organ im Körper verbunden ist. Wenn die Wirbelsäule zu sehr belastet wird, wird der Informationsaustausch zwischen Körper und Gehirn unterbrochen, was akute und chronische schwere

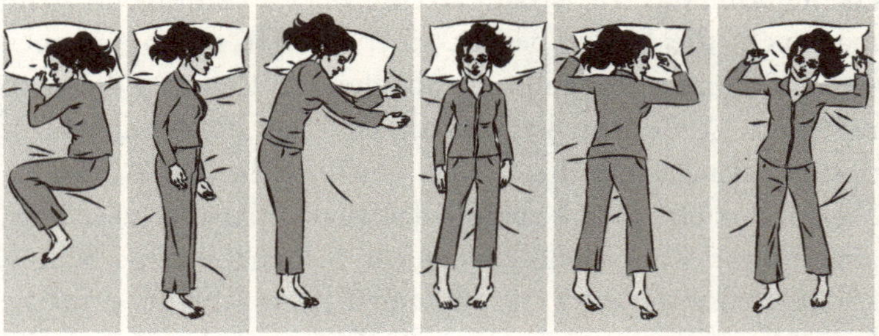

Abb.: Die beliebtesten Schlafpositionen

Folgen haben kann. Dafür kann unter anderem unsere Schlafposition verantwortlich sein.

Man kann es sich auf viele verschiedene Arten im Bett gemütlich machen, sei es als »Seestern«, als »Fallschirmspringer« auf dem Bauch oder als »Soldat« auf dem Rücken. Doch auch wenn wir zwischen vielen verschiedenen Positionen wählen können, nehmen wir doch immer nur eine oder zwei ein. Werfen Sie einen Blick auf die Grafik und bestimmen Sie, wie Sie am besten einschlafen.

Natürlich gibt es noch viele Varianten zu diesen Grundstellungen. Um alles noch einfacher zu machen, konzentrieren wir uns nur auf die beste Position auf dem Rücken, dem Bauch oder der Seite.

RÜCKENSCHULE

Viele Experten sagen, dass die Rückenlage die ideale Schlafposition ist. Dafür gibt es tatsächlich einige Gründe. Zum einen nimmt die Wirbelsäule so eine ideale Position ein (wenn man nicht die Fehler begeht, über die wir gleich sprechen werden). Auch Verdauungsprobleme wie Reflux werden so reduziert. Außerdem kann in dieser Lage die Gesichtshaut optimal atmen, was die Gefahr von Pickeln und Altersfältchen reduziert. Der Nachteil der Rückenlage ist allerdings eine höhere Wahrscheinlichkeit von Schnarchen und Schlafapnoe. Durch die Schwerkraft kann die Zungenwurzel auf die Luftröhre sinken und die normale Atmung behindern. Dazu kommt eine generelle Kehlenschwäche, die durch die Rückenlage verstärkt wird und bei der sich die Kehle im Schlaf schließt. Bei zu viel Körperfett (wie in Kapitel 13 besprochen) sammelt sich Fett auch rund um die Kehle an und kann die normale Luftzufuhr abschneiden. Hier können Körperfettreduzierung und eine andere Schlafposition Abhilfe schaffen.

Die Rückenlage ist die gesündeste Wahl, auch wenn sie zugegebenermaßen nicht die bequemste ist. Für die Wirbelsäule ist sie definitiv am besten, aber man sollte die folgenden Fehler vermeiden:

– auf einem dicken Kissen schlafen

  Die Betten mancher Menschen sehen wie die Kissenabteilung bei IKEA aus. Ein paar Dekokissen sind völlig in Ordnung, doch das heißt nicht, dass man auch darauf schlafen sollte. Ein zu dickes Kissen unter dem Kopf – oder gar mehrere – verändert bei Rückenlage die natürliche Krümmung der Wirbelsäule und kann zu Nacken-, Rücken-, Kopfschmerzen oder sogar noch schlimmeren Dingen führen. Die Blutzufuhr zum Gehirn wird ebenfalls behindert, da es auf seinem Weg nach oben ja erst den Mount Pillow besteigen muss. Man sollte den Kopf definitiv niedriger lagern, denn nachts sollte der Körper nicht noch zusätzlich Mühe aufwenden müssen, um das Blut ins

Gehirn zu pumpen. Machen Sie daher sofort einen Kissenentzug.

– auf einer durchgelegenen Matratze schlafen
  Im Ernst, dann kann man wirklich gleich auf dem Boden nächtigen. Die Matratze soll den Körper stützen – nicht zu sehr (wie der Boden) und nicht zu wenig (wenn der Hintern in einem weichen Abgrund versinkt). Man muss nicht die schickste Matratze der Welt haben, man darf nur nicht so sehr einsinken, dass die natürliche Krümmung der Wirbelsäule verändert wird. Wir werden gleich noch eingehender über dieses Thema sprechen.

WIE EIN BABY SCHLAFEN

Die Bauchlage erinnert daran, wie wir als Babys geschlafen haben. Säuglinge auf dem Bauch schlafen zu lassen war mal mehr, mal weniger populär und wird immer noch heiß diskutiert. Der Spezialist für kindliche Entwicklung Dr. Václav Vojta vertritt die Auffassung, dass die Bauchlage für Säuglinge äußerst wichtig für ihre weitere Entwicklung ist. In fünfzig Jahren Forschung hat Dr. Vojta bestimmte Druckpunkte an unserem Körper identifiziert, die Programme des Nervensystems im Säuglingsalter »aktivieren«. Diese Druckpunkte werden belastet, wenn das Kind auf dem Bauch liegen und sich dabei im Schlaf normal bewegen darf.

Im Erwachsenenalter fühlen sich viele Menschen immer noch entspannter, wenn sie auf dem Bauch schlafen. Es gibt viele Vor- und Nachteile, daher sollte man es also auch richtig tun. Gerade ausgestreckt auf dem Bauch liegen, die Arme parallel zum Körper, ist wahrscheinlich eine schlechte Idee, da dadurch die natürliche Krümmung der Lendenwirbelsäule verändert wird. Dazu kommt dann noch das zur Seite gedrehte Gesicht, das stundenlang in ein Kissen gepresst wird, und man kann sich vorstellen, dass das nicht gut ausgehen wird. Andererseits haben einige Forschungen gezeigt, dass die Bauchlage leichtes Schnarchen und einige Symptome von Schlafapnoe lindern kann. Die oberen Atemwege bleiben in dieser Lage leichter offen. Man sollte nur einige einfache Regeln befolgen:

- Ein Knie anziehen.
  Ziehen Sie ein Knie an, um die Hüften zu öffnen und etwas Druck von der Wirbelsäule zu nehmen.
- Weg mit dem Kissen!
  Wenn Sie auf dem Bauch schlafen wollen, dann legen Sie das Kissen weg, denn Sie brauchen es eigentlich nicht. Ein Kissen würde Ihren Nacken die ganze Nacht überstrecken, und das muss ja nicht sein. Stellen Sie sich vor, Sie würden den ganzen Tag mit verdrehtem Kopf herumlaufen und in die Gegend schauen. Ja, das sieht seltsam aus und tut weh.
- Platzieren Sie das Kissen um.
  Legen Sie ein flaches, festes Kissen unter Bauch und Hüften, das nimmt den Druck vom unteren Rücken und dem Nacken. Legen Sie einfach ein Kissen an eine bequeme Stelle auf derselben Seite, auf der Sie das Knie angezogen haben, und die Bauchlage wird um einiges gesünder.

AUF DER GEWINNERSEITE

Die intensivsten Schlaf- und Entwicklungsphasen unseres Lebens ereigneten sich während unserer Zeit im Mutterleib, die wir als gekrümmter Fötus verbrachten. Auf der Seite zu schlafen ist die natürliche Position, um diese Entwicklungsvorlage nachzuahmen. (Die meisten Menschen sagen, dass sie am liebsten auf der Seite schlafen.) Auf der Seite schlafen kann bei Schnarchen schnell Abhilfe schaffen und die Atmung verbessern. Außerdem soll das Schlafen auf der linken Seite gegen Verdauungsprobleme wie Säurereflux und Sodbrennen helfen. Auf der anderen Seite droht allerdings das Toter-Arm-Syndrom sowie Taubheit in den Fingern. Schläft man zu lange auf einem Arm, behindert man die Blutzirkulation und Nervenfunktion. Beim Aufwachen denkt man dann, jemand habe sich einen Scherz erlaubt und den Arm betäubt. Hier sind ein paar einfache Ratschläge für die Seitenlage:

- Schulterverlagerung
  Statt mit der Schulter direkt unter sich zu schlafen, sollte man sie leicht nach vorne schieben, um ein Abklemmen der Nerven und Muskeln zu verhindern.
- flaches Kissen
  Der Kopf sollte nicht zu hoch auf dem Kissen liegen, damit die natürliche Krümmung der Wirbelsäule nicht beeinträchtigt wird. Das Kissen sollte den Hals stützen, aber nicht zu dick sein.
- bei Rückenschmerzen
  Experten empfehlen, bei der Seitenlage ein weiches Kissen zwischen die Knie zu legen, wenn man unter Rückenschmerzen leidet. Dies stabilisiert die Wirbelsäule und nimmt Druck von den Hüften und dem unteren Rücken.

MATRATZENKUNDE

Etwa ein Drittel des gesamten Lebens wird man auf einer Matratze verbringen, die man sich irgendwann ausgesucht hat. Ihre Wichtigkeit darf man daher auf keinen Fall unterschätzen. Sich seine eigene Matratze aussuchen zu dürfen ist ein großes Privileg. Viele Menschen auf der Welt schlafen auf dem Boden, dort aber friedlicher als Menschen auf den teuersten Betten. Ja, unser Bett ist wichtig, doch die anderen Punkte in diesem Buch sind ebenso relevant.

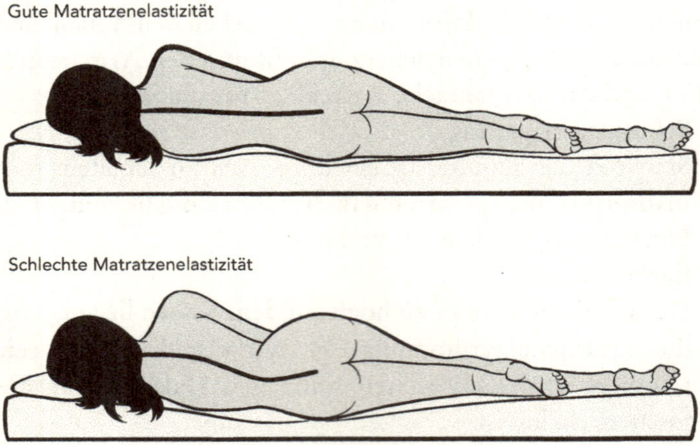

Abb.: Haltung der Wirbelsäule gemäß der Matratzenelastizität

Die Matratze kann entweder die Quelle für weitere Probleme sein oder ein Geschenk für die Gesundheit, das die restlichen zwei Drittel des Lebens noch besser macht. Untersuchungen haben ergeben, dass mehr als siebzig Millionen Amerikaner unter schlafbedingten Schmerzen leiden. Statt erfrischt aufzuwachen, schmerzt bei vielen Menschen der ganze Körper, und schuld ist die Matratze. *Consumer Reports* empfiehlt, sie alle sieben Jahre zu ersetzen, doch das machen die wenigsten von uns. Wir kaufen eine Matratze, schlafen jahrelang darauf und denken nicht weiter darüber nach. Man sollte deshalb alle sieben Jahre eine neue Matratze kaufen, weil die meisten Exemplare in den ersten zwei Jahren um 25 % einsinken und sich dieser Prozess in der folgenden Zeit noch verstärkt. Das ist auch der Hauptgrund für schlafbedingte Rückenschmerzen.

Wenn man sich hinlegt, sind die Hüften der schwerste Teil des Körpers, Schaummatratzen sinken daher zuerst an diesem Punkt ein und verlieren im Lauf der Zeit ihre Elastizität. Dies führt zu Problemen mit der Wirbelsäule und Muskelverspannungen an Hüften und Rückgrat. Man glaubt zwar, man sei entspannt, doch wegen der ungleichen Gewichtsverteilung sind nur einige Muskeln entspannt, wohingegen andere die ganze Nacht aktiv sind. Am Anfang ist die Matratze gut, doch mit der Zeit wird sie immer weiter nachgeben, und man merkt vielleicht nicht einmal, dass die Matratze der Grund für die Schmerzen am nächsten Morgen ist. Dazu gehören neben Rücken- auch Nackenschmerzen sowie Probleme mit den inneren Organen. Außerdem steigt das Risiko einer Verletzung, wenn der Körper tagsüber wegen einer schlechten Matratze steif und gestresst ist. Doch das ist noch nicht mal das größte Problem.

AUF DEN INHALT KOMMT ES AN

Viele Menschen sind schockiert, wenn sie erfahren, dass die meisten Matratzen giftigen Schaum und synthetische Fasern enthalten und mit chemischem Flammschutzmittel behandelt wurden, das ausdünstet und eine ganze Reihe von gesundheitlichen Problemen verursachen kann. [Mögliche Gefahrenstoffe für den menschlichen Organismus dürfen in

Deutschland zur Herstellung von Matratzen laut Gesetz nicht verwendet werden. Anm. d. Red.]

Zu den in konventionellen Flammschutzmitteln enthaltenen Chemikalien zählen:

- PDBDE (polybromierte Diphenylether): Wurden bis 2004 in Matratzen verwendet. Seit nachgewiesen wurde, dass diese Chemikalien giftig für Leber, Schilddrüse und das Zentralnervensystem sind, sehen die Matratzenhersteller von einer Verwendung ab.
- Borsäure: Kann krebserregend sein.
- Melaminharz (enthält Formaldehyd): Die US Environmental Protection Agency (EPA) hat Formaldehyd als wahrscheinlich krebserregend bei Menschen eingestuft, wenn man dem Stoff lange ausgesetzt ist.

Beim Kauf wird einem oft gesagt, dass das Schlafzimmer nach Auflegen der Matratze noch auslüften soll. Vielleicht bin ich ja naiv, aber ich finde nicht, dass das Schlafzimmer mit einer neuen Matratze riechen soll wie frisch gestrichen. Wir denken auch, wenn der Geruch verflogen ist, ist alles in Ordnung, doch das stimmt nicht. Die ursprünglich gute Intention (Flammschutz) brachte potenzielle gesundheitliche Probleme mit sich. Die Auswirkungen auf Erwachsene sind schon besorgniserregend, auf Kinder jedoch viel schlimmer.

Der renommierte Wissenschaftler James Sprott, PhD, glaubte, dass, auch wenn der plötzliche Kindstod viele Ursachen haben kann, einer der Hauptgründe giftige Gase aus der Matratze sein könnten. Er bestätigte, dass den Matratzen seit den frühen Fünfzigerjahren Chemikalien wie Phosphor, Arsen und Antimon unter anderem als Flammschutz zugesetzt wurden. Pilze, die in Bettzeug wachsen, können mit diesen Chemikalien interagieren und giftige Gase freisetzen. Wenn ein Baby eine tödliche Dosis dieser Gase einatmet oder absorbiert, kann das Zentralnervensystem die Atmung und die Herzfunktion einstellen. Die Gase können ein Baby vergiften, ohne es aufzuwecken, ohne dass es Anzeichen für einen Todeskampf gab. Laut Dr. Sprotts Forschungen kann eine normale Autopsie das Gift nicht nachweisen.

Das klingt erschreckend, doch es ist auch eine Gelegenheit, sich Selbstverständliches noch einmal genauer anzusehen. Er sprach nicht nur davon, die Gase einzuatmen, sondern sie auch zu absorbieren. Wenn man etwas riechen kann, befindet es sich auch auf der Haut und im Körper. (Tut mir leid, wenn Sie das jetzt erschreckt, aber es ist leider so.) Doch wir gewöhnen uns auch sehr schnell an Gerüche. Unser Geruchssinn reguliert das Geruchsempfinden sehr schnell herunter, egal ob wir von wohlriechenden Düften oder Gestank umgeben sind. Deshalb heißt es auch, man solle sich die Zeit nehmen, an den Rosen zu schnuppern, weil man sie bald schon nicht mehr wahrnimmt.

Doch wie gesagt, nur weil man etwas nicht mehr aktiv riecht, ist es noch lange nicht sicher. Daher ist es unglaublich wichtig, eine Matratze auszuwählen, die einen nicht den oben genannten Risiken aussetzt. Matratzen werden normalerweise wie alte Schuhe oder Kleidung weitergegeben, doch laut einer im *British Medical Journal* veröffentlichten Studie verdreifacht die Wiederverwendung von Säuglingsmatratzen das Risiko für den plötzlichen Kindstod. Beim Schlafen werden Hautzellen in die Matratze abgegeben, die von Mikroben zerlegt werden. Daraus kann ein mikrobielles giftiges Gemenge entstehen, das eine stumme Gefahr für unsere Gesundheit darstellt.

1994 wurde in Neuseeland ein landesweites Programm initiiert, um Säuglinge vor dem plötzlichen Kindstod zu schützen. Nachdem die Gefahr, die von ausdünstenden Matratzen ausging, einmal erkannt war, hat man Eltern in ganz Neuseeland geraten, die neuen Matratzen ihrer Babys mit einer billigen ungiftigen Schutzhülle zu umgeben. Im Lauf der nächsten zwanzig Jahre kam es bei den über 200.000 Neugeborenen, die auf umhüllten Matratzen schliefen, zu keinem einzigen bekannten Fall von plötzlichem Kindstod. Unter den Kindern, die auf ungeschützten Matratzen geschlafen hatten, wurden 1.020 plötzliche Kindstode registriert.

Wie Sie sehen, ist die richtige Matratze für sich oder die Familie von immenser Bedeutung. Unzählige tolle, superbequeme Auflagen sind nur Kosmetik. Wie lange bleibt Ihre Matratze wirklich elastisch und bietet genug Widerstand? Und wurde sie mit potenziell giftigen Materialien behandelt, um die man sich Gedanken machen sollte? Eine ungiftige Matratze hat daher also höchste Priorität, ebenso wie ein Exemplar, das lange seine ursprüngliche Form behält. Schlafen Sie gesund, schlafen Sie sicher und schlafen Sie klug!

WER LIEGT NEBEN IHNEN: DER FEIND IN MEINEM BETT ODER DER SEELENVERWANDTE?

Neben jemandem zu schlafen, den man liebt, ist grundsätzlich eine schöne Sache. Oft gibt es nichts Besseres, als jeden Tag neben seinem Partner einzuschlafen und aufzuwachen. Doch damit man den Menschen, der neben einem liegt, nicht irgendwann hasst, sollte man das gemeinsame Schlafen klug angehen.

Machen wir uns nichts vor: Mit jemandem in einem Bett zu

schlafen kann ganz schön aufregend sein. Manche Menschen kommen hervorragend miteinander aus, während andere nachts in den Krieg ziehen. Manche Menschen schlafen ruhig und bewegen sich kaum, andere könnten als Artisten im Cirque du Soleil auftreten. Manche reißen die gemeinsame Bettdecke an sich, andere schnarchen oder sprechen im Schlaf, manche schreien auch laut auf. Die Beziehung wird auf eine ganz neue Probe gestellt, wenn man das Schlaf-Selbst des Partners erlebt.

Darüber sprechen und die Ratschläge in diesem Buch befolgen ist offensichtlich notwendig. Doch wie sieht es mit der Schlafposition aus? Solange man kein Übergrößenbett hat, sollte man auf jeden Fall schon mal auf den Seestern verzichten. Die folgende Grafik zeigt einige mögliche Schlafpositionen für Paare. Probieren Sie aus, was für Sie und Ihre Partnerin/Ihren Partner am besten funktioniert, damit beide hervorragend schlafen.

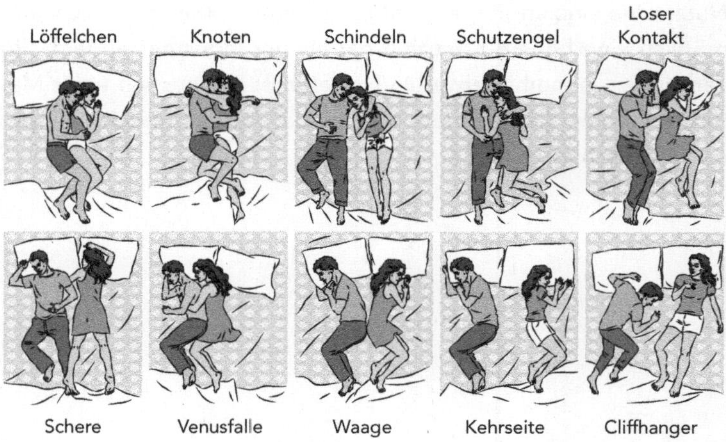

Abb.: Die häufigsten Schlafpositionen für Paare

POWERTIPP 1

Unsere Schlafposition ist wie jede andere Angewohnheit auch: Es kann dauern, sie zu ändern. Beginnen Sie die Nacht in Ihrer Lieblingsposition, und wenn Sie nachts aufwachen und merken, dass Sie anders liegen als gewollt, dann nehmen Sie wieder Ihre Lieblingsposition ein.

POWERTIPP 2

Sprechen Sie mit Ihrem Partner über Ihre Schlafbedürfnisse und Vorlieben. Das kann gar nicht oft genug betont werden. Sprechen Sie einfühlsam über Ihre jeweiligen Bedürfnisse und sorgen Sie dafür, dass beide gut schlafen können. Es gibt wenige Dinge im Leben, die intimer sind, als mit jemandem in einem Bett zu schlafen. Es kann die Bindung zueinander stärken, aber auch viele negative Gefühle hervorrufen. Die einfache Lösung ist, sich mit Liebe und Respekt darüber auszutauschen.

POWERTIPP 3

Nutzen Sie eine ungiftige, nicht ausdünstende Matratze, die wenn möglich eine höhere Elastizität hat als der Industriestandard. Sie verbringen immerhin etwa ein Drittel Ihres Lebens auf einer Matratze. Wählen Sie daher ein Modell, das gut für Ihre Gesundheit und nicht schädlich ist.

16 STEH STILL, GEDANKENKARUSSELL

Ein berühmtes Zitat besagt: »Mein Bett ist ein magischer Ort, an dem ich mich plötzlich an alles erinnere, was ich hätte tun sollen.« Man legt sich abends ins Bett und denkt erst einmal darüber nach, was man noch erledigen muss, was man nicht erledigt hat, was man anders hätte machen können, was alles vor einem liegt … und dabei sollte man doch einfach nur schlafen. Wenn Ihnen das bekannt vorkommt, dann haben Sie ein ernstes Problem mit dem Gedankenkarussell. Doch keine Angst, dafür gibt es eine Lösung. Man muss wissen, dass nichts »falsch« an einem ist, nur weil man viele Gedanken hat. Das ist menschlich. Experten schätzen, dass wir bis zu 50.000 Gedanken am Tag haben, die meisten zufällig und von kurzer Dauer. Doch in unserer überinformierten, hyperstressigen und übersensibilisierten Welt kann alles schnell zu viel werden. Wir müssen lernen, die Lautstärke etwas herunterzudrehen, wenn wir das wollen. Und das ist auch schon die Lösung.

Was ich Ihnen gleich erzählen werde, ist nicht nur ein Hilfsmittel für besseren Schlaf, sondern ein Weg, um das gesamte Leben zu verändern. Das Gedankenkarussell, der innere Schwätzer, ist ein Resultat von Stress und zu viel Geschäftigkeit. Es ist wichtiger denn je, bei der heutigen Informationsflut etwas zu haben, das den Stress abfedert. Ich spreche von Meditation.

Meditation muss nicht kompliziert sein, und man muss definitiv auch nicht plötzlich zum Esoteriker werden. Man muss nicht stundenlang im Schneidersitz auf dem Boden ausharren, darf sich weiterhin rasieren, muss seinen Namen nicht zu einem Obst oder einem Symbol ändern und muss auch ganz bestimmt keine seltsamen Getränke zu sich nehmen. Meditation oder Gehirntraining, wie ich es gern nenne, kann vieles sein: ruhig dasitzen und sich auf die Atmung konzentrieren oder die eigenen Schritte zählen, während man im Park spazieren geht. Man kann auch tägliche Aktivitäten wie Duschen oder Wäsche waschen meditativ gestalten, wenn man die folgenden einfachen Regeln beachtet:

- Meditation ist wie ein Tonikum.
- Wenn man es jeden Tag benutzt, werden die Ergebnisse immer besser.
- Je mehr man meditiert, desto ruhiger und präsenter ist man im täglichen Leben.

Mit »mehr« meine ich die Häufigkeit, nicht die Dauer. Wenn man einmal die richtige Meditation für sich gefunden hat, spürt man durch die Übungen beinahe sofort die innere Ruhe und Gelassenheit. Drei Jahre lang habe ich jeden Morgen für dreißig oder fünfundvierzig Minuten meditiert. Heute schiebe ich eher Minimeditationen von fünf Minuten oder weniger ein, bin dabei aber genauso konzentriert und ruhig wie in den Jahren, in denen ich viel länger meditiert habe. Warum? Die Wirkung ist kumulativ, und die Neuroassoziationen, die mein Körper beim Schließen der Augen und Konzentration auf die Atmung gebildet hat, versetzen mich sofort in einen Zustand der Entspannung.

Zahlreiche Studien haben gezeigt, dass Meditation die »Wohlfühl«-Hormone und Endorphine im Körper ansteigen lässt, Stresshormone wie Cortisol abbaut und sogar Entzündungen im Körper reduziert. Man kann auch Substanzen kaufen, die einem ähnliche Erfahrungen bereiten, aber die sind wahrscheinlich sehr teuer, und man könnte dafür auch im Gefängnis landen. Schauen wir uns daher lieber die erprobten Möglichkeiten an, wie Meditation das Leben verbessern kann.

ARBEITSLEISTUNG

Laut einer in der Zeitschrift *Brain Research Bulletin* veröffentlichten Studie konnten Menschen, die acht Wochen lang meditierten, bestimmte Gehirnwellen – den sogenannten Alpha-Rhythmus – besser kontrollieren. Der Hauptautor des Artikels, der MIT-Neurowissenschaftler Christopher Moore, PhD, erklärt: »Diese Aktivitätsmuster sollen Ablenkungen minimieren sowie die Wahrscheinlichkeit, dass man sich ablenken lässt. Unsere Daten deuten darauf hin, dass Meditationsübungen die Konzentrationsfähigkeit verbessern, weil sie einem unter anderem ermöglichen, besser mit potenziellen Störfaktoren umzugehen.«

Könnten Sie gerade etwas mehr Konzentration benötigen? Wären weniger Ablenkungen hilfreich? Wenn Sie wie die meisten Menschen sind, dann ist Konzentration ein großes Problem. Unsere Fähigkeit, Dinge fokussiert zu erledigen, macht einen großen Teil unseres Erfolges aus. Meditation verändert buchstäblich das Gehirn und ermöglicht es einem wie sonst kaum etwas, seine Konzentrationsfähigkeit einzusetzen. Man kann tatsächlich beeinflussen, wie das Gehirn wächst und arbeitet.

Nach acht Wochen zeigten die Teilnehmer, die geübt in Meditation waren, im Vergleich zur Kontrollgruppe weitreichendere Veränderungen in der Größe (Umfang) ihrer Alphawellen, wenn man sie bat, sich auf eine bestimmte Sache zu konzentrieren. Kurz gesagt, sie konnten sich umfassender und tiefer mit etwas beschäftigen als zu Beginn der Studie. Wissenschaftler an der Harvard Medical School haben auch herausgefunden, dass Meditation die Gehirnstruktur ändert und die Regionen verdichtet, die für Aufmerksamkeit und Sinnesverarbeitung zuständig sind.

Es gibt Unmengen von Daten über die positiven Auswirkungen von Meditation auf Arbeitsleistung, Produktivität, Gedächtnis und Konzentration. Bleiben Sie nicht auf der Strecke, weil Sie sich dieses wertvolle Hilfsmittel nicht zunutze gemacht haben.

GESUNDHEIT

Untersuchungen am Medical College of Georgia in Augusta haben ergeben, dass Meditation den Blutdruck senkt und das Risiko von Herzerkrankungen und Schlaganfällen verringert. Zahlreiche Studien zeigen auch, dass Meditation chronischen Schmerz lindern und die Entzündungsmarker reduzieren kann.

Heutzutage sind stressbedingte Krankheiten der Grund für mehr als 80 % aller Arztbesuche. Stress ist einer der Hauptgründe, warum Menschen mit dem Meditieren beginnen. Unzählige Studien weisen die stressreduzierende Wirkung bei gesunden Menschen nach ebenso wie bei Patienten, die an verschiedenen Krankheiten leiden. Meditation ist erwiesenermaßen gut für das Gehirn, den Körper und das Leben generell.

SCHLAF

Die American Academy of Sleep Medicine hat Forschungsergebnisse veröffentlicht, nach denen Meditation eine wirkungsvolle Behandlungsmöglichkeit von Schlaflosigkeit ist. Die Teilnehmer der Studie meditierten zwei Monate lang regelmäßig und zeigten eine verbesserte Schlaflatenz, Gesamtschlafzeit, Gesamtwachzeit, Wachzeit nach Schlafbeginn, Schlafeffizienz, Schlafqualität und weniger Depressionen. Die führende Wissenschaftlerin der Studie Ramadevi Gourineni, MD, erklärt: »Die Ergebnisse der Studie zeigen, dass die Unterweisung in tiefenentspannenden Techniken am Tag den Schlaf in der Nacht verbessern kann.«

Laut einer in der Zeitschrift *Medical Science Monitor* veröffentlichten Studie haben fortgeschrittene Meditierer ein höheres Grundlevel an Melatonin als Menschen, die nicht meditieren. Das Beste ist jedoch, dass Meditation keine weiteren Nebenwirkungen hat, außer die Lebensqualität zu verbessern. Medikamente gegen Schlaflosigkeit können dagegen zu Organschäden führen, Hormonstörungen und Abhängigkeit. Warum sollte man sich solchen potenziellen Nebenwirkungen aussetzen, wenn es viel sicherere und bessere Alternativen gibt?

AUF DEN WELLEN REITEN

Vier Gehirnwellenfrequenzen lassen sich am häufigsten nachweisen und werden in Hertz (Hz) gemessen, der Anzahl sich wiederholender Vorgänge pro Sekunde. Jede dieser Frequenzen hat ihre eigenen Charakteristika, die spezielle Gehirnaktivitäten und einen einzigartigen Bewusstseinszustand abbilden.

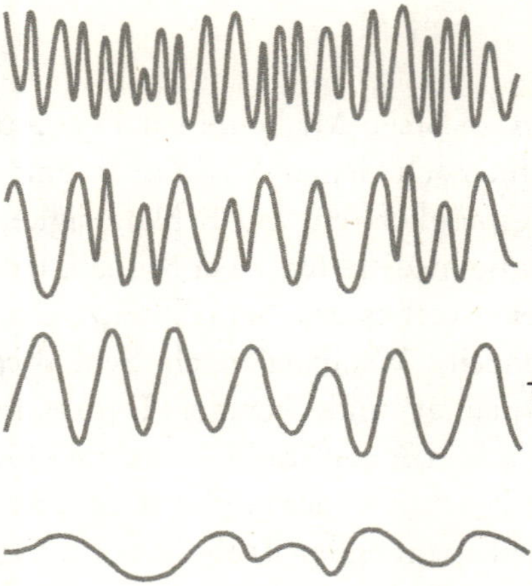

Abb.: Die vier häufigsten Gehirnwellen

- Beta-Wellen (14 bis 30 Hz): Der Gehirnrhythmus im normalen Wachzustand beim Denken, bewusster Problemlösung und Wahrnehmung der Welt. Wenn Sie das jetzt lesen, befinden Sie sich wahrscheinlich im »Beta-Zustand«.
- Alpha-Wellen (9 bis 13 Hz): Wenn man völlig entspannt ist, verlangsamen sich die Gehirnwellen von der Hyperwachheit der Beta-Wellen zu den sanften Alpha-Wellen. Beim »Alpha-Zustand« beginnt Meditation. Diese Gehirnwellenfrequenz steigert die Vorstellungskraft, das Visualisierungsvermögen, unterstützt das Gedächtnis, die Lernfähigkeit und die Konzentration. Sie ist der Übergang zum Unterbewussten und programmiert das Denken um.
- Theta-Wellen (4 bis 8 Hz): Theta-Wellen sind während tiefer Meditation und leichtem Schlaf messbar, die wichtige REM-Traumphase eingeschlossen. Dieser Bereich ist die Domäne des Unterbewusstseins und kommt nur kurzfris-

tig vor, wenn man aus dem Alpha-Zustand in den Schlaf sinkt oder aus tiefem Schlaf erwacht (Delta-Wellen). Wir sind Erkenntnissen und Informationen gegenüber aufnahmefähiger als im normalen bewussten Zustand. Manche Experten behaupten, dass die Theta-Meditation die Intuition und die Fähigkeit zu anderen übersinnlichen Wahrnehmungen steigert.

- Delta-Wellen (1 bis 3 Hz): Die Delta-Frequenz ist die langsamste aller Frequenzen und wird bei tiefem, traumlosem Schlaf gemessen, außerdem gelegentlich bei sehr erfahrenen Meditierern. Der Delta-Zustand ist unerlässlich für die körperlichen Heilungsprozesse. Ein Großteil der Regeneration findet in diesem Gehirnwellenzustand statt, weshalb wir ohne genug Tiefschlaf nicht überleben können.

Meditation ist vor allem deshalb so wirksam, weil sie Gehirnwellen verändern kann. Man kann bewusst und gesteuert beeinflussen, wie das Gehirn arbeitet, und die potenziellen Vorteile sind überwältigend. Ein weiterer wichtiger Grund, warum Meditation funktioniert, ist der sofortige Wechsel ins vegetative Nervensystem.

ATMEN, ATMEN, NICHTS ALS ATMEN

Nahrung ist wichtig, doch man kann auch wochenlang ohne überleben. Wasser ist wichtig, doch auch das kann man einige Tage entbehren. Doch ohne Sauerstoff überleben wir nur wenige Minuten. Wir nehmen ihn durch die Atmung auf und verarbeiten ihn weiter, doch die meisten von uns atmen, als stünden sie einem Menschen mit Mundgeruch gegenüber.

Wir tendieren dazu, flach und kurz zu atmen und unserem

Körper kaum den nötigen Sauerstoff zuzuführen. Doch jetzt, da wir über das Atmen sprechen, werden Sie sich Ihrer Atemzüge bewusster, nicht wahr? Wahrscheinlich haben Sie ein- oder zweimal tief eingeatmet. Das Verrückte ist … haben Sie vorher etwa nicht geatmet? Natürlich! Doch das lief automatisch ab. Die Atmung ist Teil des vegetativen Nervensystems, das zum größten Teil unterbewusst arbeitet. Es reguliert unter anderem die Herzfunktion (also den Herzschlag), die Verdauung, die Erweiterung und das Zusammenziehen der Pupillen und natürlich die Atmung. Ich weiß ja nicht, wie es Ihnen geht, aber ich möchte nicht bewusst dafür verantwortlich sein, dass mein Herz regelmäßig schlägt und ich mein Essen verdaue. Die Atmung zu kontrollieren ist dagegen etwas völlig anderes.

Wir verfügen über einen Autopiloten für unsere Atmung, doch wir können jederzeit das Steuer übernehmen. Wir können tiefer atmen, oberflächlicher, schneller, langsamer, was auch immer. Doch warum können wir so viel Kontrolle ausüben? Aus evolutionärer Sicht ist es ein Vorteil, weil unsere momentane Wahrnehmung nicht immer der Realität entspricht.

WIE EIN BABY ATMEN

Das vegetative Nervensystem wird vom Hypothalamus gesteuert (die Drüse, die Stress reguliert) und ist hauptverantwortlich für unseren Kampf-oder-Flucht-Reflex. Wenn dieser aktiviert ist, spannen sich die Muskeln an, der Herzschlag beschleunigt sich, die Pupillen weiten sich, die Blutzirkulation wird auf einige Bereiche des Körpers konzentriert, die Nahrungsverdauung im Magen und oberen Verdauungstrakt wird verlangsamt oder ganz eingestellt, die Atmung beschleunigt sich. Dieser unglaubliche Kampf-oder-Flucht-Reflex ist eine physiologische Reaktion auf eine als Bedrohung empfundene Situation, einen Angriff oder eine Gefahr für das Leben. Er ist ein großer evolutionärer Vorteil, da er körperliche Prozesse sofort einstellt, die nicht überlebenswichtig sind, und diejenigen verstärkt, die es sind. Der Körper hat daher die Kraft, sich dem menschenfressenden Löwen zu stellen oder schnell wegzurennen und Deckung zu suchen. Der Kampf-oder-Flucht-Reflex ist also das genaue Gegenteil von Entspannung und Schlaf.

Die Schlüsselworte sind hier »als Bedrohung *empfundene* Situation, einen Angriff oder eine Gefahr für das Leben«. Die eigene Wahrnehmung ist die eigene Realität, selbst wenn diese gar nicht zutrifft. Waren Sie schon einmal draußen unterwegs und hatten vor Schreck beinahe einen Herzinfarkt, weil Sie dachten, Sie hätten eine Schlange gesehen, dabei war es nur ein Ast? Das Kampf-oder-Flucht-System ist sofort hochgefahren, ohne dass es einen realen Anlass gab. Stresshormone wurden ausgeschüttet aufgrund einer Missinterpretation der Umgebung.

Das war jetzt ein körperliches Beispiel, doch die seelischen sind noch viel markanter. Angst vor einem Bewerbungsgespräch, vor Entlassung, davor, einen Flug zu verpassen, negative Kommentare auf Facebook zu bekommen, Geld zu verlieren oder seine Rechnungen nicht mehr zahlen zu können, Angst um die eigene Gesundheit und derjenigen, die einem am Herzen liegen, Sorgen wegen Staus, Abgabeterminen und so weiter … Auch wenn diese Dinge uns selten wirklich treffen, machen sich viele Menschen täglich darüber Gedanken und stressen sich damit. Diese oft irrationale Furcht aktiviert unser Kampf-oder-Flucht-System. Nur weil wir sie als Bedrohung wahrnehmen, springt der Kampf-oder-Flucht-Reflex an, mit allen körperlichen Konsequenzen.

Normalerweise müssen wir uns heutzutage keine Sorgen mehr um menschenfressende Löwen machen, weshalb wir stattdessen andere Dinge suchen, um die unsere Gedanken kreisen können. Das ist nicht unsere Schuld, doch sobald wir uns dessen bewusst sind, können und müssen wir etwas daran ändern. Von der Evolution sind wir dazu bestimmt, zu jagen und nach potenziellen Gefahren Ausschau zu halten. Ein Großteil der Menschheit muss allerdings mittlerweile nicht mehr jagen und nach Nahrung suchen. Die größte Gefahr für uns besteht heutzutage darin, welches Restaurant man für ein Essen mit einem unentschlossenen Partner auswählen soll. Etwa wie in der Szene im Film *Wie ein einziger Tag*, in der der junge Noah die junge Allie immer verzweifelter fragt, was sie möchte, und sie darauf nur antworten kann, dass es nicht so einfach ist.

Nun, da wir verstehen, wie vorgeschichtliche Programmierung und alte Gewohnheiten unser Gehirn kapern können, müssen wir wieder die Kontrolle übernehmen. Wir dürfen nicht vergessen, dass das sympathische Nervensystem oder der Sympathikus (also der Kampf-oder-Flucht-Reflex) ein binäres System ist, es entweder aktiviert ist oder nicht (allerdings in verschiedenen Graden). Ruht es, ist das Gegenstück aktiviert, der Parasympathikus, der den Ruhen-und-Verdauen-Zustand steuert. Genauso wie man beeinflussen kann, ob der Sympathikus aktiviert wird, kann man auch den Parasympathikus einschalten. Der Schlüssel dazu ist unser Atem.

Mit flacher Atmung können wir bei uns eine Stressantwort hervorrufen, ohne uns dessen bewusst zu sein. Wir fühlen uns dann gestresst, wütend oder ängstlich und erkennen nicht, dass wir nur flach atmen, weil wir gerade im Stau stehen oder uns über die Zukunft Sorgen machen. Zum Glück können wir in unsere Atemvorgänge eingreifen und unseren Körper zurück zur Homöostase bringen. Natürlich brauchen wir den Sauerstoff, doch ein weiterer Grund, tief durchzuatmen, ist die Reinigung und Entfernung von Abfallstoffen, vor allem Kohlendioxid.

Haben Sie sich schon mal gefragt, wohin das Gewicht verschwindet, das man abnimmt? Forschungen haben herausgefunden, dass ein Teil des Gewichts als Wasser und als Wärme abgebaut wird, doch ein großer Teil wird auch durch den Atem abgegeben. Tiefes Atmen kann viel bewirken, doch es ist gar nicht so einfach, da wir erst wieder lernen müssen, wie man eigentlich richtig atmet. Ich sage deswegen »wieder lernen«, da es schon einmal eine Zeit in unserem Leben gab, in der wir es perfekt beherrschten. Beobachtet man ein friedlich atmendes Baby, sieht man, wie sich sein Bauch bei jedem Atemzug sichtbar hebt und senkt. Wenn ich bei einem Vortrag einen Zuschauer bitte, tiefes Atmen zu demonstrieren, reißt er oder sie bei jedem Luftholen als Erstes die Schultern in die Höhe. (Ich wusste gar nicht, dass sich Lungen und Zwerchfell in den Schultern befinden.) Dieses Verhalten ist die Folge von gewohnheitsmäßiger Brustatmung. Man füllt nur das Schaufenster der Lungen mit Sauerstoff und dehnt sie dabei nicht vollständig. Um wieder wie ein Profi atmen zu können, versuchen Sie Folgendes:

- Sitzen Sie aufrecht und bequem da, die Schultern sind entspannt, der Blick nach vorn gerichtet. Sie können die Augen schließen, wenn Sie möchten, notwendig ist es allerdings nicht.
- Legen Sie eine Hand auf den Bauch, die andere in den Schoß.

- Atmen Sie ein und stellen Sie sich vor, wie Sie Bauch und Lungen mit Luft von Grund auf füllen, wie wenn man einen Behälter mit Wasser füllt.
- Die Schultern bleiben entspannt, während Sie tief durch die Nase einatmen und unter Ihrer Hand spüren, wie sich Ihr Bauch dehnt. Füllen Sie Ihre Lungen bis zum äußersten Winkel (die Schultern sind immer noch entspannt), dann behalten Sie die energiespendende Luft für zwei Sekunden im Körper.
- Atmen Sie durch die Nase aus und spüren Sie, wie die Luft aus Lunge und Bauch weicht. Atmen Sie alles aus, leeren Sie die Lunge, damit Sie sie wieder neu mit guter Luft füllen können. Harren Sie auch jetzt zwei Sekunden aus.
- Atmen Sie tief ein, füllen Sie Bauch und Lunge von Grund auf, wie Sie einen Behälter mit Wasser füllen würden.
- Wiederholen Sie alle Schritte fünf Mal und überprüfen Sie, wie Sie sich danach fühlen.

Natürlich können Sie die Übung auch noch öfter wiederholen, doch schon wenige Durchgänge konzentrierten Atmens reichen, um die Körperreaktionen zu beeinflussen. Diese Übung ist unerhört praktisch und effektiv, denn man lernt, seinen Körper zu steuern. Man kann den Parasympathikus auf Befehl aktivieren und so seine Gedanken und Gefühle noch mehr kontrollieren.

Man sagt, der Geist sei der Drachen und die Atmung der Faden. Der Geist wird dem Atem folgen. Kurze, flache Atemzüge sind mit Stress und innerer Unruhe verknüpft. Deshalb können wir unsere Reaktion auch beeinflussen. Egal, was um einen herum passiert, was man als Bedrohung wahrgenommen hat, man kann kontrollieren, wie man darauf reagiert, und man kann diese Entscheidung auch jederzeit revidieren.

Atmen Sie tief ein, entspannen Sie sich und denken Sie daran, dass Sie die Fähigkeit haben, Ihre Empfindungen zu ändern.

ENTRÜMPELN SIE DEN GEIST

Eine weitere wertvolle Übung ist die Achtsamkeitsmeditation. Über sie wurden schon viele Bücher geschrieben, kurz gesagt geht es dabei darum: Seien Sie im Hier und Jetzt! Die meiste Zeit eilen unsere Gedanken in die Zukunft, wir denken an alles, was wir tun sollten und müssen ... oder in die Vergangenheit, und wir grübeln darüber nach, was passiert ist und ob es hätte anders ablaufen können. Ganz selten befinden wir uns im Hier und Jetzt, im gegenwärtigen Moment, in unserem Körper und nehmen das Leben bewusst wahr. Über die Achtsamkeitsmeditation können Sie wieder Verbindung zu Ihrem Körper aufbauen, präsenter sein und keine Zeit mit Dingen verschwenden, die nicht einmal existieren. Die Vergangenheit ist eine Erinnerung, die Zukunft ein Traum, und die Gegenwart ist das wahre Geschenk – so heißt es doch, oder? Nutzen Sie Ihre Sinne für die Achtsamkeitsmeditation.

Haben Sie sich schon mal gefragt, warum unsere Gesellschaft besessen von Kochshows ist? Ja, wir essen gern. Doch wir bauen eine Verbindung zu den Persönlichkeiten der Köche auf. Wenn Spitzenköche ihre Arbeit verrichten, ist das für sie wie Meditation. Die Gerüche der Kräuter, das Geräusch des auf dem Grill brutzelnden Fleischs, die Struktur der Nahrungsmittel, wenn sie klein geschnitten und gewürfelt werden, der Geschmack (oh, der Geschmack!), wenn die Köche ihr Werk kosten, und der Anblick der fertigen Speisen auf den Tellern. Wenn man sich darauf einlässt, ist das wirklich eine meditative Erfahrung. So machen es die Spitzenköche, und das merkt man ihren Persönlichkeiten auch an.

Man kann beinahe alles in eine mit allen Sinnen erfassbare Achtsamkeitsmeditation verwandeln. Davon handelt Achtsamkeit schließlich: die Dinge im Hier und Jetzt bemerken und sich darauf einlassen. Beim Gehen kann man sich den Boden unter den Füßen vor Augen führen oder auch den Atem auf die Schritte abstimmen. Man kann bewusst essen, sich bewusst mit einem Freund unterhalten (und dabei nicht darüber nachdenken, was man als Nächstes sagen wird, sondern seinem Gegenüber die volle Aufmerksamkeit schenken), ebenso bewusst duschen oder ein Bad nehmen, Sport treiben, Sex haben, die Wohnung putzen und so weiter. Alles, was man tut, kann Meditation sein. Man ändert die Funktionsweise des Gehirns und tut dabei etwas für seine Gesundheit. Ein stärker aktivierter Parasympathikus sorgt auch für besseren Schlaf.

Meditation verleiht einem die überwältigende Fähigkeit, sich zu konzentrieren, was wiederum direkte Auswirkungen auf den Schlaf hat, auf den man sich dann voll und ganz einlassen kann und viel weniger von anderen Dingen abgelenkt wird. Meditation ist eine Fähigkeit, ein Werkzeug und notwendig, um sich zu entspannen. Jetzt, da wir die Möglichkeiten von Meditation kennen sowie eine einfache Atem- und Achtsamkeitsübung, stelle ich Ihnen einige zusätzliche Tipps vor, wie Sie durch Ihre Übungen sofort etwas Gutes für Ihren Schlaf und Ihr Gehirn tun können.

ZUR BESTEN SENDEZEIT

Die beste Zeit zum Meditieren ist, wenn man sich bereits nahe am Alpha- und Theta-Zustand befindet; das heißt früh am Morgen nach dem Aufwachen oder abends vor dem Zubettgehen. Laut Untersuchungen der American Academy of Sleep Medicine konnten Studienteilnehmer, die morgens meditiert haben, nachts besser schlafen. Man schafft eine bewusste neuronale Verknüpfung zur Entspannung, einen Schutz gegen Stress und ein tiefgreifendes Gefühl für den gegenwärtigen Moment – alles Hilfsmittel für besseren Schlaf.

Beginnen Sie gleich morgen früh mit dem Meditieren (oder auch jetzt, wenn Sie es gar nicht erwarten können). Die ganze Zeit hören wir von ungesunden Verhaltensweisen, machen Sie sich daher mit dieser gesunden Angewohnheit vertraut, von der Ihr Leben umfassend profitieren wird. Fünf bis zehn Minuten am Morgen haben kumulative Auswirkungen auf Ihre Energie, Ihre Konzentrationsfähigkeit und Ihren Schlaf. Falls Sie zu früh aufwachen und nicht mehr einschlafen können, bleiben Sie im Bett liegen und führen Sie eine Atemmeditation durch, um das Gehirn in den Alpha- und/oder Theta-Zustand zu bringen und einige der positiven Auswirkungen von Schlaf nachzuahmen, die einem sonst entgehen würden.

Greifen Sie auf dieses tolle Hilfsmittel zurück, wenn Sie es brauchen, gerade im Alltag. Meditation kann dazu beitragen, Körper und Geist wieder zu verjüngen, den Schlaf zu vertiefen und die tägliche Leistungsfähigkeit zu steigern.

POWERTIPP 1

Wenn Sie am Abend meditieren möchten, um den Stress des Tages abzubauen, tun Sie das, bevor Sie sich ins Bett legen. Das Gehirn soll mit Ihrem Bett nur Schlaf (Sex, wenn Sie zu sexy für die Party sind) verbinden, nichts weiter. Sie können auf der Bettkante ein paar Minuten meditieren und sich dann entspannt und schläfrig in die Decken kuscheln.

POWERTIPP 2

Üben Sie anhand geführter Meditationen, wenn Ihnen die Technik bisher noch fremd war. Für Menschen, deren Geist kaum zur Ruhe kommen mag, kann dies hilfreich sein, da sie sich an die Anweisungen halten können.

POWERTIPP 3

Wenn Sie mit einer einfachen Meditations-/Achtsamkeitsübung leichter einschlafen wollen, versuchen Sie Folgendes:

- Legen Sie sich entspannt auf den Rücken – mit einem bequemen Kissen unter dem Kopf, falls Sie dieses benötigen.
- Atmen Sie fünf Sekunden lang tief ein, halten Sie den Atem fünf Sekunden lang an, dann atmen Sie fünf Sekunden lang aus. Wiederholen Sie die Übung noch zwei Mal.
- Konzentrieren Sie sich jetzt auf den Atem und seinen Weg in Ihre Zehen. Visualisieren Sie den Sauerstoff, der durch Ihre Nase bis hinunter zu den Zehen wandert und dann zurück (alles in Fünf-Sekunden-Schritten).
- Richten Sie Ihre Aufmerksamkeit jetzt auf Ihre Füße. Atmen Sie durch die Nase ein und verfolgen Sie den Weg des Sauerstoffs zu Ihren Füßen (fünf Sekunden einatmen, fünf Sekunden halten, fünf Sekunden ausatmen, fünf Sekunden halten).
- Richten Sie Ihre Aufmerksamkeit der Reihe nach auf Ihre Fußknöchel, die Unterschenkel, die Knie, die Oberschenkel und

arbeiten Sie sich den Körper entlang nach oben, bis Sie sanft einschlafen. Sie müssen vermutlich ein wenig experimentieren, bis Sie herausgefunden haben, was bei Ihnen am besten funktioniert. Diese Übung können Sie jederzeit machen.

POWERTIPP 4

Es könnte mehrere Gründe haben, warum Sie in der Nacht ständig aufwachen. Der offensichtlichste Schuldige ist ein aus dem Gleichgewicht geratener Hormonzyklus. Wie wir bereits in den vorangegangenen Kapiteln besprochen haben, ist eine Optimierung des Hormonhaushaltes durch entsprechende Ernährung, Sport und das Befolgen der Ratschläge in diesem Buch der Schlüssel zu einem ausbalancierten Hormonhaushalt. Ein weiterer Grund könnte eine unbekannte oder unbehandelte Schlafapnoe sein, die sich anfühlt, als würde ein sehr, sehr schwacher Mensch versuchen, einen zu erwürgen – nichts, was tatsächlich Schmerzen verursachen würde, aber unangenehm genug, um davon aufzuwachen. Hier ist Abnehmen besonders wichtig, wie Sie wissen, aber man sollte auch einen Arzt konsultieren. Weitere Gründe könnten ein niedriger Blutzucker sein (wie in Kapitel 13 besprochen), Probleme im Verdauungstrakt (wie in Kapitel 7 behandelt) oder psychischer Stress (ein wichtiger Faktor).

Das Leben heute mit seinen ganzen Stressoren kann jeden von uns aus der Bahn werfen. Meditationsübungen und das Aufarbeiten von aufgeschobenen Dingen können den Stress merkbar reduzieren. Oft resultiert psychischer Stress aus Dingen, die »wir tun müssen« oder nicht loslassen können. Vielleicht wollen Sie eigentlich an einer Beziehung arbeiten, vielleicht müssen Sie eine andere loslassen. Oder Sie müssten sich eigentlich neue Kenntnisse für Ihren Job aneignen. Oder sich von einer Arbeitsstelle trennen, die nicht zu Ihnen passt, und sich etwas Neues suchen. Egal was, wenn es Ihnen wichtig ist, sollten Sie nicht zu lange zögern und etwas unternehmen. Natürlich muss nicht alles auf einmal und über Nacht geschehen, aber arbeiten Sie jeden Tag ein kleines Stück auf die Veränderung hin. Diese täglichen Schritte können Wunder bei Ihrer psychischen Verfassung wirken. Ob Sie eine Beziehung verbessern, mehr Geld verdienen oder Ihre Gesundheit verbessern wollen – nehmen Sie sich Zeit dafür. Lesen Sie jeden Tag ein wenig, hören Sie Hörbücher oder Podcasts oder gehen Sie regelmäßig zu Treffen oder Veranstaltungen, die Ihnen helfen auf dem Weg zu dem Leben, das Sie wirklich für sich wollen. Ein erfülltes Dasein anstatt psychischer Täler liegt oft näher, als man denkt.

POWERTIPP 5

Es kann viele Gründe haben, nachts aufzuwachen, doch man sollte vor allem darauf achten, nicht zu sehr zu schwitzen. Indem Sie die Ratschläge aus diesem Buch befolgen, schaffen Sie die besten Voraussetzungen für hervorragenden und energiespendenden Schlaf. Aber versuchen Sie nicht ständig darüber nachzudenken, ob Sie auch genug Schlaf bekommen, dadurch entsteht neuer Stress. (Natürlich wollen wir aber auch nicht, dass Sie unter chronischem Schlafmangel leiden.)

Wenn Sie oft aufwachen, können Meditations- und Entspannungsübungen helfen. Wenn Sie im Bett liegen bleiben können, versuchen Sie sich zu entspannen und positive Gedanken zu denken (lächeln Sie und freuen Sie sich, am Leben zu sein!). Falls Sie jedoch noch daran arbeiten, sich zu ändern, und aufgewühlt und frustriert sind, stehen Sie auf und lesen Sie (bei der richtigen Beleuchtung, um den Cortisolspiegel niedrig zu lassen). Vermeiden Sie, eine negative Assoziation zu Ihrem Bett aufzubauen. Beim Lesen werden Sie wahrscheinlich allmählich müde und schlafen wieder ein.

Es gibt zudem Hinweise, dass das Schlafen in Etappen Teil der menschlichen Evolution war. Man geht abends normal ins Bett, schläft drei bis vier Stunden, wacht für eine oder zwei Stunden auf und schläft dann wieder drei oder vier Stunden bis zum Morgen. Für die meisten Menschen ist das sicher nicht ideal, aber falls es Sie einmal betrifft, müssen Sie sich keine Sorgen machen, dass etwas mit Ihnen nicht in Ordnung sein könnte.

POWERTIPP 6

Es gibt auch »aktivere« Arten der Meditation, die dieselben positiven Auswirkungen haben, ohne dass man still dasitzen muss. Das *Journal of Health Psychology* hat eine Studie veröffentlicht, laut der tägliches Praktizieren von *Qigong* über einen Monat hinweg ausgereicht hat, um die Länge des Schlafs sowie andere Faktoren für das psychische Wohlbefinden zu verbessern.

Qigong ist eine über viertausend Jahre alte Form der Meditation und Energieübung, zu der kontrollierte Atmung und Bewegungsabläufe gehören. Qigong gewinnt zunehmend an Popularität, und immer mehr Studien untermauern die positiven Auswirkungen auf Körper und Geist. Laut einer im *International Journal of Neuroscience* veröffentlichten Untersuchung haben sich nach sechswöchigem Qigong-Training bei Patienten mit Parkinson Schlafqualität und Laufvermögen signifikant gebessert. Diese Meditations- und Bewegungsform hat also nur Vorteile.

Tai Chi wird oft als »bewegte Meditation« bezeichnet und ist ebenfalls sehr zu empfehlen. Eine an der University of California, Los Angeles, durchgeführte Studie unter 112 gesunden älteren Erwachsenen mit leichten Schlafproblemen hat gezeigt, dass sich nach 16 Wochen Tai-Chi-Übungen Qualität und Dauer des Schlafs gegenüber der Kontrollgruppe signifikant verbessert hatte. Ob es nun Atemmeditationen, geführte Meditationen oder bewegungsbasierte Meditationen sind – finden Sie die Form, die Ihnen zusagt. Die Vorteile sind herausragend, und man braucht nur wenige Minuten am Tag dafür zu entbehren.

17 NATÜRLICHE KLEINE HELFER

Viele Menschen greifen auf Hilfsmittel zurück, um besser schlafen zu können, doch diese bringen viele Nachteile mit sich. Idealerweise sollte man erst die Aspekte seines Lebensstils ändern, die für das Schlafproblem verantwortlich sind. Mit Medikamenten oder anderen Hilfsmitteln behandelt man nur ein Symptom und erhöht die Wahrscheinlichkeit, dass man von etwas abhängig wird und langfristig Schaden nimmt. Konzentrieren Sie sich also zuerst auf die Veränderungen der Lebensweise, die wir in diesem Buch besprechen. Danach können Sie vorsichtig auf natürliche Schlafhilfen zurückgreifen. Vier der sanfteren Beispiele stelle ich Ihnen hier vor. Fangen wir mit dem traditionsreichsten Mittel an:

KAMILLE

Dieses Kraut wird seit Tausenden von Jahren verwendet, um alles von Hautkrankheiten über Herzerkrankungen bis hin zu Entzündungen zu behandeln. Heute weisen zahlreiche Studien die tatsächliche Wirkung dieser uralten Pflanze nach. Eine in der Zeitschrift *Molecular Medicine Reports* hervorgehobene Studie hat gezeigt, dass Kamillen-*Flavonoide* signifikante entzündungshemmende Eigenschaften besitzen und die COX-2-Enzyme aktivieren, die körperliche Schmerzen reduzieren. Die Studie hat auch bestätigt, dass Kamille als sanftes Beruhigungsmittel und zur Schlafförderung eingesetzt werden kann.

Die beruhigenden Eigenschaften scheinen zum großen Teil auf ein bestimmtes Flavonoid namens *Apigenin* zurückzuführen zu sein, das reichhaltig in Kamillentee enthalten ist, sich an bestimmte GABA-Rezeptoren im Gehirn bindet und damit auf natürliche Weise Aktivitäten des Nervensystems beruhigt. Als natürlicher Bestandteil von Nahrungsmitteln und Heilkräutern hat es hauptsächlich gesundheitliche Vorteile und keine möglichen schädlichen Nebeneffekte. Apigenin hat sich auch als sehr wirkungsvolles Mittel in der Krebsbekämpfung erwiesen. Im *International Journal of Oncology* und in der Zeitschrift *Pharmaceutical Research* veröffentlichte Forschungen haben nachgewiesen, dass Apigenin schützend gegen viele Krebsarten wirkt (darunter Brust-, Darm-, Haut- und Prostatakrebs) und eine hohe Selektivität gegenüber Krebszellen im Gegensatz zu gesunden Zellen besitzt.

Kamille wird traditionell schon lange als Schlafhilfe verwendet, doch die modernen Untersuchungsmethoden können erst jetzt die tatsächliche Wirkung, auch bei anderen gesundheitlichen Problemen, nachweisen. Kamille kann dazu beitragen, das Nervensystem zu beruhigen, die Muskeln zu entspannen und den Körper auf die Nacht vorzubereiten. Vor dem Zubettgehen einen Kamillentee zu trinken ist eine gute Wahl. Trinken Sie einfach eine normal große Tasse mit einem Beutel Bio-Kamillentee, und dem Tiefschlaf steht nichts mehr im Weg.

KAVA-KAVA

Das Nationalgetränk der wunderschönen Fidschi-Inseln. Kava-Kava ist bekannt für seine beruhigenden Eigenschaften und wird üblicherweise zur Behandlung von Schlaflosigkeit und Erschöpfung eingesetzt. Eine 2004 in der Zeitschrift *Human Psychopharmacology* veröffentlichte Studie hat herausgefunden, dass dreihundert Milligramm Kava-Kava Stimmung und kognitive Leistungen verbessern können. Einige weitere Studien haben gezeigt, dass Kava-Kava die Zeichen und Symptome von Angststörungen lindern kann (was definitiv ein Schlafhindernis ist). Die meisten schlafbezogenen Daten, die über Kava-Kava erhoben wurden, zeigen, dass durch die Einnahme die Schlafqualität verbessert und die Einschlafzeit verkürzt werden kann. Eine Tasse Kava-Kava-Tee vor dem Einschlafen ist also ein gutes Abendritual.

BALDRIAN

Dieses traditionell angewandte Heilkraut ist das stärkste der drei Kräuter, die ich hier empfehle, und wirkt moderat beruhigend. Es ist für Menschen mit Einschlafschwierigkeiten geeignet und unterstützt Schlaf ohne Unterbrechungen. Die Wurzel der Baldrianpflanze wird als Medizin verwendet und zu einem Saft gepresst oder als Pulver gefriergetrocknet. Für die Teezubereitung eignet sich ein Teebeutel, oder gießen Sie eine Tasse kochendes Wasser über einen Teelöffel (zwei bis drei Gramm) getrocknete Baldrianwurzeln und lassen die Mischung zwischen fünf und zehn Minuten ziehen; danach abseihen und trinken. Baldrian gibt es auch als Tinktur oder in Kapselform (ebenso wie die beiden anderen erwähnten Kräuter).

5-HTP, GABA UND L-TRYPTOPHAN

Ich fasse diese drei Hilfsmittel zusammen, weil sie nicht wie die drei vorgestellten Kräuter natürlichen Ursprungs sind und daher nicht die ideale Wahl. Es handelt sich hierbei um isolierte Chemikalien, die bei genauer Überwachung und vorsichtiger Einnahme unterstützend wirken können.

5-HTP ist eine Aminosäure und die Vorstufe zu Serotonin. Wie Sie aus den vorhergehenden Kapiteln wissen, wird Serotonin im Körper in Melatonin umgewandelt (das Schlafhormon). In einer vom University of Maryland Medical Center durchgeführten Studie sind die Teilnehmer, die 5-HTP genommen haben, schneller ein- und haben tiefer geschlafen als die Kontrollgruppe mit Placebos. Wissenschaftler empfehlen, 200 bis 400 Milligramm pro Abend zu nehmen, um die Serotoninbildung zu stimulieren, die volle Wirkung tritt allerdings erst nach sechs bis zwölf Wochen ein.

GABA ist ein wichtiger Neurotransmitter im Zentralnervensystem. Tatsächlich ist es der größte hemmende Neurotransmitter im Gehirn, der die Aktivität von erregenden Gehirnchemikalien unterbindet. Manche Menschen schwören auf die beruhigende Wirkung von GABA zur Stressbewältigung. Wenn GABA für Sie interessant sein könnte, fangen Sie mit fünfhundert Milligramm pro Abend an. Informieren Sie sich auch über die GABA-Vorstufen *Picamilon* und *Phenibut*.

L-Tryptophan ist eigentlich die Vorstufe zu 5-HTP, das selbst nicht in Nahrung enthalten ist, Tryptophan allerdings schon. Dazu zählen Truthahn, Huhn, Kürbis, Sonnenblumenkerne, Kohl und Meeresgemüse. Doch auch wenn diese Nahrungsmittel Teil einer gesunden Ernährung sind, enthalten sie zu wenig Tryptophan, um die gewünschte Wirkung zu erzielen. L-Tryptophan ist in Apotheken erhältlich und sollte idealerweise neunzig Minuten vor dem Schlafengehen genommen werden.

Jeder Mensch wird anders auf diese Hilfsmittel reagieren. Für den einen wird das eine Wunder wirken und für entspannten Schlaf sorgen, wohingegen der andere von wilden Träumen geplagt wird und am Morgen völlig erschlagen aufwacht. Das gilt für alles: Nahrung, Ergänzungsmittel, sogar Sport. Man muss experimentieren, bis man herausgefunden hat, was die klügste, sicherste und effektivste Langzeitlösung für einen ist.

DER MELATONINFEHLER

Sie haben sicher bemerkt, dass ich Melatonin im vorherigen Textabschnitt ausgelassen habe. Heutzutage ist es als Ergänzungsmittel sehr beliebt, kein Wunder in unserer Zeit voller Schlafprobleme. Viele Experten sind sich einig, dass die zusätzliche Einnahme von Melatonin bei einigen Menschen große Wirkung zeigen kann. Doch man muss sich bewusst sein, dass man damit ein Hormon einnimmt. Und wie bei jeder Hormontherapie – sei es mit Testosteron oder Östrogen – ist auch hier das Risiko von Nebenwirkungen größer.

Das Hauptproblem bei der zusätzlichen Einnahme von Melatonin ist, dass es die natürliche Fähigkeit des Körpers, selbst Melatonin zu verwerten, behindern kann. Eine im *Journal of Biological Rhythms* veröffentlichte Studie hat aufgedeckt, dass die Einnahme von hohen Dosen Melatonin zum falschen Zeitpunkt zu einer Desensibilisierung der Melatoninrezeptoren führen kann. Man verhindert also damit, dass der eigene Körper Melatonin verwerten kann. Viele Menschen haben bemerkt, dass sie bei längerer Melatonineinnahme immer größere Mengen benötigen. Und trotzdem ist die Schlafqualität dadurch nicht automatisch besser, wie der Schlafspezialist Michael J. Breus, PhD, bestätigt: »Man darf nicht vergessen, dass es sich hier um ein Hormon handelt, kein Vitamin.«

Wenn man unbedingt davon abhängig werden möchte oder dem Körper die Fähigkeit nehmen, Melatonin zu verwerten, nur zu. Ich würde allerdings vorschlagen, die Finger davon zu lassen oder zumindest zuerst andere Möglichkeiten auszuprobieren. Die Vorstufen von Melatonin einzunehmen, kann ein wenig unproblematischer sein, doch auch hier ist Vorsicht geboten: Am besten nimmt man ein Medikament zur Schlafregulierung nur kurzfristig, um ein normales Schlafmuster zu etablieren oder nach einer Reise über verschiedene Zeitzonen sowie nach der Zeitumstellung wieder aufzubauen. Greifen Sie zuerst zu den natürlichen Hilfsmitteln und erst danach zu den anderen Ergänzungsstoffen, um den bereits erreichten guten Zustand eventuell noch weiter zu »ergänzen«.

* *

POWERTIPP 1

Ich kann gar nicht oft genug betonen, dass man alle anderen bisher in diesem Buch aufgeführten Ratschläge zuerst ausprobieren sollte, bevor man zu medikamentöser Hilfe greift. In der Natur kommen solche Stoffe nicht vor, sie sind normalerweise erst einige Jahrzehnte getestet worden (wenn überhaupt), im Gegensatz zu den vielen tausend Jahren, die sich der Mensch bereits auf der Erde befindet. Denken Sie daran. Ihr Körper ist ein sehr altes, hochkomplex aufgebautes Konstrukt; wenn eine Chemikalie, die vor einer gefühlten Woche in irgendeinem Labor zusammengerührt wurde, darauf losgelassen wird, kann das übel ausgehen. Einige brillante Wissenschaftler und Erfinder arbeiten an Nahrungsergänzungsmitteln und Medikamenten, die Leben retten können, doch bitte halten Sie niemals ein Produkt in einer Kapsel für echte Nahrung.

POWERTIPP 2

Finden Sie die richtige Dosis für sich heraus. Manche Hersteller empfehlen Dosierungen, die für einige Menschen zu niedrig oder zu hoch sind. Wenn jemand zum Beispiel Melatonin einnehmen will (auch wenn es nicht empfehlenswert ist), sind 150 Mikrogramm für Männer und 100 Mikrogramm für Frauen ein guter Anfang. Auf einigen Melatonin-Präparaten werden allerdings Dosierungen von

3.000 Mikrogramm empfohlen! Größe, Gewicht, Darmgesundheit, Stresslevel, Entzündungen und noch vieles mehr muss bei der einzunehmenden Menge berücksichtigt werden. Am besten fängt man mit einer niedrigen Dosis an und arbeitet sich dann nach oben, außer man ist sich hundertprozentig sicher, was man tut.

POWERTIPP 3

Mischen Sie Schlafmittel nicht mit Alkohol. Falls Sie das tun, können sich die Muskeln zu sehr entspannen, Sie hören auf zu atmen und erwachen irgendwann wie Bruce Willis in *The Sixth Sense*. (Spoiler: Er war tot und wusste es nicht.) Im Ernst, jede Einschlafhilfe (sei es ein Medikament oder ein anderes Mittel) zusammen mit Alkohol ist eine richtig schlechte Idee. Seien Sie schlau, gehen Sie auf Nummer sicher und sprechen Sie nicht mit dem Kind, das sagt: »Ich sehe tote Menschen.«

18 DER FRÜHE VOGEL FÄNGT DEN WURM

In Kapitel 2 haben wir schon ausführlich über die Vorteile von ausreichend Sonnenlicht für den Schlaf gesprochen. Jetzt gehen wir noch einen Schritt weiter: Nicht nur das Sonnenlicht allein ist wichtig, sondern auch das Aufwachen möglichst früh am Morgen, das die Weichen für einen guten Nachtschlaf stellt. Nach Aussage der Psychiaterin und Psychotherapeutin Tracey Marks, MD, »synchronisiert das frühe Zubettgehen und das frühe Aufwachen die innere Uhr mit dem natürlichen zirkadianen Rhythmus der Erde, was erholsamer ist, als zu versuchen, bei Sonnenlicht zu schlafen.«

Es mag ironisch klingen, dass man besser schlafen können soll, wenn man früh aufgestanden ist, doch das lässt sich auf den früheren Schlaf- und Wachrhythmus der Menschen zurückführen, der sich erst in den letzten hundert Jahren geändert hat. Vor gar nicht allzu langer Zeit war der Mensch noch Beute und schwebte in großer Gefahr, wenn er sich nachts draußen herumtrieb. Man vergisst oft, dass Menschen keine nachtaktiven Wesen sind, weshalb ich es Ihnen noch einmal in Erinnerung rufe:

- Unsere Sicht im Dunkeln ist unglaublich schlecht. Raubtiere wie Löwen haben viel mehr Stäbchen in den Augen und können nachts dadurch sehr viel besser sehen. Man sieht sie nicht, wird aber von ihnen gesehen – und ist damit automatisch bei ihnen zum Essen eingeladen (nicht als Gast natürlich).
- Unser Geruchssinn ist auch nicht gerade berühmt. Klar, man riecht die Frau, die im Fitnessstudio an einem vorbeigeht und zu viel Parfüm aufgetragen hat (was sie wohl

damit überdecken will?), doch nachtaktive Tiere wie das Opossum können Ärger kilometerweit riechen.
– Unser Gehör ist auch nicht gut genug, um sich im Dunkeln zurechtzufinden. Ein leises Geräusch aus einigen Hundert Metern Entfernung dringt dagegen zum Beispiel an die Ohren eines Graufuchses. Sie sehen zwar nicht so gut wie andere Nachttiere, doch dank ihres ausgezeichneten Gehörs können sie nachts jagen und Gefahren aus dem Weg gehen.

Menschen verfügen über ausgezeichnete Sinne, die ihre Stärken am Tage ausspielen. Dadurch können wir lebhafte Farben wahrnehmen und unsere Sinne kombinieren, um unsere Umgebung so zu erfassen, wie es kein anderes Lebewesen kann.

Die Erfindung der Glühbirne hat uns geholfen, die Welt zu erleuchten, und es uns ermöglicht, Dinge zu erfinden, uns weiterzuentwickeln und bessere Gemeinschaften zu bilden. Doch die Verwendung von künstlichem Licht wurde zu einer Sucht, die negative Auswirkungen auf unseren Schlaf und unsere Gesundheit hat. Was hilft uns eine Erfindung, wenn wir zu krank dafür sind, um sie zu genießen? Sie denken vielleicht: »Nun, wir leben nicht mehr da draußen in der Wildnis, gönnen wir uns doch heute Nacht einen Netflix-Marathon, yeah!« Es stimmt, dass wir nicht mehr in der Wildnis leben und dass unsere modernen Errungenschaften unser Leben schön und angenehm machen. Doch unsere Gene haben sich nicht so schnell weiterentwickelt und ähneln immer noch denen unserer Vorfahren, die im Einklang mit der Natur gelebt haben. Genetische Anpassungen können Tausende von Jahren dauern. Und die Zeit hat man normalerweise einfach nicht, außer man ist eine Figur aus *Biss zum Morgengrauen*.

Menschen, ebenso wie andere Organismen, passen sich an

einen Hell-Dunkel-Rhythmus an. Diese Muster sind für unsere innere Uhr und unseren Hormonzyklus verantwortlich – jeden Tag unseres Lebens. Das künstliche Licht hat die Länge unserer Tage variabel gemacht. Als Folge davon hat sich die Schlafqualität vieler Menschen drastisch verschlechtert, und unsere inneren Uhren sind aus dem Gleichgewicht, da Schlaf- und Wachzeiten sich von Tag zu Tag ändern. Der mangelnde Rhythmus könnte das größte Problem sein. Unregelmäßige Schlafzeiten verhindern, dass das Gehirn in ein bestimmtes Muster verfällt, weshalb man sich in einer Art permanentem Jetlag befindet. Es kommt nicht nur darauf an, wie man schläft, sondern auch wann, um das Beste aus einem herauszuholen. In unserer heutigen Gesellschaft ist ein kluger Schlafplan unerlässlich, und früh am Morgen seinen Hintern aus dem Bett zu schwingen ist der erste Schritt.

FRÜHAUFSTEHER HABEN ES BESSER

Eine Studie der University of North Texas aus dem Jahr 2008 hat herausgefunden, dass Studenten, die sich selbst als Morgenmenschen bezeichneten, deutlich bessere Noten erreichten. Die Frühaufsteher erzielten einen ganzen Bewertungspunkt mehr als die Nachteulen in der Studie (3,5 beziehungsweise 2,5 Punkte). Natürlich reicht es für gute Noten nicht aus, nur früh aufzustehen, doch hier besteht definitiv eine Verbindung. Bessere Noten können bessere Karrieremöglichkeiten bedeuten und dadurch mehr Erfolg.

In Bezug auf Karrieremöglichkeiten hat eine im *Journal of Applied Social Psychology* veröffentlichte Studie gezeigt, dass Frühaufsteher öfter die Initiative ergreifen als Nachtmenschen, weshalb sie auch meistens beruflichen Erfolg haben.

Die Studie stellt auch die These auf, dass Morgenmenschen Probleme besser vorhersehen und diese effektiver minimieren können. Dies ist in der heutigen Berufswelt ein großer Vorteil, da sich alles so rasend schnell ändert.

Frühaufsteher sind nun aber keine besseren Menschen oder besser in irgendetwas. Andere Studien gehen davon aus, dass Nachtmenschen klüger und kreativer als Morgenmenschen sind, mehr Humor besitzen und in manchen Bereichen offener sind. Das große Problem ist allerdings laut der *Harvard Business Review*, dass Nachteulen nicht dem üblichen Bürozeitschema entsprechen und dadurch viele wichtige Gelegenheiten verpassen, da sie zu anderen Zeiten als ihre Kollegen fit sind.

Ob Sie sich nun als Morgenmensch oder Nachteule bezeichnen, Sie können großartige Dinge mit Ihrem Leben anstellen. Ich will nur dafür sorgen, dass Sie die bestmöglichen Voraussetzungen besitzen und Ihre Gesundheit gut genug ist, um Ihr Leben nach Ihren Wünschen leben zu können. Das führt allerdings zu der Erkenntnis, dass die Gesundheit radikal davon profitiert, wenn man Rücksicht auf die innere Uhr des Körpers nimmt. Menschen sind dafür geschaffen, tagsüber auf zu sein und nachts zu schlafen. Das Dasein als Nachteule ist etwas Neues, und außerdem ist ein Mensch nun mal auch keine Eule.

KEIN MORGENMENSCH?

Manche Menschen lieben es einfach, morgens früh aus dem Bett zu springen und möglichst viel vom Tag zu haben. Es ist ein herrliches Gefühl, morgens schon so viel geschafft zu haben, bevor andere überhaupt die Augen öffnen. Verschiedene

Studien zeigen, dass Morgenmenschen eher über Charakterzüge wie Optimismus, Zufriedenheit und Gewissenhaftigkeit verfügen. Um acht Uhr morgens mit der Arbeit zu beginnen verleiht einem eine Extraportion Optimismus, wohingegen man um vier Uhr nachmittags schon sieben kleinere Probleme bewältigen konnte, die einen aus der Bahn zu werfen versucht haben.

Noch einmal: Das Konzept einer Nachteule ist etwas völlig Neues, das erst seit einiger Zeit möglich ist. Es ist ein antrainiertes Verhalten, das die Gesundheit und den Lauf des Lebens beeinflusst, ob einem das jetzt gefällt oder nicht. Wenn Sie fest daran glauben, dass Sie eine Nachteule sind und Ihren zirkadianen Rhythmus, den Hormonzyklus und alles andere auf Morgenmensch umstellen wollen, geht das mit einigen einfachen Schritten.

Leo Babauta von der populären Webseite *Zen Habits* empfiehlt, seinen Schlafrhythmus schrittweise umzustellen. Tasten Sie sich in 15-Minuten-Intervallen von Ihrer späten Aufstehzeit an eine frühere heran. Auf diese Weise ist ein sanfter Übergang möglich. Oft werfen Menschen, die früher aufstehen wollen, ihren Schlafrhythmus von einem Tag auf den anderen um, sodass sie noch müder und gereizter sind. Außerdem haben sie eine negative Assoziation zwischen noch mehr Unbehagen und frühem Aufstehen gebildet. Die Willenskraft ist dann nach wenigen Tagen erschöpft, und man kehrt zu seinem alten Rhythmus zurück.

Wenn Ihr Ziel ist, um sechs Uhr morgens aufzuwachen, und Sie im Moment um acht Uhr aufstehen, stellen Sie den Wecker einige Tage auf Viertel vor acht. Dann für einige Tage auf halb acht und so weiter. So kann sich Ihr Körper auf gesündere und nachhaltigere Weise an den neuen Rhythmus gewöhnen. Wie widersteht man aber der Versuchung, auf die

Schlummertaste zu hämmern und sich noch einmal umzudrehen? Leo Babauta empfiehlt dafür drei Methoden, die wirklich clever sind:

1. Freuen Sie sich. Denken Sie am Abend zuvor an eine schöne Sache, die Sie am nächsten Morgen machen wollen. Vielleicht wollen Sie etwas schreiben oder eine neue Yoga-Übung ausprobieren oder meditieren, etwas lesen oder Sie wollen unbedingt mit Ihrer Arbeit weitermachen. Wenn Sie am Morgen aufwachen, rufen Sie sich diese Sache in Erinnerung, und schon kommen Sie leichter aus dem Bett.
2. Springen Sie aus dem Bett. Ja, springen, Sie haben richtig gelesen. Mit Begeisterung. Springen Sie mit ausgebreiteten Armen aus dem Bett, als wollten Sie sagen: »Ja! Ich lebe! Ich nehme die Herausforderungen des Tages mit offenen Armen und voll geradezu manischer Energie an.« Ernsthaft, das funktioniert.
3. Stellen Sie den Wecker ans andere Raumende. Wenn er direkt neben Ihnen steht, drücken Sie doch nur die Schlummertaste. Stellen Sie ihn also ans andere Ende des Schlafzimmers, damit Sie aufstehen (oder aufspringen) müssen, um ihn auszuschalten. Gehen Sie dann direkt ins Badezimmer, um zu pinkeln. Danach ist die Wahrscheinlichkeit viel geringer, dass Sie wieder zurück ins Bett kriechen. Erinnern Sie sich jetzt an das, worauf Sie sich freuen. Wenn Sie nicht aus dem Bett gesprungen sind, breiten Sie wenigstens die Arme aus und begrüßen Sie den Tag.

Den Wecker weit weg vom Bett zu stellen reduziert auch die elektromagnetischen Felder, denen man täglich ausgesetzt ist, wie wir in Kapitel 12 besprochen haben. Die elektromagnetischen Felder von elektronischen Geräten stören die Kommunikation zwischen den Zellen im Körper, und ganz offensichtlich sind sie stärker, wenn die Geräte direkt neben einem eingesteckt sind. Vermeiden Sie, neben elektronischen Geräten zu schlafen, denn es ist schädlich.

Hier kommt noch ein weiterer Ratschlag, wie man den Drang, wieder ins Bett zurückzukriechen, besiegen und stattdessen seinen Körper auf den Tag vorbereiten kann: Wecken Sie Ihre Sinne nach dem Aufstehen auf! Viele Menschen trinken morgens Tee oder Kaffee, und die Sinne werden von Geruch und Geschmack stimuliert. Ich bin ein großer Fan von zwei Gläsern Wasser, um den Tag zu beginnen. Mein inneres Bad, wie ich es nenne. Es hydriert den Körper nach der langen Nacht und hilft bei der Beseitigung der Stoffwechselabfallprodukte. Außerdem werden dadurch die Sinne stimuliert und der Körper aufgeweckt. Man kann natürlich auch noch baden oder duschen, um in Gang zu kommen. Schalten Sie für die anderen Sinne gute Musik ein und öffnen Sie die Vorhänge, um das Tageslicht hereinzulassen. Es gibt so viele Dinge, die Körper und Geist automatisch stimulieren, wenn man ihnen ausgesetzt ist. Probieren Sie ein paar Dinge aus und starten Sie mit Schwung in den Tag.

Durch frühes Aufstehen hilft man dem Hormonsystem dabei, in Einklang mit dem natürlichen Rhythmus der Erde zu kommen. Stehen Sie bei Sonnenaufgang auf. Zuerst ist das sicher eine Herausforderung, doch nach weniger als zwei Wochen wird sich Ihr Körper daran gewöhnt haben, und Sie werden sich erholter und erfrischter beim Aufwachen fühlen. Sie können das alte Muster, nachts völlig erschöpft wach zu sein, durchbrechen, indem Sie früh aufstehen und von der natürlichen Cortisolausschüttung profitieren. Wenn Sie dann früher ins Bett gehen, nutzen Sie den natürlichen Anstieg von Melatonin im Körper.

POWERTIPP 1

Gehen Sie jeden Abend etwa zur selben Zeit ins Bett und stehen Sie am nächsten Morgen zum selben Zeitpunkt auf. Viele Menschen in unserer modernen Welt versuchen Schlaf »aufzuholen« und an freien Tagen lange auszuschlafen. Doch wenn man seinen Schlafrhythmus bewusst so durcheinanderbringt, ist man an genau diesen freien Tagen müder als gewollt und fürchtet das Aufstehen am Montagmorgen. Ein gleichmäßiger Schlafrhythmus ist wichtig für die Gesundheit, vergessen Sie das nicht. Versuchen Sie am Abend vor einem freien Tag nicht viel länger als normal aufzubleiben. Gehen Sie so zeitig ins Bett und stehen Sie so früh auf, dass Sie den kostbaren Tag auch wirklich nutzen können. Ich verspreche Ihnen, Netflix funktioniert auch tagsüber, und Sie können trotzdem so viele Folgen einer Serie schauen, wie Sie wollen, nur ohne die unangenehmen Nebenwirkungen, die eine Nacht vor dem Fernseher hat.

Damit der Körper in seinem Rhythmus bleibt, müssen Sie nicht exakt jeden Abend um zehn ins Bett gehen, aber versuchen Sie es in einem Zeitfenster von dreißig Minuten um Ihre ideale Schlafenszeit herum.

POWERTIPP 2

Leo Babautas Methode der kleinen Schritte funktioniert nicht nur am Morgen, sondern auch am Abend, wenn Sie früher ins Bett gehen wollen. Wie wir in Kapitel 6 gelernt haben, profitieren Sie physisch und psychisch noch mehr von den hormonellen Vorgängen und Reparaturarbeiten im Körper, wenn Sie auf jeden Fall zwischen zehn Uhr abends und zwei Uhr morgens schlafen. Wenn Sie normalerweise bis ein Uhr nachts aufbleiben und plötzlich beschließen, zwei Stunden früher schlafen zu gehen, könnte die Umstellung sehr hart werden. Tasten Sie sich lieber schrittweise heran und gehen Sie an den ersten paar Tagen um Viertel vor eins ins

Bett, dann ein paar Tage lang um halb eins und so weiter, bis Sie bei, sagen wir elf Uhr angekommen sind. Natürlich können Sie das Pflaster auch auf einmal abreißen und sofort früh ins Bett gehen und früh aufstehen; der sanftere Weg ist aber die schrittweise Annäherung, die langfristig auch mehr Freude an gutem Schlaf verspricht.

19 EINMAL HANDAUFLEGEN, BITTE

Laut einer im *International Journal of Neuroscience* veröffentlichten Studie zu Schmerzpatienten bemerkten die Teilnehmer, die Massagebehandlungen bekamen, nicht nur eine langfristige Schmerzlinderung, sondern sie schliefen auch besser und wiesen einen höheren Serotoninspiegel auf. Wir alle wissen, wie gut sich Massage anfühlt. Doch viele unterschätzen ihre positive Wirkung auf den Schlaf. Massage ist der geheime Schlüssel, um den Parasympathikus (Ruhen und Verdauen) zu aktivieren. Wenn man dazu noch die klinisch nachgewiesenen Wirkungen auf die Serotoninproduktion, den Oxytocinspiegel und die Reduzierung von Cortisol zählt, ist es kein Wunder, dass Massage einen leichter ins Land der Träume schicken kann.

Wie fühlen Sie sich nach einer Massage? Wahrscheinlich nicht gerade so, als würden Sie einige Kilometer joggen wollen oder das Haus putzen, nicht wahr? Sie wollen sicher einfach nur entspannen, alles ist ruhig und friedlich. Was Sie normalerweise stören würde, ist Ihnen jetzt egal. Ihre Geduld ist schier unendlich, und vielleicht lächeln Sie sogar ein wenig wie der Joker aus Batman und denken sich: »Warum denn so ernst?« Doch auch wenn wir grundsätzlich wissen, dass Massage gut gegen Stress wirkt, sind viele Menschen oft erstaunt, wenn sie von den anderen positiven Auswirkungen einer Massage erfahren. Das ist nur eine Auswahl an bemerkenswerten Vorteilen:

- Normalisierung des Blutdrucks
- Reduzierung von Entzündungs-Zytokinen
- Reduzierung von Schmerz

- verbesserte Mobilität
- Verbesserung der Symptome von Angststörungen und Depressionen
- Reduzierung von Migräne und Kopfschmerzen
- Verbesserung der Verdauung und Ausscheidung
- Reduzierung von Stresshormonen
- verbesserte Funktion des Immunsystems

Vor allem letztere Verbindung ist bemerkenswert, wenn man bedenkt, wie wichtig ein gesundes Immunsystem ist. Eine Studie unter der Leitung von Mark Hyman Rapaport, MD, Vorsitzender der Fakultät für Psychiatrie und Verhaltenswissenschaften an der Emory University School of Medicine, hat gezeigt, dass wöchentliche Massagen im Zeitraum von fünf Wochen signifikante neuroendokrine und immunsystemrelevante Verbesserungen erbrachten. Die Zahl der Lymphozyten hatte sich vergrößert (die weißen Blutzellen, die das Immunsystem unterstützen), der Cortisolspiegel gesenkt, ebenso wie der des *Arginin-Vasopressins* (ein Hormon, von dem man glaubt, dass es eine Rolle bei Aggressionen spielt). Außerdem wurde eine Reduzierung der Zytokine festgestellt, die mit Entzündungen in Verbindung stehen. Die Frage ist nur: Wenn Massage rundum nur Vorteile hat, warum machen sich das nicht mehr Menschen zunutze?

GESCHICHTE DES REIBENS

Die Geschichte der Massage reicht etwa fünftausend Jahre zurück. Archäologische Funde, die auf Massagetherapien hindeuten, wurden bei vielen alten Zivilisationen gemacht, darunter in China, Ägypten, Indien, Japan, Rom und Griechenland. Der griechische Arzt Hippokrates, der oft als Vater der modernen Medizin bezeichnet wird, hat gesagt: »Der Arzt muss in vielen Dingen ausgebildet sein, vor allem aber in der Kunst des Reibens.« Die Jahrtausende vergingen, und im zwanzigsten Jahrhundert wurde Massage von Krankenschwestern immer noch verwendet, um die Schmerzen der Patienten zu lindern und ihnen zu besserem Schlaf zu verhelfen.

Etwa in den Siebzigerjahren, als stärkere Schmerzmedikamente und Beruhigungsmittel gefunden wurden, verlor die Massage im medizinischen Bereich an Bedeutung. Die Massage lebte allerdings als eigene Therapieform weiter, vor allem in der Welt des Leistungssports. Erst in den letzten Jahren wurden umfassende Studien zur Bedeutung von Massage für andere gesundheitliche Belange durchgeführt, was mit einer höheren Nachfrage in der Bevölkerung zusammentraf. Ich wette, Sie haben sicher schon die ganzen Massagestudios gesehen, die plötzlich überall aufgetaucht sind, nicht wahr? Im Moment nutzen etwa 10 % der US-Amerikaner Massagetherapie zumindest unregelmäßig [entspricht dem Prozentsatz in Deutschland. Anm. d. Red.]. Die wichtigsten Gründe der zunehmenden Beliebtheit liegen in der nachweisbaren Reduzierung von Stress und der Verbesserung des Schlafs (viele Menschen schlafen schon auf dem Massagetisch ein). Eine Studie zum Thema Gehirnaktivität hat herausgefunden, dass Massage sogar die Delta-Gehirnwellen verändert. Wie wir aus Kapitel 16 wissen, bedeuten Delta-Wellen tiefen, regenerativen Schlaf. Ein weiterer Grund, warum Massage nicht nur eine gelegentliche Belohnung sein sollte, sondern ein notwendiger Bestandteil des Lebens.

WAS IST IHR TYP?

Viele der aktuellen Studien haben sich mit schwedischer Massage beschäftigt, einer Technik, bei der der Druck von leicht zu sehr stark variiert und die Muskeln mit langen, gleitenden Bewegungen in die Richtung gestrichen werden, in der das Blut zum Herzen zurückfließt. Schwedische Massage ist großartig, doch darüber hinaus gibt es noch viele andere Arten, die Unglaubliches für Körper und Schlaf tun können. Hier sind einige Arten von Massage und Körperarbeit, die nachweislich viele der besprochenen positiven Auswirkungen auf die Gesundheit haben:

Akupressur
Ayurvedische Massage
Kraniosakraltherapie
Shiatsu
Sportmassage
Warmsteinmassage
Lomi Lomi
Myofascial Release
Reflexzonenmassage
Thai-Massage
Watsu

Sie werden merken, dass die meisten dieser Massagearten eine zweite Person erfordern, und genau daran denken wir auch meistens bei dem Wort »Massage«. Es gibt jedoch viele Arten von Körperarbeit und Selbstmassage, für die nur man selbst, der eigene Körper (der hoffentlich immer dabei ist) und vielleicht ein paar coole Tricks zur Verbesserung des Resultats nötig sind.

Eine wunderbare Form der Massage, die mithilfe eines Fachmanns oder auch allein durchgeführt werden kann, ist Akupressur. Eine vergleichende Studie des Departments für Radiotherapie und Onkologie am Krankenhaus San Gerardo in Monza, Italien, hat herausgefunden, dass 60 % der Patienten mit Schlafproblemen nach mindestens zwei Wochen Akupressurbehandlung deutlich besser schlafen konnten. Noch beeindruckender war, dass 79 % der Krebspatienten in der Studie eine Verbesserung der Schlafqualität feststellten. Doch wie kommt das?

Akupressur (ein Mischwort aus Akupunktur und Pressen) wird seit mehr als zweitausend Jahren als Therapie eingesetzt. Im Körper gibt es bestimmte Punkte, an denen die Nerven Signale an andere Organe und Drüsen weiterleiten, wenn diese aktiviert sind. Akupressur sendet ein Signal an den Körper (z. B. über eine Nadel), um die Selbstheilungskräfte oder regulierende Mechanismen zu aktivieren. Es ist wirklich nicht schwer zu verstehen. Wir alle wissen, dass jede Zelle unseres Körpers von einer herrschenden Kraft gelenkt wird, unserem Gehirn. Jede Zelle, jedes Gewebe und jedes Organ kann Daten über diesen Informations-Super-Highway empfangen und versenden, der unser Körper ist.

Der in der Studie verwendete Akupressurpunkt war HT 7, der sich direkt unter der Handfläche in der Nähe des Handgelenksrandes befindet. In einer anderen, doppelblinden, placebokontrollierten Studie unter an Schlaflosigkeit leidenden Teilnehmern hat eine Stimulierung des HT 7-Punktes während des Studienverlaufs zu einem Ansteigen der Melatonin-Metaboliten im Urin auf ein normales Niveau geführt. Die Wissenschaftler konnten also am Urin der Teilnehmer erkennen, dass das Melatonin seine Arbeit in ihren Körpern erledigte.

Es gibt viele Akupressurpunkte im menschlichen Körper, die eingehend untersucht wurden. Wenn Sie mehr darüber wissen wollen, arbeiten Sie mit einem geschulten Fachmann oder recherchieren Sie selbst. Andere empfehlenswerte Formen von akupressurbasierten Therapien sind EFT (Emotional Freedom Technique) sowie traditionelle Akupunktur.

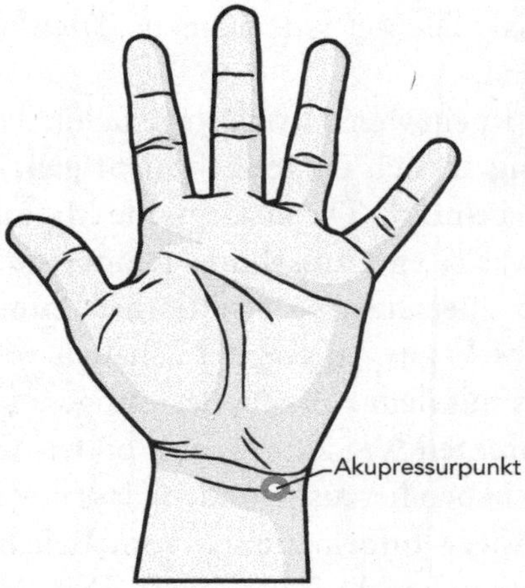

Abb.: HT 7 Akupressurpunkt zur Verbesserung der Schlafqualität

ROLLE RÜCKWÄRTS IN DIE ENTSPANNUNG

Abends, direkt vor dem Schlafengehen, ist eine perfekte Zeit für etwas Körperarbeit und Selbstmassage, um den Sympathikus zu deaktivieren.

In einer beliebten Folge meiner Sendung hat mir der *New-York-Times*-Bestsellerautor Kelly Starrett, DPT, erzählt, dass er eine ganz bestimmte Form von Körperarbeit gefunden hat, die auch als wirkungsvolle Schlafhilfe fungiert. »Eines der größten Probleme unserer gegenwärtigen Gesellschaft ist, dass die Menschen nicht gut abschalten können. Sie befinden sich in einem ständigen Tauziehen zwischen dem Sympathikus und dem Parasympathikus, und der Sympathikus läuft ständig auf Hochtouren. Wir wissen, dass wir mit Kaffee oder einem Energydrink schnell fit sind, aber wie soll man von hundert auf null kommen? Eine überaus komplexe und anspruchsvolle Methode namens *Smashing* kann hier Abhilfe schaffen.«

»Komplex« ist ein wenig ironisch gemeint, denn auch wenn die Ausführung an sich tatsächlich nicht ganz simpel ist, ist das Ganze sehr einfach. Die strategische Massage der Bauchwand – oder was er »gut smashing« nennt (etwa mit »Bauchquetschen« zu übersetzen) – funktioniert zum Teil über die Stimulation des Vagus. In Kapitel 7 haben wir besprochen, dass der Vagus mit dem Herzen, der Lunge und anderen Organen einen direkten Weg zum Gehirn bildet. Wissenschaftler an der UCLA haben herausgefunden, dass etwa 90 % der Fasern im Vagusnerv Informationen vom Bauch zum Gehirn transportieren (und nicht umgekehrt). Der Bauch sagt dem Gehirn und dem Nervensystem also, was es zu tun hat.

Und so wird's gemacht: Besorgen Sie sich einen Ball, der leicht nachgibt. Dr. Starrett empfiehlt die billigen Plastikbälle, die man bei Discountern in einer Wühltonne finden kann. Der Ball sollte ungefähr fußball- oder kickballgroß und nicht voll aufgepumpt sein. Der Ball liegt auf dem Boden, Sie legen sich mit dem Bauch darauf. Dr. Starrett sagt: »Verbringen Sie fünf bis zehn Minuten damit, Ihre Bauchmuskulatur zu ›entkleben‹ – rollen Sie vor und zurück, halten Sie inne, wenn es unbequem wird, ziehen Sie die Muskeln zusammen und entspannen Sie sie, atmen Sie in den Ball. Es ist sicher und effektiv und stimuliert den Parasympathikus.« Nach der Arbeit mit Tausenden Athleten und Patienten aus aller Welt hat sich diese Methode für ihn als eine der wirkungsvollsten herausgestellt, um den Körper zu entspannen.

Egal ob schwedische Massage, Thai-Massage, Akupressur, das »Bauchquetschen«, Myofascial Release oder was auch immer, integrieren Sie regelmäßige Körperarbeit in Ihr Leben. Wir halten so viel Anspannung, Stress und Entzündungen in unseren Körpern, und mit dieser bewährten Methode bringen wir Körper, Geist und Schlaf wieder ins Gleichgewicht.

* *

POWERTIPP 1

Vereinbaren Sie noch für diese Woche eine Massage. Wie lange liegt Ihre letzte zurück? Noch nicht lange? Gratulation! Im Moment lassen sich etwa 10 % der US-Amerikaner regelmäßig massieren, und es werden immer mehr. Es gibt die unterschiedlichsten Massagestudios in den verschiedensten Preislagen – je nach Geldbeutel werden Sie sicher das Passende für sich finden. Eventuell können Sie dort sogar Mitglied werden und haben somit einen noch größeren Anreiz, sich öfter eine Massage zu gönnen.

POWERTIPP 2

Versuchen Sie doch mal progressive Muskelrelaxation. Sie denken vielleicht, dass Ihre Muskeln entspannt sind, doch das sind sie wahrscheinlich nicht. Unsere Muskeln sind meistens leicht angespannt, auch wenn wir davon überzeugt sind, vollkommen relaxed zu sein. Das Beste, um sie wirklich zu entspannen, ist zuerst eine völlige Anspannung. Klingt komisch?

Philip Gehrman, PhD, klinischer Direktor des Schlafmedizinischen Programms am Penn Sleep Center in Philadelphia sagt: »Progressive Muskelrelaxation ist eine Entspannungsübung, bei der man die Muskelgruppen des Körpers zuerst systematisch an- und dann wieder entspannt. Dies trägt zur generellen körperlichen Entspannung bei, inklusive aller damit verbundenen Vorteile.« Durch die völlige Anspannung der Muskeln kann man nach dem Lockerlassen demnach eine größere Entspannung bewirken. Diese Praxis wird auch klinisch angewandt, um Stress zu reduzieren und den Schlaf zu verbessern.

Hier zeige ich Ihnen eine Beispielübung: Legen Sie sich bequem hin und atmen Sie ein paarmal tief durch. Beginnen Sie mit dem Gesicht, spannen Sie entweder alle Muskeln auf einmal an oder nacheinander, was noch besser ist. Für fünf bis zehn Sekunden halten. Heben Sie die Augenbrauen so hoch wie möglich, ziehen Sie sie so weit wie möglich herunter, pressen Sie die Augen zusammen, spannen Sie die Lippen an, die Wangen, die Kiefer. Dann entspannen Sie sich. Als Nächstes widmen Sie sich Schultern und Armen. Spannen Sie die Muskeln zehn Sekunden lang an. Versteifen Sie die Schultern, ballen Sie die Hände zu festen Fäusten, spannen Sie die Armmuskeln an. Nach zehn Sekunden lassen Sie völlig locker, spüren die tiefe Entspannung und warten noch ein paar Sekunden, bevor Sie weitermachen. Gehen Sie zu Brust und Bauch über, dann dem Rücken, den Hüften und dem Hintern. Zuletzt sind Beine und Füße an der Reihe. Spannen Sie die jeweiligen Muskelpartien zehn Sekunden dann, dann lassen Sie locker. Sehr wahrscheinlich werden Sie sich weniger gestresst fühlen und zutiefst entspannt.

POWERTIPP 3

Es gibt viele Hilfsmittel, die man für die Selbstmassage daheim verwenden kann, darunter Schaumrollen, Tennisbälle, Lacrossebälle und Geräte zur Triggerpunkttherapie, um nur ein paar zu nennen. Und Sie haben natürlich Ihre eigenen Hände oder die des Partners/der Partnerin, wenn Sie nett fragen. Gewöhnen Sie sich an, vor dem Einschlafen ein paar Minuten Körperarbeit zu betreiben, um den Stress des Tages abzubauen.

20 BESSERE KLEIDUNG = BESSERER SCHLAF

Menschen sind die einzigen Lebewesen, die sich zum Schlafengehen umziehen beziehungsweise beim Schlafen überhaupt Kleidung tragen. Dazu gehört der Schlafanzug oder Pyjama; schon die Worte versprechen Gemütlichkeit und Wohlbefinden. Schon allein in den Schlafanzug zu schlüpfen kann für den Körper ein Zeichen zur Entspannung sein. Man streift seine Uniform für die Welt da draußen ab und zieht etwas an, in dem man sich sicher, entspannt und zu Hause fühlt. Man trägt nicht nur Kleidung, in der einen nur die engsten Freunde und Familienmitglieder sehen, sondern die auch den Schlaf beeinflusst.

Wie wir in Kapitel 5 besprochen haben, ist die Thermoregulation ein wichtiger Teil der Schlafqualität. Forschungen deuten darauf hin, dass bestimmte Formen der Schlaflosigkeit auf eine fehlerhafte Temperaturregulierung des Körpers zurückzuführen sind: das Unvermögen, so weit abzukühlen, dass man in die tiefen Schlafphasen abgleiten kann. Der Körper kann sich besser warm halten als abkühlen, weshalb man ihn unterstützen und im Bett weniger und lockere Kleidung tragen sollte. Um die Auswirkungen auf den Schlaf zu untersuchen, mussten die Teilnehmer einer niederländischen Studie Thermoanzüge tragen, um die Hauttemperatur um ein Grad zu senken (ohne die Kerntemperatur des Körpers zu beeinträchtigen). Die Teilnehmer wachten nachts seltener auf und befanden sich länger in den Stadien drei und vier (den Tiefschlafphasen).

Wenn Sie immer noch denken, dass es egal ist, was man im

Bett trägt, dann überlegen Sie noch mal genau. Ich will damit nicht sagen, dass man sich den Hintern abfrieren soll, nur um besser schlafen zu können, doch wenn man sich normalerweise wie für eine Polarexpedition anzieht, sollte man doch die eine oder andere Schicht weglassen. Wenn man die Temperatur zu Hause selbst einstellen kann, ist man besser dran als unzählige andere Menschen auf dem Planeten. Wenn man die Heizung allerdings zu warm einstellt, wacht man oft am nächsten Morgen zerschlagen auf, auch wenn man grundsätzlich ausreichend geschlafen hat. Unter sieben Decken und noch einer Heizdecke und dick eingepackt verhindert man, dass der Körper in die regenerativen Schlafphasen sinken kann.

DER MITTERNACHTSWÜRGER

Form und bequemes Tragegefühl der Schlafkleidung ist wichtiger als jedes Fashionstatement. Enge, einschränkende Kleidung im Bett ist ein großer Fehler, den man unbedingt vermeiden sollte. Zu enge Kleidung kann das Lymphgefäßsystem empfindlich behindern, das sozusagen die zellulare Müllabfuhr des Körpers ist und ein wichtiger Bestandteil des Immunsystems. Es transportiert und zirkuliert extrazelluläre Flüssigkeit durch den Körper, in dem sich tatsächlich vier Mal so viel Lymphflüssigkeit befindet wie Blut. Wenn das Lymphgefäßsystem durch zu enge Kleidung behindert wird, kann sich die extrazelluläre Flüssigkeit an anderen Stellen im Körper ansammeln und echte Probleme verursachen.

Der gewöhnlichste Schuldige sind zu enge Socken. Wenn nach dem Ausziehen tiefe Einkerbungen an Knöcheln oder Unterschenkeln zu sehen sind, dann sind die Socken definitiv zu eng. Hübscher Partytrick, aber nicht empfehlenswert. Über das Lymphgefäßsystem werden giftige Stoffe aus dem Körper abgeleitet. Wenn diese Leitungen blockiert werden, entsteht derselbe Effekt wie bei einem aufgedrehten, aber abgeknickten Wasserschlauch – der Druck steigt an und kann der körpereigenen Abwasserentsorgung mächtig Ärger bereiten. Oder sogar noch Schlimmeres. In Kapitel 5 habe ich empfohlen, auf eine kühle Temperatur im Schlafzimmer zu achten, aber natürlich ein paar warme Socken anzuziehen, wenn man leicht friert. Tragen Sie in diesem Fall ein paar locker sitzende flauschige Wohlfühlsocken oder auch Wandersocken, die tendenziell den Fuß nicht einschnüren.

Frauen sind in diesem Punkt einer noch größeren Gefahr ausgesetzt. Eine Studie aus dem Jahr 2009 hat herausgefunden, dass Frauen, die mit BH schliefen, ein 60 % größeres Risiko hatten, an Brustkrebs zu erkranken. Schockierend, nicht wahr? Zahlreiche Studien bestätigen die Verbindung zwischen Brustkrebs und gewohnheitsmäßigem Tragen von BHs. Das heißt jetzt nicht, dass Sie Ihre BHs sofort wegschmeißen sollen, doch man sollte sich der Verbindung bewusst sein. Wenn Sie abends den BH ausziehen und die roten Male an Rücken, Seiten, Schultern und unter den Brüsten sehen, ist das ein deutliches Zeichen, dass Sie das Lymphgefäßsystem behindern. Die Lymphknoten und die Lymphfunktion sind wichtige Faktoren bei der Krankheitsverhinderung, darunter eben auch Brustkrebs. Vielen Frauen hat man beigebracht, dass sie ihren BH rund um die Uhr tragen – aus Angst, was die Umwelt sonst denkt, um Hängebrüste zu vermeiden oder auch Rückenschmerzen entgegenzuwirken. Auch wenn man selbst daran glaubt, zeigen die Studien, dass die Ängste unbegründet sind.

Eine über fünfzehn Jahre angelegte Studie unter mehr als

dreihundert Frauen kam zu folgendem Schluss: »Medizinisch, physiologisch und anatomisch profitieren Brüste nicht davon, ihrer Schwerkraft beraubt zu sein.« Frauen, die keine BHs tragen, haben mehr Muskelmasse entwickelt, um ihre Brüste auf natürliche Weise zu stützen, und eine größere Spannkraft (im Vergleich zu den Schultern). Bei Frauen, die regelmäßig BHs trugen, hingen die Brüste dagegen stärker. Dies widerspricht sämtlichen weit verbreiteten Überzeugungen, doch die Fakten lügen nicht. Brüste können toll aussehen mit BH, keine Frage, doch wenn sie ständig von den Stoff-Drahtbügel-Konstruktionen gehalten werden, können sie kaum genug eigene Muskulatur entwickeln. Es ist wie bei jedem Körperteil: Wenn es nicht benutzt wird, atrophieren die Muskeln.

Da unser Hauptaugenmerk auf besserem Schlaf und damit besserer Gesundheit liegt, ist die Nacht der perfekte Zeitpunkt, auf den BH zu verzichten und so schwere gesundheitliche Folgen zu vermeiden. Es ist nicht nötig, gleich die Anonymen BHoliker ins Leben zu rufen, doch wenn Sie mehr über die Verbindung zwischen Büstenhalter und Brustkrebs wissen wollen, werfen Sie einen Blick in das Buch *Dressed to Kill* der medizinischen Anthropologen Sydney Ross Singer und Soma Grismaijer.

Doch auch bei den Herren kann zu enge Nachtkleidung unangenehme Folgen haben, denn die Wahl der Unterwäsche kann sich immens auf die Fortpflanzungsgesundheit auswirken. Eine in der Zeitschrift *Reproductive Toxicology* veröffentlichte Studie hat den Wahrheitsgehalt der weit verbreiteten (aber oft ignorierten) Auffassung untersucht, dass zu enge Unterwäsche die Spermienqualität beeinträchtigen kann. An bestimmten Punkten der Untersuchung, die insgesamt drei Monate dauerte, sollten die Teilnehmer zwischen eng sitzenden Slips und locker getragenen Boxershorts wechseln. Man hat folgende Samenparameter getestet: die Spermiendichte, die Gesamtanzahl der Spermien, die Anzahl beweglicher Spermien sowie die Gesamtanzahl beweglicher Spermien pro abstinenter Stunde. Die abschließenden Ergebnisse haben gezeigt, dass sich die Samenparameter langsam verschlechterten, wenn die Männer enge Unterwäsche getragen hatten, und langsam verbesserten bei lockeren Boxershorts. Das bestätigt, was wir bereits über die biologische Funktion der Hoden und, vor allem, des Kremastermuskels wissen, der die Hoden hebt und senkt, um die Temperatur für die optimale Spermatogenese und das Überleben der Spermien anzupassen.

In einer wirklich erhellenden Episode meiner Sendung hat die Biomechanikerin und Bestsellerautorin Katy Bowman, MS, ihre Erkenntnisse mit uns geteilt, wie unsere Umgebung unsere Körper formt. Wir glauben, dass die Form unseres Körpers von Sport, bewusster Ernährung und den Genen abhängt, doch Katy hat aufgedeckt, wie »zelluläre Ladungen«, denen wir ausgesetzt sind, ebenfalls Einfluss auf die Form unseres Körpers haben. Wie man zum Beispiel auf einem Stuhl sitzt oder wie man steht, bildet eine bestimmte Ladung, die alles von Kopf bis Fuß beeinflusst. Wenn man sich nur um ein Grad in eine andere Richtung bewegt, bewirkt das eine völlig andere zelluläre Erfahrung. Regelmäßige Bewegung (oder eben nicht) beeinflusst effektiv die Organisation des Körpers. Im aktuellen Beispiel ändert das ständige Tragen von enger Unterwäsche die natürlichen Ladungen der männlichen Fortpflanzungsorgane. Laut Katy ist das nicht nur ein Problem für die Hoden, sondern auch die angrenzende Umgebung sowie die Gesundheit generell. »Ein Muskel atrophiert und wird nicht mehr ordentlich mit Blut versorgt. Muskeltätigkeit bewirkt nicht nur eine Bewegung; von dieser Bewegung gehen auch Blutbewegungen in den Bereich um den Muskel aus.

Man setzt also nicht nur den Muskel allein außer Funktion, sondern auch die Blut- und Nährstoffzirkulation in seinem näheren Umkreis.«

Wie Sie sehen, ist niemals nur eine Zelle, ein Gewebe oder ein Organ betroffen. Ihre Entscheidungen haben Einfluss auf so viel mehr, denn *Sie* sind so viel mehr. Ihr Körper ist hochintelligent und ausgeklügelt aufgebaut, und nichts geschieht für sich allein. Die Entscheidungen, die wir jeden Tag treffen, beeinflussen direkt die Antwort unserer Zellen. Egal, ob es sich um Sport, Essen, Schlaf oder sogar die Kleidung, die wir tragen, handelt, jede Entscheidung hat Folgen. Es liegt in unserer Hand, wie diese Folgen aussehen.

MIT GESCHLOSSENEN AUGEN EINKAUFEN

Haben Sie schon mal den Ausdruck »form over fashion« gehört? Damit ist die Vorstellung gemeint, dass das, was wir tragen, die natürliche Funktion unseres Körpers erleichtern, natürliche Bewegungsfreiheit ermöglichen und sich auch gut anfühlen sollte (und nicht nur gut aussehen). In unserer Kultur sind wir darauf konditioniert, unglaublich einengende und sogar schmerzhafte Kleidung zu tragen, nur um gut auszusehen, dazuzugehören oder modisch zu sein. Ich will damit nicht sagen, dass wir alle in Sack und Asche herumlaufen sollen. Mode hat sich weiterentwickelt, und diesen Weg sollten wir weiterbeschreiten, nicht in die Vergangenheit schweifen. (Unglaublich, was wir früher alles getragen haben. Pluder- und Schlaghosen sehen einfach dämlich aus und waren außerdem eine einzige Stolperfalle.) Doch das Wissen, dass unsere Kleidung auch unsere Gesundheit beeinflusst, ist eine wichtige Erkenntnis. Wir können Kleidung tragen – und das auch einfordern –, die nicht nur gut aussieht, sondern sich auch gut anfühlt.

In unserer Kultur sind Unterwäschemodels höchst angesehen, so seltsam das auch klingen mag. Wir wollen aussehen wie die Menschen in der Werbung, und für viele Menschen sehen enge Sachen einfach besser aus. Ab und zu können wir natürlich auch etwas Enges tragen, doch gleichen Sie das mit locker sitzender Kleidung aus und geben Sie Ihrem Körper die nötige Freiheit. Die beste Kleidung für die Nacht sollte hypoallergen und nicht einengend sein (sowohl das Material selbst als auch das Waschmittel). Sie müssen sich jetzt nicht gleich eins dieser Unisex-Nachthemden überziehen, die aussehen wie ein Sack mit einem Loch für den Kopf. Sie sollen sich wohlfühlen, mit sich und mit Ihrem freieren Körper. Es gibt unzählige schicke Nachtkleidung, wenn Ihnen das wichtig ist. Ich gebe Ihnen nur ein paar grundlegende Tipps:

- Männer: Boxershorts, locker sitzende Schlafanzughosen, Basketballshorts, ein T-Shirt, wenn Sie wollen, oder bleiben Sie nackt.
- Frauen: Männershorts, das eigene oder das T-Shirt oder die Boxershorts des Partners, luftige Dessous, Yogahosen oder Leggins, die locker an den Beinen und Hüften sitzen, Schlafanzughosen oder bleiben Sie nackt.

ADAMSKOSTÜM

Wenn Sie und Ihre Partnerin/Ihr Partner nackt schlafen, können Sie sich die positiven Auswirkungen des Wohlfühlhormons Oxytocin zunutze machen. Intimität (das Schlafen im selben Bett), Massage, Sex oder einfach Kuscheln … Hauptsache Körperkontakt. Oxytocin ist ein wirkungsvolles Anti-Stress-Hormon, das die Symptome von Depressionen reduziert, die negativen Auswirkungen von Cortisol bekämpft und hilft, den Blutdruck zu regulieren. Es soll auch Entzündungen der Organe verringern und die Darmbeweglichkeit verbessern. Noch mehr Gründe, sich so nah wie möglich zu kommen. Dazu kommt natürlich noch das Offensichtlichste: mehr Sex. Wie in Kapitel 9 besprochen, kann ein Orgasmus das wirkungsvollste natürliche Schlafmittel sein.

* *

POWERTIPP 1

Eine Harvard-Studie aus dem Jahr 1991 hat herausgefunden, dass Frauen, die keine BHs trugen, ein halb so großes Brustkrebsrisiko hatten wie Frauen, die BHs trugen. Die Schlafenszeit ist der optimale Anlass, auf den BH zu verzichten. So können Sie Ihre Gesundheit nachhaltig verbessern und von Ihrer vorprogrammierten BH-Abhängigkeit loskommen. Männer sollten enge Unterwäsche in der Nacht vermeiden, da die Hoden dadurch gegen den Körper gepresst werden. Damit besteht die Gefahr der Überhitzung der Familienjuwelen, und man verhindert, dass sie sich nach der herrschenden Temperatur ausdehnen oder zusammenziehen können. Nachts darf man etwas Lockeres tragen oder auch einfach gar nichts.

POWERTIPP 2

Wenn Sie neue Kleidung kaufen, behalten Sie die zellulären Ladungen im Kopf, die durch die getragenen Sachen entstehen. Es gibt viele Unternehmen (darunter auch Designermode), die Schuhe und Kleidung herstellen, die die normale, natürliche Funktion des Körpers unterstützen und trotzdem fantastisch aussehen.

21 ERDEN SIE SICH

Seit Anbeginn der Zeit stehen die Menschen in ständigem Austausch mit der Erde. Unsere Vorfahren kamen täglich mit der Erdoberfläche in Kontakt: durch das Laufen, das Jagen, das Sammeln von Nahrung und Wasser, Kommunikation, Spielen, Entspannen und vieles mehr. Fast alle Tätigkeiten brachten eine Verbindung zur Erde mit sich. Heute, in unserer industrialisierten Welt, vergehen für die meisten Menschen Tage, Wochen oder sogar noch länger ohne Kontakt mit der Erdoberfläche. Wir sind in unseren Wohnungen oder Büros gefangen und verbringen mehr Zeit in geschlossenen Räumen mit Unterhaltungselektronik, als mit der Quelle dieser Technologie zu interagieren. Wir gehen zwar nach draußen, um in unsere Autos zu steigen, doch die meisten von uns tragen nichtleitende Schuhe mit Gummisohlen, die eine enge Verbindung des Körpers mit der Erde verhindern. Wir berühren den Boden nur selten, ebenso wenig wie einen Baum, und kommen kaum in Kontakt mit der Kraft, die jede Zelle in unseren Körpern geschaffen hat.

Wissenschaftler stellen immer öfter fest, dass dies großen Einfluss auf unsere Gesundheit hat. Immer mehr Studien zeigen die beeindruckenden positiven Auswirkungen, die die elektromagnetische Oberfläche der Erde auf den menschlichen Körper hat. Uns mag das nicht bewusst sein, doch der menschliche Körper ist hochgradig leitend. Wir – ebenso wie die Erde – funktionieren mit elektromagnetischer Energie. Unser Nervensystem ist wie ein inneres Leitungsnetz, das Informationen durch den ganzen Körper überträgt. Wir bestehen auch aus Mineralien, und unser Gewebe beinhaltet

Wasser, weshalb wir also im Prinzip quasi eine gehende, sprechende, leitende Batterie sind.

Ihnen ist vermutlich bekannt, dass wir statische Elektrizität ansammeln und jemandem »einen Schlag verpassen« können. Wir alle wissen, dass man kein Metallstück in eine Steckdose stecken darf, sonst »schließt man sein System kurz«. Selbst in Horrorfilmen ist es ganz furchtbar, wenn ein elektrisches Gerät in die Badewanne geworfen wird, in der gerade jemand liegt. Kurz gesagt: Sie können es vielleicht nicht sehen, aber Sie sind hochgradig leitend. In jeder Sekunde geben Sie Energie ab und nehmen sie auf. Die falsche Behandlung und das Unverständnis dem elektrischen System des Körpers gegenüber sind Katalysatoren für chronische Gesundheitsprobleme.

So, und wo ist hier jetzt die Verbindung zwischen Ihnen, der Erde, Ihrer Gesundheit und dem Schlaf? Derzeit haben über 90 % aller Arztbesuche stress- oder entzündungsbedingte Gründe. Stress und Entzündungen greifen direkt ineinander und sind eine riesige Unterströmung bei der großen Mehrzahl der Krankheiten. Wissenschaftler an der Emory University School of Medicine in Atlanta haben auch herausgefunden, dass schlechte Schlafqualität direkt mit Entzündungen zusammenhängt. Es mag etwas seltsam klingen, doch der größte Schlüssel zur Beseitigung unserer Probleme mit chronischen Entzündungen könnte der direkte Kontakt mit der Erde sein.

ENTZÜNDUNGSLAND

Wir wissen jetzt, dass der menschliche Körper leitend ist. Jede Zelle im Körper hat eine Ladung, weshalb viele körperliche Vorgänge überhaupt erst möglich sind. Vor allem Entzündungen sind eine natürliche Reaktion, für die Typ weißer Blutkörperchen namens *Neutrophile* verantwortlich ist. Neutrophile liefern reaktive Sauerstoffspezies (auch *freie Radikale* genannt) an den Ort der Verletzung oder wo sie sonst benötigt werden. Diese freien Radikale tragen eine positive Ladung, die schädliche Bakterien ebenso wie beschädigte Zellen zersetzt, um Platz zu schaffen für gesunde Zellen, die hinzukommen und das Gewebe reparieren. Ganz schön cool, oder?

Entzündungen müssen nichts Schlimmes sein. Problematisch wird es, wenn die Aktivität der freien Radikale außer Kontrolle gerät und sie in das umliegende Gewebe eindringen und dort gesunde Zellen zerstören. Dies ist der wahre Grund für Entzündungen, und viele Menschen haben täglich darunter zu leiden. Jeden Tag gibt es Zellschäden im Körper, einfach weil man am Leben ist. Herz, Leber, Muskeln … nichts bleibt verschont, und alle geben freie Radikale ab, um die Schäden zu beseitigen. Das sind chemische Grundprozesse, zuzüglich eines positiv geladenen Ereignisses, das neutralisiert werden muss.

Mittelpunkt aller Diskussionen um Gesundheit und Ernährung sind heutzutage die Antioxidantien. Antioxidantien tragen freie Elektronen, die freie Radikale neutralisieren und übermäßig aggressive Oxidation gleich im Kern ersticken. Entzündungen werden reduziert, die Gesundheit verbessert. In der Realität kann man so viele Nahrungsmittel zu sich nehmen, die reich an Antioxidantien sind, bis man blau im Gesicht ist (von den vielen Blaubeeren natürlich), doch die Wirkung auf die Oxidation ist längst nicht so beeindruckend.

Zuerst einmal müssen die Antioxidantien die richtige Form haben, und konventionelle Verarbeitungsmethoden entziehen den Lebensmitteln die antioxidativen Kräfte. Außerdem müssen die in den Nahrungsmitteln enthaltenen Antioxidantien den Verdauungsprozess überstehen und es irgendwie ins Blut schaffen. Zum Dritten sind in Nahrungsmitteln enthaltene Antioxidantien schwach im Vergleich zu dem, was der Körper von sich aus in dieser Hinsicht leisten kann. Die Leber unterstützt die Produktion der Enzymgruppe *Superoxiddismutase*, was viel wirkungsvoller als jedes mit der Nahrung aufgenommene Antioxidans ist. Der Schlüssel ist, den Körper in den richtigen Zustand zu bringen, damit die Organe und Zellen ihre großartige Arbeit verrichten können. Schlussendlich hat man herausgefunden, dass die Hauptquelle für freie Radikale tatsächlich die Quelle ist, die unser aller Essen hervorbringt: die Erde selbst.

Wissenschaftler haben herausgefunden, dass die Oberfläche der Erde vor freien Elektronen nur so wimmelt, die vom menschlichen Körper aufgenommen werden. Das nennt man Elektronentransfer; die Vorgänge werden umfassend erforscht. Die Wirkungen auf sportliche Leistungen, Heilvermögen und die Gesundheit generell sind beeindruckend. Forscher nennen diese Verbindung zwischen menschlichem Körper und Erde »Erdung« oder »Erden«. Laut einer in der 2013er Ausgabe des *Journal of Alternative and Complementary Medicine* veröffentlichten Studie steigert »Erdung die Oberflächenladung der roten Blutkörperchen und macht daher das Blut flüssiger. Das Erden scheint eine der einfachsten und doch durchschlagendsten Erfindungen zu sein, um die Risiken von kardiovaskulären Erkrankungen zu senken.«

Moment, wie war das? Einfach nur in Kontakt mit der Erdoberfläche zu treten verbessert schon die Blutzirkulation und verringert das Risiko eines Herzinfarkts? Der bekannte Kardiologe und Bestsellerautor Stephen Sinatra, MD, sagt dazu: »Die Abnahme von Entzündungen als Folge der Erdung wurde mit medizinischer Infrarotbildgebung nachgewiesen, ebenso wie durch Messungen der Blutchemie und der Zahl der weißen Blutkörperchen. Die logische Erklärung für die entzündungshemmende Wirkung ist, dass das Erden dem Körper ermöglicht, negativ geladene antioxidative Elektronen von der Erde aufzunehmen und dadurch positiv geladene freie Radikale an Entzündungsherden zu neutralisieren. Der Übergang von Elektronen zwischen Erde und Körper ist dokumentiert.«

Das Erden hat auch einen nachweislich positiven Einfluss auf die Stressreduzierung, indem das vegetative Nervensystem dem Parasympathikus die Oberhand überlässt und dadurch Herzschlagvariabiliät verbessert und Muskelspannung normalisiert werden. In einer im *Journal of Environmental and Public Health* veröffentlichten Studie wurde gezeigt, dass bei geerdeten Teilnehmern eine »rapide Aktivierung des Parasympathikus sowie eine korrespondierende Deaktivierung des Sympathikus eintrat«. Wie Sie bereits aus den bisherigen Kapiteln wissen, ist die Fähigkeit, vom ständigen Sperrfeuer des Kampf-oder-Flucht-Reflexes des Sympathikus in den Parasympathikus, den Ruhen-und-Verdauen-Zustand, zu wechseln, von äußerster Wichtigkeit für Schlaf und Gesundheit.

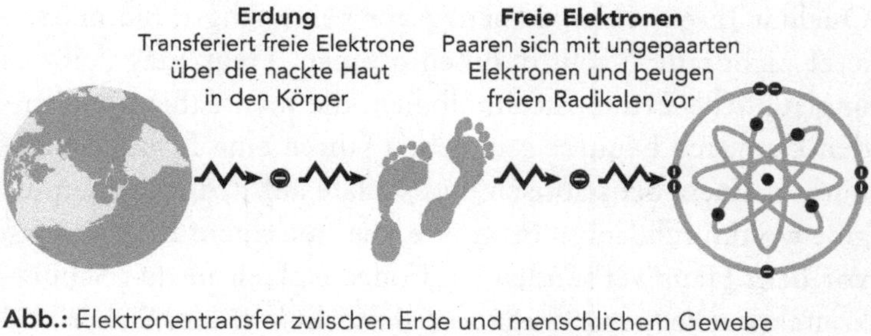

Abb.: Elektronentransfer zwischen Erde und menschlichem Gewebe

Ich hätte nicht gedacht, dass etwas so Simples wie Kontakt zur Erdoberfläche so starke Auswirkungen hätte, wenn die Datenlage nicht so überzeugend wäre. Lassen Sie sich diese einfache Möglichkeit nicht entgehen, eine Verbindung zur Erde aufzubauen und sich ihre gesundheitsfördernde Wirkung zunutze zu machen. Das finden Sie alles direkt vor Ihrer Tür.

UND WAS HAT DAS MIT SCHLAFEN ZU TUN?

Eine Studie aus dem Jahr 2004 hat anhand des Cortisolspiegels und der subjektiven Berichte der Teilnehmer zu Schlaf, Schmerzen und Stress die biologischen Auswirkungen des Erdens während des Schlafs untersucht. Man hat herausgefunden, dass die Teilnehmer, die während der Erdung schliefen, nachts einen niedrigeren Cortisolspiegel aufwiesen sowie eine Normalisierung der Cortisolausschüttung tagsüber. Cortisol ist bekanntermaßen der Erzfeind des Schlafs, und ein gestörter Cortisolhaushalt bedeutet unruhige Nächte. Subjektive Eindrücke der Teilnehmer deuten ebenfalls darauf hin, dass eine Erdung während des Schlafens die Schlafqualität verbessert, Schmerz reduziert und Stress abbaut.

Das Erden kann lebensverändernde Auswirkungen auf die Qualität Ihres Schlafs haben. Aber keine Angst, Sie müssen jetzt nicht jede Nacht draußen campen. Heutzutage gibt es unglaubliche Erdungstechnologien, die man daheim anwenden kann. Ich benutze seit sieben Jahren eine Erdungsmatte unter meinem Schreibtisch und schlafe auf Erdungslaken. Es gibt wohldurchdachte Produkte, die mit einem Erdungsstab vor dem Haus verbunden sind oder einfach in den Schutzkontaktstecker einer Steckdose gesteckt werden. Sicher und effektiv übertragen sie freie Elektronen von der Erde auf den Menschen, wobei Sie sie nur mit einem Körperteil berühren müssen. Die oben genannte Schlafstudie hat Erdungsprodukte genutzt, um die Teilnehmer mit der Erde zu verbinden. Die Ergebnisse sprechen für sich.

Ich hatte außerdem die Gelegenheit, den unvergleichlichen Jeff Spencer, DC, über seine Erfahrungen mit der Erdung seiner Patienten zu befragen. Dr. Spencer hat selbst an den Olympischen Spielen teilgenommen, acht Gewinnerteams der Tour de France betreut und war direkt an über vierzig internationalen Meisterschaften beteiligt (Olympische Spiele, Weltmeisterschaften, Nationale Meisterschaften, Tour de France). Erdungstechniken haben eine elementare Rolle für den Erfolg seiner Athleten gespielt. Er hatte sehr schnell herausgefunden, dass das Erden die Wundheilung bei den Sportlern förderte, die sich während des Trainings oder im Wettkampf verletzt hatten. Abgesehen davon berichtete er auch von besserem Schlaf, weniger Schmerzen, mehr Energie und schnellerer Erholung bei seinen Patienten.

Die gute Nachricht ist, dass man kein Weltklasseathlet sein muss, um diese positiven Auswirkungen selbst zu genießen. Ob man sich nun für die Fortschritte in der Erdungstechnologie entscheidet oder nicht, es ist extrem wichtig, dass der Körper regelmäßig mit der Erde in Berührung kommt, um die positive Ladung loszuwerden, freie Elektronen zu absorbieren, um sich schneller zu erholen, die Herzgesundheit sowie den Hormonhaushalt zu verbessern. Außerdem schläft man hervorragend.

POWERTIPP 1

Holen Sie sich Ihr Vitamin E(rde) und gehen Sie regelmäßig barfuß auf leitenden Oberflächen wie Erde, Gras, Sand (am Strand) oder auch in lebenden Gewässern wie dem Meer. Es gibt noch weitere leitende Oberflächen wie Beton und Ziegel, doch deren Wirkung hängt von verschiedenen Faktoren ab. Am besten holt man sich dieses spezielle Vitamin E von der Erde selbst und dem Gras. Übrigens, ist Ihnen schon einmal aufgefallen, dass man bei einem Urlaub am Meer meistens unglaublich gut schläft? Viele Menschen schlafen schon am Strand ein und schaffen es gar nicht mehr in die Unterkunft. Jetzt wissen Sie, dass das kein Zufall ist, sondern die natürliche Reaktion eines Menschen, der endlich wieder Kontakt zur Erde hat.

Was die angestrebte Dauer des Erdens angeht, sagt Dr. Sinatra: »Das Erden ändert die Physiologie sofort. Je mehr man sich erdet, desto mehr kann man davon profitieren, denn Sie befinden sich in Ihrem natürlichsten elektrischen Zustand, wenn Sie mit der Erde verbunden sind.« Selbst eine Minute ist daher nützlich, doch je mehr Zeit man dafür aufwendet, umso besser. Ich würde ein Minimum von zehn Minuten täglich empfehlen. Und selbst wenn der Reiz des Erdens nicht stark genug für Sie ist, ziehen Sie die Schuhe aus und gehen Sie trotzdem barfuß, denn das stärkt die Füße, verbessert die Tiefenwahrnehmung (wie das Gehirn den Körper wahrnimmt sowie seine Position und Bewegung durch den Raum) und die Bewegungsreichweite durch stärkere Flexibilität und Beweglichkeit der Füße. Barfußlaufen hat viele gesundheitliche Vorteile.

POWERTIPP 2

Wenn Sie in einem Klima leben, in dem man sich nicht immer so einfach sein Vitamin E(rde) holen kann, erweist sich die Erdungstechnologie als hilfreich. Die Erdungsprodukte erlauben einem auch, ohne größere Eingriffe in den Alltag davon zu profitieren. Man macht ganz normal weiter – sitzt am Computer, schläft, was auch immer – und ist trotzdem die ganze Zeit mit der Erde verbunden. Es gibt Matten, Laken, Matratzen, Mauspads und sogar Pflaster, die man auf bestimmten Schmerzpunkten am Körper befestigen kann und die auch in der Medizin zur Reduzierung von Schmerz und Entzündung eingesetzt werden.

Ich habe zuerst gezögert, Erdungslaken daheim zu verwenden, weil ich eigentlich elektromagnetische Felder verringern und unnötige Elektronik aus dem Schlafzimmer verbannen wollte. Umso überwältigter war ich, als ich entdeckt habe, dass zahlreiche Studien, darunter eine in der Zeitschrift *European Biology and Bioelectromagnetics* veröffentlichte, zeigen, dass das Erden sofort die elektrischen Felder reduziert, die im menschlichen Körper gebildet werden. Die Autoren der Studie haben herausgefunden, dass »das Erden im Wesentlichen die Umgebungsspannung eliminiert, die durch übliche Quellen von Elektrizität auf den Körper übertragen werden.« Kurz gesagt: Das Erden kann die Zellen vor den Problemen schützen, die mit elektromagnetischen Feldern in Verbindung gebracht werden (wie in Kapitel 12 besprochen). Vergessen Sie nicht, nichts kann den direkten Kontakt mit der Erde ersetzen, doch diese Dinge können eine sehr gute Alternative sein.

POWERTIPP 3

Da das Erden nachweislich die innere Uhr des Körpers mit dem normalen Rhythmus der Erde synchronisiert, sollte man dies nach einem langen Flug unbedingt tun. Ich habe die Erfahrung gemacht, dass es Jetlag fast völlig beseitigt und ich mich sehr viel schneller an eine neue Zeitzone gewöhnen kann. Menschen sind nicht dafür gemacht, innerhalb weniger Stunden Zeitzonen zu durchqueren, weshalb man sich dieses Hilfsmittel unbedingt zunutze machen sollte. Wenn möglich hole ich mir mein spezielles

Vitamin E nach einer Reise direkt aus der Erde. Außerdem nehme ich meine Erdungslaken mit, mit denen ich immer genauso gut schlafe wie zu Hause.

Mein letzter Tipp ist, Spaß zu haben, zu experimentieren und die Ratschläge aus diesem Buch regelmäßig für sich arbeiten zu lassen. Schaffen Sie die besten Voraussetzungen, damit Sie nie wieder schlecht schlafen. Es geht nicht darum, perfekt zu sein, sondern um den Fortschritt. Jetzt ist es an der Zeit, alles Gelernte in die Praxis umzusetzen. Stürzen wir uns direkt in die 14-Tage-Schlafkur!

DIE 14-TAGE-SCHLAFKUR

Menschen sind Gewohnheits- und Lebensraumtiere. Wir haben bereits besprochen, wie Sie Ihre Schlafumgebung besser gestalten, wie Sie Ihren Körper vor dem Schlafengehen in den idealen Zustand versetzen und wie Sie Ihren Geist beruhigen und sich in die richtige Stimmung für erholsamen Schlaf bringen können. Jetzt ist es an der Zeit, all das zu einem einprägsamen Muster zu verknüpfen, mit dem Sie langfristig arbeiten können.

Das Gehirn bildet gern Muster, damit so Kapazität für andere Dinge entsteht. Über je mehr unbewusste Kompetenzen wir verfügen, desto erfolgreicher und produktiver können wir sein. Doch was ist eine unbewusste Kompetenz? Es gibt vier Stufen bei der Erlernung neuer Fähigkeiten oder Gewohnheiten.

1. Unbewusste Inkompetenz – wenn man etwas falsch macht und es einem nicht bewusst ist.
2. Bewusste Inkompetenz – wenn man etwas falsch macht und sich dessen bewusst ist.
3. Bewusste Kompetenz – wenn man etwas richtig macht, sich aber darauf konzentrieren muss.
4. Unbewusste Kompetenz – wenn man etwas richtig macht und nicht mehr darüber nachdenken muss.

Anfangs befinden Sie sich in einer Phase der bewussten Kompetenz, wenn Sie alle Erkenntnisse aus diesem Buch umsetzen. Sie werden sich darauf konzentrieren und sich bemühen müssen, sie richtig auszuführen. Etwa so wie damals, als man Autofahren gelernt hat. Zuerst hat man noch eine ganze

Checkliste, wenn man sich ins Auto setzt, überprüft den Fahrersitz, korrigiert die Stellung der Spiegel, schnallt sich an usw. Während der Fahrt ist man hyperaufmerksam: Der Blick zuckt ständig zur Geschwindigkeitsanzeige, zu den Straßenschildern und anderen Autos, und man versucht ja nichts zu übersehen. Ein paar Monate später setzt man sich ins Auto, steckt den Schlüssel in die Zündung und fährt los. Dabei ist man nicht unverantwortlich, sondern hat die Checkliste verinnerlicht. Das Gehirn registriert, dass Fahrersitz und Spiegel in der richtigen Position sind, ohne dass man sich bewusst darauf konzentrieren muss. Das Fahren selbst wird zur zweiten Natur, sodass man oft gar nicht mehr merkt, wie man von einem Ort zum anderen kommt. Man ist dabei nicht von bösen Außerirdischen hypnotisiert worden, sondern das Gehirn hat das Fahren zu einer unbewussten Kompetenz gemacht und somit Raum für neue Fähigkeiten geschaffen. Das Bewusstsein schaltet sich ein, sollte eine Abweichung oder ein Problem auftreten, doch insgesamt läuft das Gehirn auf Autopilot.

Damit man auch jede Nacht wie auf Autopilot gut schläft, muss man einige Dinge ritualisieren – wie das Autofahren. Das Wort Ritual kommt vom lateinischen Wort *ritus* und bedeutet »eine besondere Art und Weise, etwas zu tun«. Ein Ritual ist eine kleine Abfolge von Aktionen, die einen in eine bestimmte Stimmung oder einen bestimmten Zustand versetzen, um etwas zu tun. Egal, ob man schon länger mit Schlafproblemen kämpft oder nicht, ein besonderes Ritual vor dem Zubettgehen hilft bei der Entspannung und bereitet den Körper auf den bestmöglichen Schlaf vor. Jessica Alexander vom Sleep Council sagt: »Ein Gute-Nacht-Ritual lehrt das Gehirn, sich an Einschlaf- und Aufwachzeiten zu gewöhnen. Es programmiert das Gehirn und die innere Uhr dahingehend, sich an einen bestimmten Ablauf zu gewöhnen.«

Eltern wissen um die Macht der Gute-Nacht-Rituale bei ihren Kindern. Dazu gehört vielleicht ein warmes Bad, den Schlafanzug anziehen, eine Einschlafgeschichte, entspannende Musik oder so etwas Simples wie ein Kuss auf die Stirn und ein liebevolles Feststecken der Bettdecke. Mit einem festen Zubettgehritual schlafen die Kinder im Handumdrehen ein. Ihre Gehirne und Körper haben diese systematisch ausgeführten Aktivitäten völlig mit dem sofortigen Einschlafen verknüpft. Wie schon zuvor gesagt, in vielerlei Hinsicht sind wir auch nur große Kinder, die immer noch so wie früher programmiert sind. Wir müssen nur wieder lernen, darauf zurückzugreifen. Lawrence Epstein, MD, Dozent für Medizin an der Harvard Medical School sagt: »Unser Körper verlangt Routine und weiß gern, was auf ihn zukommt.« Indem man ein Zubettgehritual etabliert, schafft man eine klare Assoziation zwischen bestimmten Tätigkeiten und dem Schlaf.

Es folgen noch einige Überblicksinformationen, damit Sie auch alle nötigen Werkzeuge für großartigen Schlaf haben.

AUFBAU DER SCHLAFKUR

Wie wir in Kapitel 2 gehört haben, bereitet schon das Aufwachen am Morgen die Grundlage für die Nacht. Nicht nur Abend- und Schlafrituale sind für besseren Schlaf nötig, sondern auch Tagesrituale. Während der 14-Tage-Schlafkur werden wir uns in kleinen Schritten beide Bereiche erarbeiten, sodass Sie Ihr Ziel entspannt und ohne Frust erreichen.

Sie können jederzeit mit der 14-Tage-Schlafkur beginnen,

doch ich empfehle einen Zeitpunkt im Leben, an dem Sie möglichst wenig unter Stress stehen. Wenn Sie sich gerade auf Geschäftsreise befinden oder ein Projekt in ein paar Tagen fertig sein muss, wäre guter Schlaf zwar ungeheuer hilfreich, aber das volle 14-Tage-Programm sollte warten, bis Sie wieder etwas Luft haben. Ob Sie jetzt, morgen oder in zwei Wochen anfangen – legen Sie auf jeden Fall schon mal den ersten und den letzten Tag der Schlafkur fest, sei es in Outlook, Google oder einem altmodischen Papierkalender. Wichtig ist, dass die Termine fest eingetragen sind. Während der Schlafkur sollten Sie sich zu keinem Zeitpunkt überfordert oder gestresst fühlen. Die Strategien in diesem Buch sollen Ihnen das Leben erleichtern, nicht schwerer machen. Sie erfordern im Großen und Ganzen wenig Zeit; seien Sie flexibel und geduldig mit sich selbst.

Jeder Tag enthält einen kurzen Abschnitt mit Übungen, den Sie selbst ausfüllen oder in Ihr Tagebuch eintragen können. Diese Übungen sind sehr wichtig, weil sie die Ergebnisse im Blick behalten. Vielleicht haben Sie schon mal den Satz gehört »Man kann nicht verwalten, was man nicht messen kann«, weshalb Sie Ihre Fortschritte unbedingt festhalten müssen. Sie sollen auch jeden Tag beurteilen, wie Sie sich fühlen. Die Bewertungen rangieren auf einer Skala von 1 bis 10, wobei 10 der beste Wert ist. Machen Sie sich mit Tag 1 vertraut, damit Sie am nächsten Morgen genau wissen, was Sie zu tun haben.

Nachdem wir jetzt alles besprochen haben, fangen wir doch gleich mal an mit der 14-Tage-Schlafkur!

*** VORBEREITUNGSTAG ***

Heute überlegen wir uns, wo wir gerade stehen. Vielleicht haben Sie ja bereits versucht, einige Ratschläge aus dem Buch umzusetzen, weil Sie so begeistert davon waren. Tragen Sie daher bitte in den folgenden Fragebogen ein, wie es Ihnen gerade geht *oder* wann Sie mit den Übungen begonnen haben (falls heute nicht der erste Tag ist, an dem Sie die Ratschläge aus diesem Buch umsetzen wollen).

BESTANDSAUFNAHME

Beantworten Sie die folgenden Fragen auf einer Skala von 1 bis 10.

Wie würden Sie Ihren Schlaf im Moment beurteilen? ______
(1 = Ich schlafe katastrophal.
10 = Ich schlafe hervorragend.)

Wie fühlen Sie sich morgens beim Aufstehen? ______
(1 = Ich habe große Schmerzen.
10 = Ich bin schmerzfrei.)

Wie viel Energie haben Sie morgens beim Aufstehen? ______
(1 = Ich bin völlig erschöpft.
10 = Ich bin völlig erholt und voller Energie.)

Wie fühlen Sie sich geistig morgens beim Aufstehen? ______
(1 = benebelt und aufgewühlt
10 = optimistisch und glücklich)

Wie ist Ihr Energielevel tagsüber? ______
(1 = Ich kann mich nicht den ganzen Tag wach halten.
10 = Ich bin den ganzen Tag topfit.)

Ihre offizielle 14-Tage-Schlafkur beginnt morgen früh, lesen Sie sich also schon mal Tag 1 durch, damit Sie wissen, was zu tun ist. Sie werden zweimal am Tag etwas in Ihr Tagebuch schreiben – zehn bis fünfzehn Minuten nach dem Aufwachen und zehn bis fünfzehn Minuten, bevor Sie ins Bett gehen. Behalten Sie dieses Buch oder ein extra Tagebuch am besten immer in Ihrer Nähe, sodass es morgens und abends greifbar ist.

Dann schauen wir uns Tag 1 doch mal an!

*** TAG 1 ***

ZIELE

Morgen: Jetzt werden die Weichen für eine perfekte Nacht gestellt. Nach dem Morgenritual (auf die Toilette gehen, Kaffee oder ein paar Gläser Wasser trinken) ist es jetzt an der Zeit für ein bisschen Bewegung, um den Puls zu beschleunigen und dadurch die Ausschüttung der natürlichen »Tageshormone« anzukurbeln, damit Ihre innere Uhr richtig anläuft. Wenn Sie nicht schon Morgensport betreiben, beginnen Sie mit fünf bis zehn Minuten der folgenden Übungen: Übungen mit dem eigenen Körpergewicht, ein rascher Spaziergang, ein paar Sprünge auf einem Minitrampolin, Tabata oder eine Power-Yoga-Session. Machen Sie sich danach für den Tag fertig (duschen, anziehen, was auch immer) und frühstücken Sie. Das Frühstück sollte aus den empfohlenen Nahrungsmitteln aus Kapitel 13 bestehen, um den Insulinspiegel während der ersten Tageshälfte niedrig zu halten, damit die Hormonfunktion optimiert und kein neues Fett eingelagert wird. Nehmen Sie Protein zu sich, gesunde Fette und Gemüse – ohne Stärke. Beginnen Sie mit dem Arbeitstag.

Abend: Entspannung vor dem Schlafengehen ist unbedingt nötig. Sie werden entdecken, dass dieses Abendritual bald schon wie ein Ausschaltknopf für den Stress des Alltags ist. Wir machen uns für alles Mögliche fertig – für ein Date, fürs Training, für die Arbeit –, doch dann stolpern wir einfach ins Bett und schlafen irgendwann aus schierer Erschöpfung ein (was ein großer Unterschied zu qualitativ hochwertigem Schlaf ist). Von jetzt an machen Sie sich für das Schlafengehen genauso bereit wie für ein heißes Date. Sie werden sich gleich etwas gönnen, bei dem es Ihnen richtig gut geht und das Ihr Leben rundum verbessern wird. Wir beginnen damit, dass Sie den Laptop zuklappen, den Fernseher ausschalten und alle anderen elektronischen Geräte beiseitelegen, die sonst die gemeinsame Zeit mit Ihrem besten Freund – dem Schlaf – stören würden. Tun Sie das mindestens eine Stunde vor dem Zubettgehen und verbringen Sie diese Zeit stattdessen mit folgenden Aktivitäten:

- Lesen Sie ein Buch – am besten Belletristik. Früher dachte ich, Romane seien unproduktiv, doch dann habe ich erkannt, dass es mir in so vielen Bereichen meines Lebens geholfen hat (zum Beispiel durch Ideen zur Kommunikationsverbesserung). Es ist kein Wunder, dass Kinder besser als die meisten Erwachsenen schlafen. Romane zu lesen oder vorgelesen zu bekommen ist eine große Entspannungshilfe für unsere überbeanspruchte analytische linke Gehirnhälfte. Es gibt nur wenig, was einen so zuverlässig vor Stress, Sorgen und Anspannung flüchten lässt wie das Abtauchen in eine andere Welt. Sachbücher sind auch in Ordnung, wenn es sich um eine Biografie oder Ähnliches handelt. Doch am besten greift man zu etwas anderem als zu Fachbüchern. Kurz vor dem Schlafengehen möchte man idealerweise nichts lesen, was mit der Arbeit zu tun hat.

  Wo man liest, ist auch wichtig. Dr. Lawrence Epstein rät, eine klare Verbindung zwischen Bett und Schlaf zu schaffen. Er empfiehlt, nicht im Bett zu lesen, sondern an anderen Orten in der Wohnung oder im Haus, wenn diese klare Assoziation noch nicht manifestiert ist. Sie dürfen in Ihrem Schlafzimmer lesen, nur nicht im Bett, wenn Sie das zu sehr aufwühlt.
- Hören Sie einen Podcast oder ein Hörbuch.
- Unterhalten Sie sich mit geliebten Menschen: Partnerin/Partner, Kinder, beste Freundin/bester Freund – mit jemandem den Tag durchzusprechen, den man liebt, ein Gesellschaftsspiel zu spielen oder über die eigenen Zukunftspläne zu sprechen entspannt ebenfalls.
- Meditieren Sie.
- Schreiben Sie Tagebuch. Zehn bis fünfzehn Minuten vor dem Schlafengehen sollten Sie Ihr Schlaftagebuch ausfüllen, doch darüber mehr an Tag 2.

- Nehmen Sie ein Bad oder duschen Sie.
- Eine Kombination aus den genannten Aktivitäten.

Nachdem Sie sich für eine Beschäftigung abseits der Bildschirme entschieden haben, steht für heute nur noch eins an: der tägliche Tagebucheintrag.

TAGEBUCH

10 bis 15 Minuten vor dem Schlafengehen ausfüllen

Bewerten Sie auf einer Skala von 1 bis 10 den heutigen Tag und Ihre Erfolge. (Wie gut ist Ihnen Ihrer Meinung nach die Umsetzung der Schlafkurvorgaben gelungen?)

Was hat Ihnen am heutigen Programm am besten gefallen?

____

Was ist Ihnen am schwersten gefallen?

____

Wo können Sie sich Ihrer Meinung nach verbessern?

____

Worauf freuen Sie sich, wenn Sie an morgen denken?

____

Das wäre alles für heute. Schlafen Sie gut (zu Ihrer Wunschzeit), und wir sehen uns morgen wieder!

*** TAG 2 ***

FRAGEBOGEN

Beantworten Sie die Fragen 10 bis 15 Minuten nach dem Aufstehen auf einer Skala von 1 bis 10.

Wie würden Sie Ihren Schlaf im Moment bewerten? ______
(1 = Ich schlafe katastrophal.
10 = Ich schlafe hervorragend.)

Wie fühlen Sie sich morgens beim Aufstehen? ______
(1 = Ich habe große Schmerzen.
10 = Ich bin schmerzfrei.)

Wie viel Energie haben Sie morgens beim Aufstehen? ______
(1 = Ich bin völlig erschöpft.
10 = Ich bin völlig erholt und voller Energie.)

Wie fühlen Sie sich geistig morgens beim Aufstehen? ______
(1 = benebelt und aufgewühlt
10 = optimistisch und glücklich)

Wie ist Ihr Energielevel tagsüber? ______
(1 = Ich kann mich nicht den ganzen Tag wach halten.
10 = Ich bin den ganzen Tag topfit.)

ZIELE

Morgen: Absolvieren Sie wie gestern nach Ihrem Morgenritual zehn bis fünfzehn Minuten körperliche Bewegung. Danach machen Sie sich fertig für den Tag, frühstücken Sie und verlassen Sie das Haus.

Heutige Extraaufgabe: Kaufen Sie Magnesium, das sich auf die Haut auftragen lässt. In Kapitel 7 haben wir über seine Wichtigkeit gesprochen. Lesen Sie noch einmal nach, wie wertvoll Magnesium für Schlaf und Gesundheit ist. Ich verwende nur Ease Magnesium,

aber es gibt noch diverse Alternativen. Warten Sie nicht mit dem Kauf, damit Sie es so bald wie möglich anwenden können.
Abend: Machen Sie sich bereit für Ihr Date mit dem Schlaf. Schalten Sie alle Bildschirme eine Stunde vor dem Zubettgehen aus und widmen Sie sich einer anderen Aktivität. Beschäftigen Sie sich heute Abend länger mit Ihrem Tagebuch, über die Aufzeichnungen zur Schlafkur hinaus. Einige der erfolgreichsten Menschen der Welt schreiben Tagebuch, zum Beispiel Oprah oder Lady Gaga. Als Ritual vor dem Zubettgehen eignet sich Tagebuchschreiben, um flüchtige Gedanken und Ideen festzuhalten und sie damit aus dem Kopf zu bekommen. Außerdem lassen sich anhand des Tagesbuchs Fortschritte verfolgen und festlegen, was man als Nächstes in Angriff nehmen möchte. Etwas auf Papier festzuhalten und den Kopf damit freier zu machen ist wirklich hilfreich.

Ein Dankbarkeitstagebuch ist eine weitere gute Sache. Ein Grund für Angststörungen und Schlafprobleme ist oft, dass die Betroffenen allein darauf fixiert sind, was sie nicht getan haben oder nicht können. Wahrscheinlich haben Sie viel mehr Glück, als Ihnen bewusst ist, und Sie wissen nur nicht mehr, wofür Sie alles dankbar sein können. Notieren Sie in Ihrem Dankbarkeitstagebuch drei bis fünf Dinge, für die Sie heute dankbar waren. Das können große, aber auch kleine Dinge sein (jemand Besonderes lächelt, das Mittagessen hat geschmeckt, man hat einen Preis gewonnen oder etwas Bestimmtes geschafft). Schon allein, dass Sie ihnen Aufmerksamkeit schenken und sie niederschreiben, wird Sie offener gegenüber all den tollen Dingen machen, die einem zustoßen und die wir irgendwann für selbstverständlich halten. Außerdem hat die Forschung gezeigt, dass unser Serotoninspiegel steigt, wenn wir uns bedeutsam oder wichtig fühlen. Tagebuchschreiben und ein Dankbarkeitsjournal helfen, sich seines eigenen Werts bewusst zu werden und warum man wichtig ist. Schreiben Sie hier oder in einem separaten Ausdruck drei Dinge auf, für die Sie heute dankbar sind.

TAGEBUCH

10 bis 15 Minuten vor dem Zubettgehen ausfüllen

Für welche drei Dinge sind Sie heute dankbar? Bewerten Sie auf einer Skala von 1 bis 10 den heutigen Tag und Ihre Erfolge. (Wie gut ist Ihnen Ihrer Meinung nach die Umsetzung der Schlafkurvorgaben gelungen?)

Was hat Ihnen am heutigen Programm am besten gefallen?

____

Was ist Ihnen am schwersten gefallen?

____

Wo können Sie sich Ihrer Meinung nach verbessern?

____

Worauf freuen Sie sich, wenn Sie an morgen denken?

____

*** TAG 3 ***

FRAGEBOGEN

Beantworten Sie die Fragen 10 bis 15 Minuten nach dem Aufstehen auf einer Skala von 1 bis 10.

Wie würden Sie Ihren Schlaf im Moment bewerten? ______
(1 = Ich schlafe katastrophal.
10 = Ich schlafe hervorragend.)

Wie fühlen Sie sich morgens beim Aufstehen? ______
(1 = Ich habe große Schmerzen.
10 = Ich bin schmerzfrei.)

Wie viel Energie haben Sie morgens beim Aufstehen? ______
(1 = Ich bin völlig erschöpft.
10 = Ich bin völlig erholt und voller Energie.)

Wie fühlen Sie sich geistig morgens beim Aufstehen? ______
(1 = benebelt und aufgewühlt
10 = optimistisch und glücklich)

Wie ist Ihr Energielevel tagsüber? ______
(1 = Ich kann mich nicht den ganzen Tag wach halten.
10 = Ich bin den ganzen Tag topfit.)

ZIELE

Morgen: Auf Ihr Morgenritual folgen zehn bis fünfzehn Minuten Bewegung, genau wie gestern. Versuchen Sie sich heute zusätzlich zehn Minuten in der Sonne aufzuhalten. Wenn das bereits während des Morgensports geschieht, umso besser. Wenn Sie die Sonne in letzter Zeit nicht oft gesehen haben, wird es höchste Zeit! Solange es das Wetter erlaubt, können Sie draußen Sport treiben, im Freien sitzen und lesen, frühstücken oder mittagessen oder einfach nur entspannen und sich erden (darüber sprechen wir später noch genauer). Nachdem Sie festgelegt haben, wann Sie sich Ihre Sonnendosis holen, machen Sie sich für den Tag fertig, frühstücken und verlassen das Haus.

Heutige Extraaufgabe: Von heute an nehmen Sie nach zwölf Uhr mittags kein Koffein mehr zu sich. Wie Sie aus Kapitel 4 wissen, kann der Konsum von Koffein mehrere Stunden vor dem Schlafengehen die Nachtruhe empfindlich stören. Doch von heute an nicht mehr. Heute beginnen Sie auch damit, Ihr Schlafzimmer zu entgiften und es zu Ihrem Schlafheiligtum umzuwandeln. Schaffen Sie gemäß den Empfehlungen aus Kapitel 12 alle elektronischen Geräte aus dem Raum. Fernseher, Laptop, Smartphone etc. Forschungen haben gezeigt, dass diese Dinge die Kommunikation zwischen den Zellen im Körper unterbrechen und damit auf jeden Fall den Schlaf stören.

Abend: Bereiten Sie sich auf Ihr Date mit dem Schlaf vor. Schalten Sie alle Bildschirme eine Stunde vor dem Zubettgehen aus und widmen Sie sich anderen Aktivitäten. Wenn Sie das Magnesium bereits haben, tragen Sie es direkt vor dem Schlafengehen auf die Haut auf. Gehen Sie großzügig damit um und halten Sie sich an die Empfehlungen aus Kapitel 7. Sorgen Sie auch dafür, dass es im Schlafzimmer kühl genug ist. Das Thermometer sollte nicht mehr als 21 Grad Celsius anzeigen (der ideale Rahmen ist zwischen 16 und 20 Grad, je kühler also, desto besser).

TAGEBUCH

10 bis 15 Minuten vor dem Zubettgehen ausfüllen

Für welche drei Dinge sind Sie heute dankbar? Bewerten Sie auf einer Skala von 1 bis 10 den heutigen Tag und Ihre Erfolge. (Wie gut ist Ihnen Ihrer Meinung nach die Umsetzung der Schlafkurvorgaben gelungen?)

Was hat Ihnen am heutigen Programm am besten gefallen?

___

Was ist Ihnen am schwersten gefallen?

___

Wo können Sie sich Ihrer Meinung nach verbessern?

___

Worauf freuen Sie sich, wenn Sie an morgen denken?

___

*** TAG 4 ***

FRAGEBOGEN

Beantworten Sie die Fragen 10 bis 15 Minuten nach dem Aufstehen auf einer Skala von 1 bis 10.

Wie würden Sie Ihren Schlaf im Moment bewerten? ______
(1 = Ich schlafe katastrophal.
10 = Ich schlafe hervorragend.)

Wie fühlen Sie sich morgens beim Aufstehen? ______
(1 = Ich habe große Schmerzen.
10 = Ich bin schmerzfrei.)

Wie viel Energie haben Sie morgens beim Aufstehen? ______
(1 = Ich bin völlig erschöpft.
10 = Ich bin völlig erholt und voller Energie.)

Wie fühlen Sie sich geistig morgens beim Aufstehen? ______
(1 = benebelt und aufgewühlt
10 = optimistisch und glücklich)

Wie ist Ihr Energielevel tagsüber? ______
(1 = Ich kann mich nicht den ganzen Tag wach halten.
10 = Ich bin den ganzen Tag topfit.)

ZIELE

Morgen: Auf Ihr Morgenritual folgen zehn bis fünfzehn Minuten Bewegung, genau wie gestern. Machen Sie sich für den Tag fertig, frühstücken Sie und verlassen Sie das Haus. Versuchen Sie auch heute wieder, zehn Minuten direktes Sonnenlicht zu bekommen.

Heutige Extraaufgabe: Arbeiten Sie weiter an Ihrem Schlafheiligtum und kaufen Sie schwarze Vorhänge. Besorgen Sie sich außerdem eine der empfohlenen Pflanzen aus Kapitel 8, die die Luft- und damit auch die Schlafqualität verbessern.

Abend: Bereiten Sie sich auf Ihr Date mit dem Schlaf vor. Schalten Sie alle Bildschirme eine Stunde vor dem Zubettgehen aus und widmen Sie sich anderen Aktivitäten. Idealerweise sollten die Verdunkelungsvorhänge bereits hängen und die Pflanze neben dem Bett stehen (oder sich zumindest bereits auf dem Weg befinden, wenn Sie online bestellt haben). Wenn Sie das Magnesium bereits haben, tragen Sie es auf die Haut auf. Sorgen Sie für eine kühle Schlafumgebung, damit dem Tiefschlaf nichts mehr im Weg steht.

TAGEBUCH

10 bis 15 Minuten vor dem Zubettgehen ausfüllen

Für welche drei Dinge sind Sie heute dankbar? Bewerten Sie auf einer Skala von 1 bis 10 den heutigen Tag und Ihre Erfolge. (Wie gut ist Ihnen Ihrer Meinung nach die Umsetzung der Schlafkurvorgaben gelungen?)

Was hat Ihnen am heutigen Programm am besten gefallen?

____

Was ist Ihnen am schwersten gefallen?

____

Wo können Sie sich Ihrer Meinung nach verbessern?

____

Worauf freuen Sie sich, wenn Sie an morgen denken?

____

*** TAG 5 ***

FRAGEBOGEN

Beantworten Sie die Fragen 10 bis 15 Minuten nach dem Aufstehen auf einer Skala von 1 bis 10.

Wie würden Sie Ihren Schlaf im Moment bewerten? ______
(1 = Ich schlafe katastrophal.
10 = Ich schlafe hervorragend.)

Wie fühlen Sie sich morgens beim Aufstehen? ______
(1 = Ich habe große Schmerzen.
10 = Ich bin schmerzfrei.)

Wie viel Energie haben Sie morgens beim Aufstehen? ______
(1 = Ich bin völlig erschöpft.
10 = Ich bin völlig erholt und voller Energie.)

Wie fühlen Sie sich geistig morgens beim Aufstehen? ______
(1 = benebelt und aufgewühlt
10 = optimistisch und glücklich)

Wie ist Ihr Energielevel tagsüber? ______
(1 = Ich kann mich nicht den ganzen Tag wach halten.
10 = Ich bin den ganzen Tag topfit.)

Morgen: Nach dem Morgenritual sollten Sie heute einen weiteren wichtigen Bestandteil der Schlafkur beginnen. Meditieren Sie fünf bis zehn Minuten nach einer Ihnen bereits bekannten Form oder holen Sie sich Anregungen. Außerdem gibt es Apps, geführte Meditationen und noch viel mehr, um Energie, Konzentration und Gesundheit positiv zu unterstützen. Auf die Meditation folgen zehn bis fünfzehn Minuten Sport. Machen Sie sich fertig, frühstücken Sie und verlassen Sie das Haus. Versuchen Sie auch heute wieder, zehn Minuten Sonnenlicht zu bekommen.

Heutige Extraaufgabe: Vereinbaren Sie einen Termin für eine Massage, am besten noch diese Woche. In Kapitel 19 haben wir ausführlich die positiven Auswirkungen von Massagen behandelt. Wenn eine professionelle Massage gerade zu teuer für Sie sein sollte, vereinbaren Sie mit einer Freundin/einem Freund oder der Partnerin/dem Partner, sich gegenseitig zu massieren. Es macht Spaß, entspannt und ist gesund. Sie verdienen es!

Abend: Bereiten Sie sich auf Ihr Date mit dem Schlaf vor. Schalten Sie alle Bildschirme *neunzig Minuten* vor dem Zubettgehen aus und widmen Sie sich anderen Aktivitäten. Tragen Sie direkt vor dem Schlafengehen das Magnesium auf und sorgen Sie für eine kühle Schlafumgebung.

TAGEBUCH

10 bis 15 Minuten vor dem Zubettgehen ausfüllen

Für welche drei Dinge sind Sie heute dankbar? Bewerten Sie auf einer Skala von 1 bis 10 den heutigen Tag und Ihre Erfolge. (Wie gut ist Ihnen Ihrer Meinung nach die Umsetzung der Schlafkurvorgaben gelungen?)

Was hat Ihnen am heutigen Programm am besten gefallen?

____

Was ist Ihnen am schwersten gefallen?

____

Wo können Sie sich Ihrer Meinung nach verbessern?

____

Worauf freuen Sie sich, wenn Sie an morgen denken?

____

*** TAG 6 ***

FRAGEBOGEN

Beantworten Sie die Fragen 10 bis 15 Minuten nach dem Aufstehen auf einer Skala von 1 bis 10.

Wie würden Sie Ihren Schlaf im Moment bewerten? ______
(1 = Ich schlafe katastrophal.
10 = Ich schlafe hervorragend.)

Wie fühlen Sie sich morgens beim Aufstehen? ______
(1 = Ich habe große Schmerzen.
10 = Ich bin schmerzfrei.)

Wie viel Energie haben Sie morgens beim Aufstehen? ______
(1 = Ich bin völlig erschöpft.
10 = Ich bin völlig erholt und voller Energie.)

Wie fühlen Sie sich geistig morgens beim Aufstehen? ______
(1 = benebelt und aufgewühlt
10 = optimistisch und glücklich)

Wie ist Ihr Energielevel tagsüber? ______
(1 = Ich kann mich nicht den ganzen Tag wach halten.
10 = Ich bin den ganzen Tag topfit.)

ZIELE

Morgen: Nach Ihrem Morgenritual meditieren Sie fünf bis zehn Minuten (und trainieren dabei das Gehirn). Danach treiben Sie fünf bis zehn Minuten Sport. Machen Sie sich fertig, frühstücken Sie und verlassen Sie das Haus. Bemühen Sie sich, tagsüber zehn Minuten Sonnenlicht zu bekommen.

Heutige Extraaufgabe: Konzentrieren Sie sich darauf, Ihren Schlafzeitraum zu optimieren. Wie Sie aus Kapitel 6 wissen, finden zwischen zehn Uhr abends und zwei Uhr morgens die wichtigsten Hormon- und Zellreparaturvorgänge im Körper statt. Die Jahreszeit und andere Faktoren spielen hier zwar auch eine gewisse Rolle, doch versuchen Sie auf jeden Fall, so viel wie möglich von diesem Zeitraum schlafend zu verbringen. Ich hoffe, dass Sie Ihre Einschlaf- und Aufwachzeiten bereits schrittweise mit der in Kapitel 18 vorgestellten 15-Minuten-Methode vorverlagern. Wenn nicht, dann ist jetzt der perfekte Zeitpunkt dafür. Wenn Sie noch nicht bei Ihrer Wunschschlafenszeit angelangt sind, verschieben Sie diese jeden zweiten Tag um fünfzehn Minuten, bis Sie Ihr Ziel erreicht haben. Wenn Sie also normalerweise um halb zwölf ins Bett gehen, schalten Sie heute um Viertel nach elf das Licht aus. Gleichzeitig stellen Sie den Wecker eine Viertelstunde früher als sonst, wenn Sie sonst spät aufstehen. Achten Sie nur darauf, dass Sie so viele Stunden Schlaf bekommen, wie Sie brauchen.

Abend: Bereiten Sie sich auf Ihr Date mit dem Schlaf vor. Schalten Sie alle Bildschirme *neunzig Minuten* vor dem Zubettgehen aus und widmen Sie sich anderen Aktivitäten. Tragen Sie direkt vor dem Schlafengehen das Magnesium auf und sorgen Sie für eine kühle Schlafumgebung.

TAGEBUCH

10 bis 15 Minuten vor dem Zubettgehen ausfüllen

Für welche drei Dinge sind Sie heute dankbar? Bewerten Sie auf einer Skala von 1 bis 10 den heutigen Tag und Ihre Erfolge. (Wie gut ist Ihnen Ihrer Meinung nach die Umsetzung der Schlafkurvorgaben gelungen?)

Was hat Ihnen am heutigen Programm am besten gefallen?

___

Was ist Ihnen am schwersten gefallen?

___

Wo können Sie sich Ihrer Meinung nach verbessern?

___

Worauf freuen Sie sich, wenn Sie an morgen denken?

___

*** TAG 7 ***

FRAGEBOGEN

Beantworten Sie die Fragen 10 bis 15 Minuten nach dem Aufstehen auf einer Skala von 1 bis 10.

Wie würden Sie Ihren Schlaf im Moment bewerten? ______
(1 = Ich schlafe katastrophal.
10 = Ich schlafe hervorragend.)

Wie fühlen Sie sich morgens beim Aufstehen? ______
(1 = Ich habe große Schmerzen.
10 = Ich bin schmerzfrei.)

Wie viel Energie haben Sie morgens beim Aufstehen? ______
(1 = Ich bin völlig erschöpft.
10 = Ich bin völlig erholt und voller Energie.)

Wie fühlen Sie sich geistig morgens beim Aufstehen? ______
(1 = benebelt und aufgewühlt
10 = optimistisch und glücklich)

Wie ist Ihr Energielevel tagsüber? ______
(1 = Ich kann mich nicht den ganzen Tag wach halten.
10 = Ich bin den ganzen Tag topfit.)

ZIELE

Morgen: Nach dem Morgenritual meditieren Sie fünf bis zehn Minuten (Gehirntraining). Danach treiben Sie fünf bis fünfzehn Minuten Sport. Machen Sie sich fertig, frühstücken Sie und verlassen Sie das Haus. Versuchen Sie tagsüber zehn Minuten Sonnenlicht zu bekommen.

Heutige Extraaufgabe: Verlängern Sie von heute an Meditation und/oder Sport um jeweils fünf bis zehn Minuten, da Sie ja auch eine Viertelstunde früher aufstehen, um den Tag zu nutzen.

Abend: Bereiten Sie sich auf Ihr Date mit dem Schlaf vor. Schalten Sie alle Bildschirme neunzig Minuten vor dem Zubettgehen aus und widmen Sie sich anderen Aktivitäten. Tragen Sie direkt vor dem Schlafengehen das Magnesium auf und sorgen Sie für eine kühle Schlafumgebung.

TAGEBUCH

10 bis 15 Minuten vor dem Zubettgehen ausfüllen

Für welche drei Dinge sind Sie heute dankbar? Bewerten Sie auf einer Skala von 1 bis 10 den heutigen Tag und Ihre Erfolge. (Wie gut ist Ihnen Ihrer Meinung nach die Umsetzung der Schlafkurvorgaben gelungen?)

Was hat Ihnen am heutigen Programm am besten gefallen?

____

Was ist Ihnen am schwersten gefallen?

____

Wo können Sie sich Ihrer Meinung nach verbessern?

____

Worauf freuen Sie sich, wenn Sie an morgen denken?

____

*** TAG 8 ***

FRAGEBOGEN

Beantworten Sie die Fragen 10 bis 15 Minuten nach dem Aufstehen auf einer Skala von 1 bis 10.

Wie würden Sie Ihren Schlaf im Moment bewerten? ______
(1 = Ich schlafe katastrophal.
10 = Ich schlafe hervorragend.)

Wie fühlen Sie sich morgens beim Aufstehen? ______
(1 = Ich habe große Schmerzen.
10 = Ich bin schmerzfrei.)

Wie viel Energie haben Sie morgens beim Aufstehen? ______
(1 = Ich bin völlig erschöpft.
10 = Ich bin völlig erholt und voller Energie.)

Wie fühlen Sie sich geistig morgens beim Aufstehen? ______
(1 = benebelt und aufgewühlt
10 = optimistisch und glücklich)

Wie ist Ihr Energielevel tagsüber? ______
(1 = Ich kann mich nicht den ganzen Tag wach halten.
10 = Ich bin den ganzen Tag topfit.)

Morgen: Nach dem Morgenritual meditieren Sie fünf bis zehn Minuten (Gehirntraining). Danach treiben Sie fünf bis fünfzehn Minuten Sport. Machen Sie sich fertig, frühstücken Sie und verlassen Sie das Haus. Versuchen Sie tagsüber zehn Minuten Sonnenlicht zu bekommen.

Heutige Extraaufgabe: Die Hälfte ist geschafft! Jetzt ist es an der Zeit, sich um die Ernährung zu kümmern. Wie Sie in Kapitel 7 und 13 gehört haben, hat unsere Nahrung einen immensen Einfluss auf Schlaf und Gesundheit. Essen Sie von heute an zu jeder Mahlzeit echte, nährstoffreiche Lebensmittel. Sorgen Sie dafür, von heute an mindestens fünf Portionen der Nahrungsmittel zu sich zu nehmen, die schlaffördernde Nährstoffe enthalten (wie in Kapitel 7 besprochen). Sie werden nicht nur besser schlafen, sondern auch Ihren Hormonhaushalt auf Vordermann bringen, Körperfett abbauen und viel mehr Energie haben.

Abend: Bereiten Sie sich auf Ihr Date mit dem Schlaf vor. Schalten Sie alle Bildschirme neunzig Minuten vor dem Zubettgehen aus und widmen Sie sich anderen Aktivitäten. Tragen Sie direkt vor dem Schlafengehen das Magnesium auf und sorgen Sie für eine kühle Schlafumgebung.

TAGEBUCH

10 bis 15 Minuten vor dem Zubettgehen ausfüllen

Für welche drei Dinge sind Sie heute dankbar? Bewerten Sie auf einer Skala von 1 bis 10 den heutigen Tag und Ihre Erfolge. (Wie gut ist Ihnen Ihrer Meinung nach die Umsetzung der Schlafkurvorgaben gelungen?)

Was hat Ihnen am heutigen Programm am besten gefallen?

____

Was ist Ihnen am schwersten gefallen?

____

Wo können Sie sich Ihrer Meinung nach verbessern?

____

Worauf freuen Sie sich, wenn Sie an morgen denken?

____

*** TAG 9 ***

FRAGEBOGEN

Beantworten Sie die Fragen 10 bis 15 Minuten nach dem Aufstehen auf einer Skala von 1 bis 10.

Wie würden Sie Ihren Schlaf im Moment bewerten? ______
(1 = Ich schlafe katastrophal.
10 = Ich schlafe hervorragend.)

Wie fühlen Sie sich morgens beim Aufstehen? ______
(1 = Ich habe große Schmerzen.
10 = Ich bin schmerzfrei.)

Wie viel Energie haben Sie morgens beim Aufstehen? ______
(1 = Ich bin völlig erschöpft.
10 = Ich bin völlig erholt und voller Energie.)

Wie fühlen Sie sich geistig morgens beim Aufstehen? ______
(1 = benebelt und aufgewühlt
10 = optimistisch und glücklich)

Wie ist Ihr Energielevel tagsüber? ______
(1 = Ich kann mich nicht den ganzen Tag wach halten.
10 = Ich bin den ganzen Tag topfit.)

Morgen: Nach dem Morgenritual meditieren Sie fünf bis zehn Minuten (Gehirntraining). Danach treiben Sie fünf bis fünfzehn Minuten Sport. Machen Sie sich fertig, frühstücken Sie und verlassen Sie das Haus. Versuchen Sie tagsüber zehn Minuten Sonnenlicht zu bekommen.

Heutige Extraaufgabe: Es ist an der Zeit, das Schlafheiligtum fertigzustellen. Besorgen Sie sich alternative Lichtquellen für Ihr Schlafzimmer, die Sie in der Nacht benutzen. Das können farbige Glühbirnen sein, eine Salzlampe, eine Lampe mit einem Dimmer oder so etwas Einfaches (und Zeitloses) wie Kerzen. Für alles außerhalb des Schlafzimmers und nach Sonnenuntergang können Sie eine Brille aufsetzen, die blaues Licht blockt, um die Melatoninproduktion anzukurbeln. Außerdem sollten Sie die Apps heruntergeladen haben, die das bläuliche Licht, das elektronische Geräte abstrahlen, nachts reduzieren (vor allem wenn Sie ausnahmsweise doch mal länger arbeiten müssen).

Abend: Bereiten Sie sich auf Ihr Date mit dem Schlaf vor. Schalten Sie alle Bildschirme neunzig Minuten vor dem Zubettgehen aus und widmen Sie sich anderen Aktivitäten. Benutzen Sie die das blaue Licht blockierende Brille ebenso wie die farbigen Glühbirnen oder, wenn möglich, dimmen Sie das Licht. Tragen Sie direkt vor dem Schlafengehen das Magnesium auf und sorgen Sie für eine kühle Schlafumgebung.

TAGEBUCH

10 bis 15 Minuten vor dem Zubettgehen ausfüllen

Für welche drei Dinge sind Sie heute dankbar? Bewerten Sie auf einer Skala von 1 bis 10 den heutigen Tag und Ihre Erfolge. (Wie gut ist Ihnen Ihrer Meinung nach die Umsetzung der Schlafkurvorgaben gelungen?)

Was hat Ihnen am heutigen Programm am besten gefallen?

____

Was ist Ihnen am schwersten gefallen?

____

Wo können Sie sich Ihrer Meinung nach verbessern?

____

Worauf freuen Sie sich, wenn Sie an morgen denken?

____

*** TAG 10 ***

FRAGEBOGEN

Beantworten Sie die Fragen 10 bis 15 Minuten nach dem Aufstehen auf einer Skala von 1 bis 10.

Wie würden Sie Ihren Schlaf im Moment bewerten? ______
(1 = Ich schlafe katastrophal.
10 = Ich schlafe hervorragend.)

Wie fühlen Sie sich morgens beim Aufstehen? ______
(1 = Ich habe große Schmerzen.
10 = Ich bin schmerzfrei.)

Wie viel Energie haben Sie morgens beim Aufstehen? ______
(1 = Ich bin völlig erschöpft.
10 = Ich bin völlig erholt und voller Energie.)

Wie fühlen Sie sich geistig morgens beim Aufstehen? ______
(1 = benebelt und aufgewühlt
10 = optimistisch und glücklich)

Wie ist Ihr Energielevel tagsüber? ______
(1 = Ich kann mich nicht den ganzen Tag wach halten.
10 = Ich bin den ganzen Tag topfit.)

Morgen: Nach dem Morgenritual meditieren Sie zehn Minuten (Gehirntraining). Danach treiben Sie fünf bis fünfzehn Minuten Sport. Machen Sie sich fertig, frühstücken Sie und verlassen Sie das Haus. Versuchen Sie tagsüber zehn Minuten Sonnenlicht zu bekommen.

Heutige Extraaufgabe: Sich zu erden kann den entscheidenden Fortschritt bedeuten. Nehmen Sie Verbindung zum Rhythmus und zu den freien Elektronen der Erde auf, wie wir es in Kapitel 21 besprochen haben. Von heute an integrieren Sie zehn Minuten Erden in Ihren Tagesplan. Sie können sich mit vielen Dingen beschäftigen, während Sie in Kontakt mit der Erde treten. Sport, Meditation (Qigong und Tai Chi eignen sich hervorragend dafür), Lesen, Sonnenbaden, Essen und vieles andere, was Sie sowieso tun, können Sie mit bloßen Füßen auf der Erde erledigen. Sie können sich auch Erdungslaken und eine Matte für Ihren Schreibtisch besorgen. Ich liebe die Erdungstechnologie so sehr, dass ich die Sachen den Menschen, die mir am Herzen liegen, unglaublich gern schenke. Es ist kein Muss, wenn Sie jeden Tag sowieso Zeit mit der Erde verbringen können, doch oft erleichtert es einem das Erden ungemein.

Abend: Bereiten Sie sich auf Ihr Date mit dem Schlaf vor. Schalten Sie alle Bildschirme neunzig Minuten vor dem Zubettgehen aus und widmen Sie sich anderen Aktivitäten. Benutzen Sie die das blaue Licht blockierende Brille ebenso wie die farbigen Glühbirnen oder dimmen Sie, wenn möglich, das Licht. Tragen Sie direkt vor dem Schlafengehen das Magnesium auf und sorgen Sie für eine kühle Schlafumgebung.

TAGEBUCH

10 bis 15 Minuten vor dem Zubettgehen ausfüllen

Für welche drei Dinge sind Sie heute dankbar? Bewerten Sie auf einer Skala von 1 bis 10 den heutigen Tag und Ihre Erfolge. (Wie gut ist Ihnen Ihrer Meinung nach die Umsetzung der Schlafkurvorgaben gelungen?)

Was hat Ihnen am heutigen Programm am besten gefallen?

____

Was ist Ihnen am schwersten gefallen?

____

Wo können Sie sich Ihrer Meinung nach verbessern?

____

Worauf freuen Sie sich, wenn Sie an morgen denken?

____

*** TAG 11 ***

FRAGEBOGEN

Beantworten Sie die Fragen 10 bis 15 Minuten nach dem Aufstehen auf einer Skala von 1 bis 10.

Wie würden Sie Ihren Schlaf im Moment bewerten? ______
(1 = Ich schlafe katastrophal.
10 = Ich schlafe hervorragend.)

Wie fühlen Sie sich morgens beim Aufstehen? ______
(1 = Ich habe große Schmerzen.
10 = Ich bin schmerzfrei.)

Wie viel Energie haben Sie morgens beim Aufstehen? ______
(1 = Ich bin völlig erschöpft.
10 = Ich bin völlig erholt und voller Energie.)

Wie fühlen Sie sich geistig morgens beim Aufstehen? ______
(1 = benebelt und aufgewühlt
10 = optimistisch und glücklich)

Wie ist Ihr Energielevel tagsüber? ______
(1 = Ich kann mich nicht den ganzen Tag wach halten.
10 = Ich bin den ganzen Tag topfit.)

ZIELE

Morgen: Nach dem Morgenritual meditieren Sie zehn Minuten (Gehirntraining). Danach treiben Sie fünf bis fünfzehn Minuten Sport. Machen Sie sich fertig, frühstücken Sie und verlassen Sie das Haus. Versuchen Sie tagsüber zehn Minuten Sonnenlicht zu bekommen.

Heutige Extraaufgabe: In Kapitel 20 haben wir ausführlich darüber gesprochen, wie sehr Kleidung die Gesundheit beeinflussen kann. Tragen Sie von heute Nacht an beim Schlafen keine einengende Kleidung mehr. Eine immense Verbesserung, die sich ganz leicht umsetzen lässt.

Abend: Bereiten Sie sich auf Ihr Date mit dem Schlaf vor. Schalten Sie alle Bildschirme neunzig Minuten vor dem Zubettgehen aus und widmen Sie sich anderen Aktivitäten. Benutzen Sie die das blaue Licht blockierende Brille ebenso wie die farbigen Glühbirnen oder dimmen Sie, wenn möglich, das Licht. Tragen Sie direkt vor dem Schlafengehen das Magnesium auf und sorgen Sie für eine kühle Schlafumgebung.

TAGEBUCH

10 bis 15 Minuten vor dem Zubettgehen ausfüllen

Für welche drei Dinge sind Sie heute dankbar? Bewerten Sie auf einer Skala von 1 bis 10 den heutigen Tag und Ihre Erfolge. (Wie gut ist Ihnen Ihrer Meinung nach die Umsetzung der Schlafkurvorgaben gelungen?)

Was hat Ihnen am heutigen Programm am besten gefallen?

____

Was ist Ihnen am schwersten gefallen?

____

Wo können Sie sich Ihrer Meinung nach verbessern?

____

Worauf freuen Sie sich, wenn Sie an morgen denken?

____

*** TAG 12 ***

FRAGEBOGEN

Beantworten Sie die Fragen 10 bis 15 Minuten nach dem Aufstehen auf einer Skala von 1 bis 10.

Wie würden Sie Ihren Schlaf im Moment bewerten? ______
(1 = Ich schlafe katastrophal.
10 = Ich schlafe hervorragend.)

Wie fühlen Sie sich morgens beim Aufstehen? ______
(1 = Ich habe große Schmerzen.
10 = Ich bin schmerzfrei.)

Wie viel Energie haben Sie morgens beim Aufstehen? ______
(1 = Ich bin völlig erschöpft.
10 = Ich bin völlig erholt und voller Energie.)

Wie fühlen Sie sich geistig morgens beim Aufstehen? ______
(1 = benebelt und aufgewühlt
10 = optimistisch und glücklich)

Wie ist Ihr Energielevel tagsüber? ______
(1 = Ich kann mich nicht den ganzen Tag wach halten.
10 = Ich bin den ganzen Tag topfit.)

Morgen: Nach dem Morgenritual meditieren Sie zehn Minuten (Gehirntraining). Danach treiben Sie fünf bis fünfzehn Minuten Sport. Machen Sie sich fertig, frühstücken Sie und verlassen Sie das Haus. Versuchen Sie tagsüber zehn Minuten Sonnenlicht zu bekommen.

Heutige Extraaufgabe: Gönnen Sie sich heute Abend als Teil Ihres Zubettgehrituals etwas Selbstmassage oder andere Körperarbeit, um besser vom Sympathikus in den Parasympathikus umschalten zu können. In Kapitel 19 haben wir einige geeignete Methoden besprochen. Arbeiten Sie die bestreffenden Abschnitte noch einmal durch.

Abend: Bereiten Sie sich auf Ihr Date mit dem Schlaf vor. Schalten Sie alle Bildschirme neunzig Minuten vor dem Zubettgehen aus und widmen Sie sich anderen Aktivitäten. Benutzen Sie die das blaue Licht blockierende Brille ebenso wie die farbigen Glühbirnen oder dimmen Sie, wenn möglich, das Licht. Nehmen Sie sich kurz vor dem Schlafengehen fünf Minuten Zeit für Körperarbeit oder bitten Sie jemanden, Sie zu massieren. Tragen Sie direkt vor dem Schlafengehen das Magnesium auf und sorgen Sie für eine kühle Schlafumgebung.

TAGEBUCH

10 bis 15 Minuten vor dem Zubettgehen ausfüllen

Für welche drei Dinge sind Sie heute dankbar? Bewerten Sie auf einer Skala von 1 bis 10 den heutigen Tag und Ihre Erfolge. (Wie gut ist Ihnen Ihrer Meinung nach die Umsetzung der Schlafkurvorgaben gelungen?)

Was hat Ihnen am heutigen Programm am besten gefallen?

___

Was ist Ihnen am schwersten gefallen?

___

Wo können Sie sich Ihrer Meinung nach verbessern?

___

Worauf freuen Sie sich, wenn Sie an morgen denken?

___

*** TAG 13 ***

FRAGEBOGEN

Beantworten Sie die Fragen 10 bis 15 Minuten nach dem Aufstehen auf einer Skala von 1 bis 10.

Wie würden Sie Ihren Schlaf im Moment bewerten? ______
(1 = Ich schlafe katastrophal.
10 = Ich schlafe hervorragend.)

Wie fühlen Sie sich morgens beim Aufstehen? ______
(1 = Ich habe große Schmerzen.
10 = Ich bin schmerzfrei.)

Wie viel Energie haben Sie morgens beim Aufstehen? ______
(1 = Ich bin völlig erschöpft.
10 = Ich bin völlig erholt und voller Energie.)

Wie fühlen Sie sich geistig morgens beim Aufstehen? ______
(1 = benebelt und aufgewühlt
10 = optimistisch und glücklich)

Wie ist Ihr Energielevel tagsüber? ______
(1 = Ich kann mich nicht den ganzen Tag wach halten.
10 = Ich bin den ganzen Tag topfit.)

ZIELE

Morgen: Nach dem Morgenritual meditieren Sie zehn Minuten (Gehirntraining). Danach treiben Sie fünf bis fünfzehn Minuten Sport. Machen Sie sich fertig, frühstücken Sie und verlassen Sie das Haus. Versuchen Sie tagsüber zehn Minuten Sonnenlicht zu bekommen.

Heutige Extraaufgabe: Wenn Sie bisher erfolgreich alle Aufgaben aus der 14-Tage-Schlafkur umgesetzt haben, aber trotzdem noch einen Kick zur Schlafverbesserung bräuchten, dann fügen Sie heute sinnvolle Ergänzungsmittel hinzu. Werfen Sie noch einmal einen Blick in Kapitel 17.

Abend: Bereiten Sie sich auf Ihr Date mit dem Schlaf vor. Schalten Sie alle Bildschirme neunzig Minuten vor dem Zubettgehen aus und widmen Sie sich anderen Aktivitäten. Benutzen Sie die das blaue Licht blockierende Brille ebenso wie die farbigen Glühbirnen oder dimmen Sie, wenn möglich, das Licht. Nehmen Sie sich kurz vor dem Schlafengehen fünf Minuten Zeit für Körperarbeit oder bitten Sie jemanden, Sie zu massieren. Tragen Sie direkt vor dem Schlafengehen das Magnesium auf und sorgen Sie für eine kühle Schlafumgebung.

TAGEBUCH

10 bis 15 Minuten vor dem Zubettgehen ausfüllen

Für welche drei Dinge sind Sie heute dankbar? Bewerten Sie auf einer Skala von 1 bis 10 den heutigen Tag und Ihre Erfolge. (Wie gut ist Ihnen Ihrer Meinung nach die Umsetzung der Schlafkurvorgaben gelungen?)

Was hat Ihnen am heutigen Programm am besten gefallen?

____

Was ist Ihnen am schwersten gefallen?

____

Wo können Sie sich Ihrer Meinung nach verbessern?

____

Worauf freuen Sie sich, wenn Sie an morgen denken?

____

*** TAG 14 ***

FRAGEBOGEN

Beantworten Sie die Fragen 10 bis 15 Minuten nach dem Aufstehen auf einer Skala von 1 bis 10.

Wie würden Sie Ihren Schlaf im Moment bewerten? ______
(1 = Ich schlafe katastrophal.
10 = Ich schlafe hervorragend.)

Wie fühlen Sie sich morgens beim Aufstehen? ______
(1 = Ich habe große Schmerzen.
10 = Ich bin schmerzfrei.)

Wie viel Energie haben Sie morgens beim Aufstehen? ______
(1 = Ich bin völlig erschöpft.
10 = Ich bin völlig erholt und voller Energie.)

Wie fühlen Sie sich geistig morgens beim Aufstehen? ______
(1 = benebelt und aufgewühlt
10 = optimistisch und glücklich)

Wie ist Ihr Energielevel unter Tags? ______
(1 = Ich kann mich nicht den ganzen Tag wach halten.
10 = Ich bin den ganzen Tag topfit.)

ZIELE

Morgen: Nach dem Morgenritual meditieren Sie zehn Minuten (Gehirntraining). Danach treiben Sie fünf bis fünfzehn Minuten Sport. Machen Sie sich fertig, frühstücken Sie und verlassen Sie das Haus. Versuchen Sie tagsüber zehn Minuten Sonnenlicht zu bekommen.

Heutige Extraaufgabe: Widmen Sie den heutigen Tag der Optimierung der bisher erzielten Ergebnisse. Halten Sie durch und räumen Sie Ihrer Gesundheit so viel Platz wie möglich ein!

Abend: Bereiten Sie sich auf Ihr Date mit dem Schlaf vor. Schalten Sie alle Bildschirme neunzig Minuten vor dem Zubettgehen aus und widmen Sie sich anderen Aktivitäten. Benutzen Sie die das blaue Licht blockierende Brille ebenso wie die farbigen Glühbirnen oder dimmen Sie, wenn möglich, das Licht. Nehmen Sie sich kurz vor dem Schlafengehen fünf Minuten Zeit für Körperarbeit oder bitten Sie jemanden, Sie zu massieren. Tragen Sie direkt vor dem Schlafengehen das Magnesium auf und sorgen Sie für eine kühle Schlafumgebung.

TAGEBUCH

10 bis 15 Minuten vor dem Zubettgehen ausfüllen

Für welche drei Dinge sind Sie heute dankbar? Bewerten Sie auf einer Skala von 1 bis 10 den heutigen Tag und Ihre Erfolge. (Wie gut ist Ihnen Ihrer Meinung nach die Umsetzung der Schlafkurvorgaben gelungen?)

Was hat Ihnen am heutigen Programm am besten gefallen?

____

Was ist Ihnen am schwersten gefallen?

____

Wo können Sie sich Ihrer Meinung nach verbessern?

____

Worauf freuen Sie sich, wenn Sie an morgen denken?

____

Gratulation!

Mit Vollendung der 14-Tage-Schlafkur haben Sie effektiv Ihren Hormonhaushalt auf Vordermann gebracht, das Beste aus Ihren Genen gemacht und eine solide Basis für die Zukunft geschaffen. Nicht das, was man manchmal tut, spiegelt sich in den Ergebnissen wider, sondern das, was man regelmäßig tut. Ein wundervolles Zitat von Samuel Johnson besagt: »Die Fesseln der Gewohnheit sind meist so schwach, dass man sie erst spürt, wenn sie so stark sind, dass sie sich nicht mehr zerreißen lassen.« In der Rückschau erscheinen viele Änderungen von Gewohnheiten klein, doch man macht sie zu einem Teil von sich. Indem man klüger schläft und beständig meine Ratschläge befolgt, schafft man die besten Voraussetzungen für eine wirkliche Verbesserung.

GUTE NACHT!

Ohne Schlaf geht gar nichts. Der menschliche Körper ist so angelegt, dass er Schlaf zur Verbesserung beinahe jeder seiner Funktionen verwenden kann. Man schließt sich nicht an eine Steckdose an. Man erneuert sich, indem man seinen Körper ehrt und ihm den nötigen Schlaf zugesteht. Dieser Weg zum Erfolg führt in jedem Fall über das Traumland. Man braucht Schlaf, um Bestleistungen zu vollbringen, und keine Pille, kein Trank und keine Taktik wird daran etwas ändern. Um ausgezeichnet in etwas zu sein, muss man sich eingehend damit beschäftigen.

Ich bin zutiefst geehrt und froh, dass Sie dieses Buch ausgewählt und beschlossen haben, sich in etwas zu vertiefen, das Ihnen noch viele Jahre große Freude bereiten und beste Gesundheit ermöglichen wird. In unserer modernen Welt sind es gerade die einfachen Dinge, die uns wieder mit dem in Verbindung bringen, was am wertvollsten ist. Ich hoffe sehr, dass dieses Buch Ihnen hilft, wieder in Kontakt mit der Natur zu treten, wieder Freude zu spüren und wieder zu dem zurückzukehren, was an Ihnen am wichtigsten ist.

DANKSAGUNG

Die Erfahrungen und Begegnungen unseres Lebens formen uns. Ich weiß, dass ich heute nicht der wäre, der ich bin, und auch nicht so viel erreicht hätte ohne die unglaublichen Menschen, die mein Leben auf die eine oder andere Weise beeinflusst haben. Dafür bin ich unendlich dankbar.

Zuerst möchte ich meiner Frau Anne danken. Ohne dich wäre ich nur eine Hülle. Du hast mir so viel beigebracht, du hast mich zu einem rundum besseren Menschen gemacht, und du hast mir mehr vertraut als alle anderen, wenn ich mit diesen hirnverbrannten Ideen ankam, die Welt verbessern zu wollen. Danke für deine Liebe. Ich werde dir dein Leben so schön wie möglich machen, denn du hast es verdient!

Außerdem danke ich von Herzen meinen Kindern Braden, Jorden und Jasné. Ihr seid meine Motivation, immer das Beste zu geben. Braden, du bist noch ein kleiner Junge, wenn dieses Buch erscheint, aber du sollst wissen, dass ich seit dem Tag deiner Geburt noch nie so viel gelächelt und gelacht habe und dass ich noch nie so glücklich war. Ich liebe dich so sehr. Jorden, du bist so ein toller Mensch. Deine Einstellung zum Leben, wie dir andere Menschen am Herzen liegen, wie du immer dein Bestes geben willst. Mein Sohn, du bist eine so große Inspiration für mich! Ich hoffe sehr, dass du das weißt. Jasné, egal wie viel Jahre vergehen, du wirst immer mein kleines Mädchen sein. Deine Geburt war für mich das Zeichen, mir noch mehr Mühe zu geben. Ich musste herausfinden, wie ich ein besserer Vater, ein besser Lehrer und ein besserer Mann sein konnte. Ich bin so stolz auf dich, und ich kann es kaum erwarten, wie du deine Träume verwirklichst.

Wir alle brauchen Unterstützung und Ermutigung, und wir alle brauchen das Gefühl, wichtig zu sein. Daher geht ein besonderer Dank an meine Lehrerin für Englisch an der Mittelschule Kathy Blackmore, weil sie mich gelobt und zum Schreiben ermutigt hat. Sie haben keine Ahnung, wie viel es mir bedeutet hat, als Sie einen Text von mir in der Schülerzeitung veröffentlichten. Ich fühlte mich wertvoll und dass meine Worte eine Bedeutung hatten. In diesem Moment brauchte ich das so sehr, und ich werde Ihnen ewig dafür dankbar sein.

In diesen Jahren standen mir mein Bruder und meine Schwester am nächsten. Darrell, danke, dass du mit mir gesehen hast, wie wir aufwuchsen, und mit mir alles durchlebt hast. Keiner kennt unsere Geschichte besser als du. Ich bin so stolz, was aus dir geworden ist. Deine Freude war und wird immer ansteckend sein, also lächle bitte weiter, mein Bruder! Michelle, es ist seltsam, du warst noch so klein, als ich schon fast erwachsen war. Ich wünschte, ich hätte mehr Zeit mit dir verbringen können, als wir alle noch unter einem Dach wohnten. Du bist ein wunderbarer Mensch, bildhübsch und mit einer großartigen Seele. Nicht aufgeben, Schwesterchen! Das Beste kommt erst noch!

Ein ganz besonderer Dank geht an meine Mutter und meinen Vater. Ich danke euch, dass ihr euch so gut um uns gekümmert habt, wie ihr es nur konntet. Ich weiß, dass ihr viel geopfert habt, und ohne euch wäre ich längst nicht so mutig, entschlossen und stark. Bitte gönnt euch diese Jahre und lebt glücklicher und erfüllter als je zuvor. Das ist schon längst überfällig!

Meine Schwiegermutter Wambui ist meine einflussreichste Lehrerin, wenn es um das Verständnis von Gesundheit und Wohlbefinden geht. Du bist der großzügigste, inspirierendste und erleuchtetste Mensch, der mir je begegnet ist. Ich weiß nicht, wo ich ohne deinen Einfluss heute wäre. Jeder Mensch, dem ich helfen kann, ist das direkte Ergebnis deiner Führung. Danke, dass du an mich glaubst.

Ein Vorbild ist wichtig, um zu sehen, was man alles schaffen kann. Tante Caroline, dein Mut, aufs College zu gehen und zu schreiben, hat mir gezeigt, was auch ich erreichen kann. Nähe ist manchmal alles für ein Kind (aber auch für einen Erwachsenen!), und deine Anwesenheit in meinem Leben hat mir mehr geholfen, als dir bewusst ist.

Zwei sehr bedeutsame Dinge haben den Ausschlag gegeben, dieses Buch zu schreiben: die Arbeit in meiner Praxis und die unzähligen Stunden, die ich für meine Show aufgewendet habe. Mein Dank gilt jedem Einzelnen meiner Klienten, die sich mir im Lauf der Jahre anvertraut haben. Danke, dass ihr mir vertraut habt und den Mut hattet, eure Gesundheit zu verbessern. Außerdem danke ich allen Zuhörern von *The Model Health Show!* Zusammen haben wir dieses Buch erschaffen! Danke, dass ihr mich zu einem Teil eures Lebens gemacht und mir den Raum eingeräumt habt, der bestmögliche Lehrer und Motivator zu werden. Ich kann euch jetzt schon verraten, dass ich noch Großes vorhabe!

Meine Sendung wäre ohne meine unglaubliche Ko-Moderatorin und Produzentin Jade Harrell nicht möglich. Nicht nur für mein Leben bist du ein Geschenk, sondern für jeden, der das Glück hat, dich zu kennen. Jedes Mal bin ich sprachlos angesichts der Wirkung und Reichweite unserer Sendung. Ich danke dir von Herzen, dass du mit deinem Talent dazu beiträgst, unsere Mission zu verwirklichen.

Ich danke auch den anderen Mitgliedern des *The-Model-Health-Show*-Teams: Bill »Shoe« Smith, Phil Crawford, Brett Oliver, Henk Jordaan und Alpha Llanderal. Vielen, vielen

Dank für eure Arbeit! Ihr helft dabei, das Leben so vieler Menschen zu verbessern. Ich freue mich auf die Zukunft mit euch!

Außerdem möchte ich natürlich all den wunderbaren Gästen danken, die *The Model Health Show* mit ihrer Anwesenheit beehrten und die Sendung zu dem gemacht haben, was sie ist. Diese Superstars werden nicht die einzigen Gäste bleiben, doch keiner strahlt heller als Sie da draußen! Catherine Garceau, Jonathan Bailor, Sean Croxton, Dr. Jennifer Hanes, Stacy Toth, Tristan Truscott, Sydney Ross Singer, Ty Bollinger, Daniel Vitalis, Dr. Pedram Shojai, Peter Ragnar, Abel James, Ty Bollinger, Jim Kwik, John Lee Dumas, Sarah Fragoso, Sheleana Jennings, Ameer Rosic, Jordan Harbinger, Pat Flynn, Dr. Sara Gottfried, Vinnie Tortorich, Dr. Kelly Starrett, Madelyn Moon, Travis Brewer, Evan Brand, Jimmy Moore, Prince Ea, Rae Mohrmann, Dr. William Davis, Jackie Joyner-Kersee, Rich Roll, Hal Elrod, Gretchen Rubin, Chalene Johnson, Alex Jamieson, Jairek Robbins, Ian Clark, Drew Manning, Bob Proctor, Steve Cook, Jeff Blake, Dr. Jeff Spencer, Eric »ET« Thomas, George Bryant, Katy Bowman, Lewis Howes, Steph Gaudreau, Mike Dolce, Dr. Jillian Teta, Ben Greenfield, Gunnar Lovelace, Darren und Danielle Natoni – ich danke euch allen!

Dieses Buch gäbe es nicht ohne das großartige Team von Rodale, mit dem zusammen ich dieses Projekt der Veränderung verwirklicht habe. Marisa, Gail, Yelena, Izzy, Rachel, Emily, Sindy, Melissa, Karen und alle anderen, ich danke euch so sehr für euer Talent und eure Zeit. Eure Stärke, eure Begeisterungsfähigkeit, eure positive Energie und euer Können machen mich sprachlos. Ich habe mich vom ersten Moment an bei euch zu Hause gefühlt, und es ist eine große Ehre, mit euch arbeiten zu dürfen.

Meine Agenten Scott Hoffman und Steve Troha sind wirklich die Besten im ganzen Business. Danke, dass ihr meine Vision erkannt und dazu beigetragen habt, sie zu verwirklichen. Danke, dass ihr ein Teil meines Lebens seid.

Einige Freunde verdienen einen speziellen Dank dafür, dass sie an mich glauben, mich inspirieren und mir zur Seite stehen: Larry Hagner, Jim Kwik, Aubrey Marcus, George Bryant, Drew Manning, June Tate, Akhila Balaram, Ken und Susan Balk, Larry und Oksana Ostrovsky, Lori Dowd und John Lee Dumas – ich danke euch! Ganz besonderer Dank geht an das Team von Onnit und das Team von Thrive Market für eure sensationelle Arbeit!

So viele weitere Menschen haben mein Leben positiv beeinflusst, sie alle aufzuzählen und ihnen allen zu danken würde ein eigenes Buch füllen. Ich muss mich daher mit einem generellen Dank begnügen: Wenn wir je einen Moment miteinander geteilt haben, dann danke. Danke, dass ihr Teil meiner Geschichte seid, und danke, dass ich eine Rolle in eurem Leben spielen darf.

QUELLENVERZEICHNIS

EINLEITUNG

Atlanta Snoring Institute: »Atlanta Snoring Institute honors national sleep awareness week by providing breakthrough treatments and cures«. www.prweb.com/releases/pillar-procedure/atlanta/prweb11643960.htm.

Division of Sleep Medicine at Harvard Medical School: »Mood and sleep«. http://healthysleep.med.harvard.edu/need-sleep/whats-in-it-for-you/mood.

Chaput, Jean-Philipp, PhD, und Tremblay, Angelo, PhD: »Adequate sleep to improve the treatment of obesity«. In: *Canadian Medical Association Journal.* www.cmaj.ca/content/early/2012/09/17/cmaj.120876.

National Heart, Lung, and Blood Institute: »What are sleep Deprivation and deficiency?«. www.nhlbi.nih.gov/health/health-topics/topics/sdd/printall-index.html.

Weitere Quellen

www.health.harvard.edu/healthbeat/how-sleep-loss-threatens-your-health

https://sleepfoundation.org/media-center/press-release/annual-sleep-america-poll-exploring-connections-communications-technology-use

www.sciencedaily.com/releases/2015/06/150615094255.htm

KAPITEL 1

Heffernan, Margaret: »Too little sleep: The new performance killer«. CBSnews.com. www.cbsnews.com/news/too-little-sleep-the-new-performance-killer/

Pomplun, Marc, Silva, Edward J., Ronda, Joseph M., Cain, Sean W., Münch, Mirjam Y., Czeisler, Charles A. und Duffy, Jeanne F.: »The effects of circadian phase, time awake, and imposed sleep restriction on performing complex visual tasks: Evidence from comparative visual search«. In: *Journal of Vision.* www.journalofvision.org/content/12/7/14.full

Taffinder, N. J., McManus, I. C., Gul, Y., Russell, R. C. G. und Darzi, A.: »Effect of sleep deprivation on surgeons' dexterity on laparoscopy simulator«. In: *The Lancet*. www.thelancet.com/pdfs/journals/lancet/PIIS0140673698000348.pdf

Tracy, Abigail: »5 tips to get a productive night's sleep«. In: *Inc. Magazine*. www.inc.com/abigail-tracy/five-tips-for-a-good-nights-sleep.html

Weitere Quellen

www.medicalnewstoday.com/articles/267611.php

http://articles.mercola.com/sites/articles/archive/2013/10/31/sleep-brain-detoxification.aspx

www.aasmnet.org/articles.aspx?id=4780

http://mountmessenger.msmc.edu/features/sleep-and-college-students/

KAPITEL 2

Brain Facts: »The sleep-wakefulness cycle«. www.brainfacts.org/sensing-thinking-behaving/sleep/articles/2012/the-sleep-wakefulness-cycle/

DiSalvo, David: »To get more sleep, get more sunlight«. In: *Forbes*. www.forbes.com/sites/daviddisalvo/2013/06/18/to-get-more-sleep-get-more-sunlight/

Smart Tan: »Sun exposure leads to better sleep: Study«. https://smarttan.com/news/index.php/sun-exposure-leads-to-better-sleep-study/
National Institute of Neurological Disorders and Stroke: »Brain basics: Understanding sleep«. www.ninds.nih.gov/disorders/brain_basics/understanding_sleep.htm
University of Maryland Medical Center: »Melatonin«. http://umm.edu/health/medical/altmed/supplement/melatonin
Wooten, M. D., Virgil, D.: »How to fall asleep«. http://health.howstuffworks.com/mental-health/sleep/basics/how-to-fall-asleep2.htm

Weitere Quellen
www.ncbi.nlm.nih.gov/pmc/articles/PMC297368/?page=4
www.womenshealthmag.com/life/boost-mood
www.menshealth.com/health/can-your-eyes-get-sunburned
www.globalspec.com/learnmore/optics_optical_components/optoelectronics/lux_meters_light_meters
www.ncbi.nlm.nih.gov/pmc/articles/PMC3779905/#B14
http://articles.mercola.com/sites/articles/archive/2012/03/26/maximizing-vitamin-d-exposure.aspx
www.ncbi.nlm.nih.gov/pmc/articles/PMC2077351/
www.psychologytoday.com/blog/prefrontal-nudity/201111/boosting-your-serotonin-activity
www.ncbi.nlm.nih.gov/pubmed/15677341
www.ncbi.nlm.nih.gov/pmc/articles/PMC3686562/
http://wellnessmama.com/24925/cortisol-myths/
www.ncbi.nlm.nih.gov/pubmed/22583560
http://blogs.webmd.com/sleep-disorders/2013/02/vitamin-d-deficiency-and-daytime-sleepiness.html

KAPITEL 3

Sutherland, Stephani: »Bright screens could delay bedtime«. In: *Scientific American*. www.scientificamerican.com/article/bright-screens-could-delay-bedtime/
F.lux Software. Research. http://justgetflux.com/research.html

Weitere Quellen
www.brighamandwomens.org/About_BWH/publicaffairs/news/PressReleases/PressRelease.aspx?sub=0&PageID=1962
http://blogs.scientificamerican.com/scicurious-brain/sleep-deprived-mind-your-dopamine/
http://news.stanford.edu/news/2001/march21/modafinil.html
www.psychologytoday.com/blog/brain-wise/201209/why-were-all-addicted-texts-twitter-and-google

KAPITEL 4

Breus, Dr. Michael: »New details on caffeine's sleep-disrupting effects«. In: *Huffington Post*. www.huffingtonpost.com/dr-michael-j-breus/caffeine-sleep_b_4454546.html
Paddock, PhD, Catharine: »Caffeine can disrupt sleep hours later«. In: *Medical News Today*. www.medicalnewstoday.com/articles/268851.php

Purdy, Kevin: »What caffeine actually does to your brain«. In: *Life Hacker*. http://lifehacker.com/5585217/what-caffeine-actually-does-to-your-brain

Weitere Quellen
www.forbes.com/sites/travisbradberry/2012/08/21/caffeine-the-silent-killer-of-emotional-intelligence/
www.investorguide.com/article/11836/what-are-the-most-commonly-traded-commodities-igu/
www.foodinsight.org/CaffeineCreatedEqual#sthash.KZVwxWxx.dpbs
http://addictions.about.com/od/Caffeine/a/What-To-Expect-From-Caffeine-Withdrawal.htm
www.caffeineinformer.com/top-10-caffeine-health-benefits
http://blogs.scientificamerican.com/scicurious-brain/sleep-deprived-mind-your-dopamine/
www.brown.edu/Student_Services/Health_Services/Health_Education/nutrition_&_eating_concerns/caffeine.php

KAPITEL 5

Gradisar, M., Lack, L., Wright, H., Harris, J. und Brooks, A.: »Do chronic primary insomniacs have impaired heat loss when attempting sleep?«. www.ncbi.nlm.nih.gov/pubmed/16306160?ordinalpos=1&itool=EntrezSystem2.PEntrez.Pubmed.Pubmed_ResultsPanel.Pubmed_DefaultReportPanel.Pubmed_RVDocSum
Mercola, MD, Joseph: »Do cold temperatures improve sleep?«. http://articles.mercola.com/sites/articles/archive/2009/12/19/Do-Cold-Temperatures-Improve-Sleep.aspx
O'Connor, Anahad: »The claim: Cold temperatures improve sleep«. In: *The New York Times*. www.nytimes.com/2009/08/04/health/04real.html?_r=0

Weitere Quellen
http://time.com/3602415/sleep-problems-room-temperature/
http://healthland.time.com/2011/06/17/tip-for-insomniacs-cool-your-head-to-fall-asleep/
www.huffingtonpost.com/dr-christopher-winter/best-temperature-for-sleep_b_3705049.html
www.scientificamerican.com/article/putting-insomnia-on-ice/
www.chronobiology.ch/wp-content/uploads/publications/2006_07.pdf
www.silversurfers.com/health/foxys-fitness/oh-to-sleep/

KAPITEL 6

Chaudhary, MD, Kulreet: »Sleep and longevity«. www.doctoroz.com/blog/kulreet-chaudhary-md/sleep-and-longevity
Goel, Manisha: »What is the best time to go to bed«. In: *Life Hacker India*. http://www.lifehacker.co.in/jugaad/What-Is-The-Best-Time-To-Go-To-Bed/articleshow/26421720.cms

Weitere Quellen
https://en.wikipedia.org/wiki/Neuroscience_of_sleep
www.fasebj.org/content/13/8/857.full

www.huffingtonpost.com/2014/08/14/shift-work-health-risks_n_5672965.html
www.huffingtonpost.com/2014/03/13/sleep-myths_n_4913209.html
www.theguardian.com/science/2015/jan/18/modern-world-bad-for-brain-daniel-j-levitin-organized-mind-information-overload
www.breastcancerfund.org/clear-science/radiation-chemicals-and-breast-cancer/light-at-night-and-melatonin.html
https://en.wikipedia.org/wiki/List_of_IARC_Group_2A_carcinogens
www.dnaindia.com/lifestyle/report-doctors-have-shorter-lifespan-than-patients-1341722
www.huffingtonpost.com/2012/07/21/police-sleep-shift-work-_n_1686727.html
www.ncbi.nlm.nih.gov/pubmed/12783938
www.ncbi.nlm.nih.gov/pubmed/16357603

KAPITEL 7

Clark, Ian: »The Perfect Mineral«. http://store.activationproducts.com/magnesiuminfusion.html?AFFID=105206
Guise, Stephen: »50 studies suggest that magnesium deficiency is killing us«. In: *Dumb Little Man: Tips for Life*. www.dumblittleman.com/2013/08/50-studies-suggest-that-magnesium.html
Hyman, MD, Mark: »Magnesium: Meet the most powerful relaxation mineral available«. http://drhyman.com/blog/2010/05/20/magnesium-the-most-powerful-relaxation-mineral-available/
Nutrition Breakthroughs: »Insomnia: Studies confirm calcium and magnesium effective«. In: *Medical News Today*. www.medicalnewstoday.com/releases/163169.php
Stevenson, Shawn: »Benefits of magnesium«. In: *The Shawn Stevenson Model*. http://theshawnstevensonmodel.com/benefits-of-magnesium/

Weitere Quellen
www.scientificamerican.com/article/gut-second-brain/
www.medicalnewstoday.com/articles/292693.php
http://news.sciencemag.org/biology/2014/10/are-your-bacteria-jet-lagged
http://articles.mercola.com/sites/articles/archive/2013/06/20/gut-brain-connection.aspx
www.ncbi.nlm.nih.gov/pubmed/22025877
www.ncbi.nlm.nih.gov/pubmed/18812627
www.ncbi.nlm.nih.gov/pubmed/22583560
www.ncbi.nlm.nih.gov/pubmed/22583560
http://blogs.webmd.com/sleep-disorders/2013/02/vitamin-d-deficiency-and-daytime-sleepiness.html
http://drgominak.com/vitamin-d-hormone.html
www.huffingtonpost.com/2013/08/01/nutrients-sleep_n_3671135.html
http://womanitely.com/essential-nutrients-better-nights-sleep/5/
www.healthaliciousness.com/articles/foods-high-in-selenium.php
www.immunehealthscience.com/foods-with-melatonin.html
www.doctoroz.com/blog/susan-evans-md/parasites
www.mindbodygreen.com/0-11321/10-signs-you-may-have-a-parasite.html

KAPITEL 8

Hirshkowitz, PhD, Max und Smith, Patricia B.: *Sleep Disorders for Dummies*. http://books.google.com/books?id=r0PXwAzgrysC&pg=PT335&lpg=PT335&dq=running+water+effects+on+sleep&source=bl&ots=Az-SvlpiDB&sig=wkxBE5LK5CnKaQRdANF3hcRuEe0&hl=en&sa=X&ei=oXP6Uue3MsW8qgGXg4CQBw&ved=0CGMQ6AEwBw#v=onepage&q=running%20water%20effects%20on%20sleep&f=false

Huffington Post: »10 best houseplants to de-stress your home and purify the air«. www.huffingtonpost.com/2013/03/29/best-houseplants-destress_n_2964013.html

Merton, Amber: »Plant therapy: How plants can help you sleep better«. In: *Plush Beds Blog*. www.plushbeds.com/blog/sleep-science/plant-therapy-how-plants-can-help-you-sleep-better/

Wheeling Jesuit University: »WJU professor and students find jasmine odor leads to more restful sleep, decreased anxiety, and greater mental performance«. www.wju.edu/about/adm_news_story.asp?iNewsID=539

Weitere Quellen

www.balancedbodyworkmassagetherapy.com/the-balanced-bodyworker-blog/lavender-essential-oil-for-sleep

KAPITEL 9

Bryn Mawr College: »Can sex cure insomnia???«. In: *Serendip*. http://serendip.brynmawr.edu/bb/neuro/neuro05/web2/contributor.html

Flash: »The 5 health benefits of having an orgasm«. www.self.com/blogs/flash/2011/09/the-5-health-benefits-of-havin.html

Gloom: »Why do men feel sleepy after sex?«. In: *Mental Health Daily*. http://mentalhealthdaily.com/2013/04/24/why-do-men-feel-sleepy-after-sex-prolactin-oxytocin-vasopressin-et-al/

Jacques, Renee: »11 reasons you should be having more orgasms«. In: *Huffington Post*. www.huffingtonpost.com/2013/11/05/orgasm-health-benefits_n_4143213.html

Keeners, MD, Brigitte, Kruger, Tillmann H.C., MD, Brody, Stuart, PhD, Schmidlin, Sandra, Naegeli, Eva und Egli, Marcel, PhD: »The quality of sexual experience in women correlates with post-orgasmic prolactin surges: Results from an experimental prototype study«. In: *The Journal of Sexual Medicine*, www.ncbi.nlm.nih.gov/pubmed/23421490

Wenner, Melinda: »Why do guys get sleepy after sex?«. In: *Live Science*. www.livescience.com/32445-why-do-guys-get-sleepy-after-sex.html

Weitere Quellen

www.ncbi.nlm.nih.gov/pubmed/19570042

www.ncbi.nlm.nih.gov/pubmed/21890115

www.ncbi.nlm.nih.gov/pubmed/24435056

www.ncbi.nlm.nih.gov/pubmed/21699663

www.mensfitness.com/nutrition/sleep-or-die

https://sleepfoundation.org/sleep-news/possible-link-between-sleep-apnea-and-erectile-dysfunction

https://books.google.com/books?id=Kkts3AX9QVAC&pg=PA66&lpg=PA66&dq=orgasms+stress+study&source=bl&ots=3f4uuHOU4j&sig=nYZccPCN

ut_Kn6Mp86n-pqBAVOI&hl=en&sa=X&ei=Fb5zUvuFMorJsATg2oCABQ&ved=0CDoQ6AEwAQ#v=onepage&q=orgasms%20stress%20study&f=false
http://onlinelibrary.wiley.com/doi/10.1111/jsm.12858/pdf
www.psychologytoday.com/blog/dream-catcher/201108/oxytocin-sleep-and-dreams
www.ncbi.nlm.nih.gov/pubmed/23421490
https://en.wikipedia.org/wiki/Norepinephrine
www.ncbi.nlm.nih.gov/pmc/articles/PMC2812689/#R5
http://mentalhealthdaily.com/2013/04/24/why-do-men-feel-sleepy-after-sex-prolactin-oxytocin-vasopressin-et-al/

KAPITEL 10

Cass, MD, Hyla: »Let there be dark – and melatonin«. In: *Life Enhancement*. http://www.life-enhancement.com/magazine/article/1677-let-there-be-dark-and-melatonin
Dvorsky, George: »Why we need to sleep in total darkness«. In: *io9*. http://io9.com/why-we-need-to-sleep-in-total-darkness-1497075228
Gooley, Joshua J., et al.: »Exposure to room light before bedtime suppresses melatonin onset and shortens melatonin duration in humans«. In: *Journal of Clinical Endocrinology and Metabolism*. http://www.ncbi.nlm.nih.gov/pmc/articles/PMC3047226/?report=classic
Pikul, Corrie: »How to turn your bedroom into a sleep cave«. In: *Huffington Post*. www.huffingtonpost.com/2013/08/02/how-to-sleep-better-bedroom-tips_n_3673088.html
Stevenson, Shawn: »Help me sleep! 21 ways to cure your sleep problems (Part 2)«. In: *The Shawn Stevenson Model*. http://theshawnstevensonmodel.com/21-cure-sleep-problem-pt2/
West, Kathleen E., et al.: »Blue light from light-emitting diodes elicits a dose-dependent suppression of melatonin in humans«. In: *Journal of Applied Physiology*. http://jap.physiology.org/content/110/3/619.abstract
Zukerman, Wendy: »Skin ›sees‹ the light to protect against sunshine«. In: *New Scientist*. www.newscientist.com/article/dn21127-skin-sees-the-light-to-protect-against-sunshine.html#.UvpkoXddUWw

Weitere Quellen
www.dianid.com/userfiles/editor/image/Color-temperature-in-Kelvin(1).jpg
Wiley, T.S mit Formby, PhD, Bent: *Lights out*, Abschnitt aus Kapitel 5: »Sleeping, dreaming, & dying«
www.brighamandwomens.org/about_bwh/publicaffairs/news/pressreleases/PressRelease.aspx?sub=0&PageID=1962
www.huffingtonpost.com/2014/12/23/reading-before-bed_n_6372828.html
www.ncbi.nlm.nih.gov/pubmed/21552190
http://products.mercola.com/himalayan-salt/himalayan-salt-lamps.htm
www.health.harvard.edu/staying-healthy/blue-light-has-a-dark-side

KAPITEL 11

Appalachian State University: »Early morning exercise is best for reducing blood pressure and improving sleep«. www.news.appstate.edu/2011/06/13/early-morning-exercise/

Davis, Jeanie Lerche: »Morning exercise may help you sleep«. In: *WebMD*. www.webmd.com/menopause/news/20031104/morning-exercise-may-help-you-sleep

Experience Life: »Exercise early, sleep better«. http://experiencelife.com/newsflashes/exercise-early-sleep-deep/

Stevenson, Shawn: »Fatal fat loss mistake #3 – working out at night«. In: *The Shawn Stevenson Model*. http://theshawnstevensonmodel.com/fat-loss-mistake-working-out-at-night/

Widrich, Leo: »What happens to our brains when we exercise and how it makes us happier«. In: *Buffer*. http://blog.bufferapp.com/why-exercising-makes-us-happier?utm_content=bufferd1a95&utm_medium=social&utm_source=twitter.com&utm_campaign=buffer

Wooten, MD, Virgil D.: »How to fall asleep«. In: *How Stuff Works*. http://health.howstuffworks.com/mental-health/sleep/basics/how-to-fall-asleep1.htm

Weitere Quellen

http://guides.library.unk.edu/content.php?pid=432580&sid=3538852

https://escholarship.org/uc/item/385578q5

www.ncbi.nlm.nih.gov/pubmed/23946713

www.journalsleep.org/ViewAbstract.aspx?pid=28194

www.huffingtonpost.com/dr-michael-j-breus/sleep-athletic-performance_b_901615.html

www.huffingtonpost.com/dr-michael-j-breus/sports-sleep_b_2160565.html

www.fatiguescience.com/blog/infographic-why-athletes-should-make-sleep-a-priority-in-their-daily-training

www.ncbi.nlm.nih.gov/pmc/articles/PMC2883039/?tool=pubmed

www.ncbi.nlm.nih.gov/pubmed/21550729

www.ncbi.nlm.nih.gov/pubmed/23946713

www.edinformatics.com/news/exercise_and_aging.htm

KAPITEL 12

Becker, Joshua: »18 good reasons to get the TV out of your bedroom«. In: *Becoming Minimalist*. www.becomingminimalist.com/18-darn-good-reasons-to-get-the-tv-out-of-the-bedroom/

Gilbert, Jason: »Smartphone addiction: Staggering percentage of humans couldn't go one day without their phone«. In: *Huffington Post*. www.huffingtonpost.com/2012/08/16/smartphone-addiction-time-survey_n_1791790.html

Gittleman, Ann Louise: »Hormones, cell phones, and EMFs«. In: *Are You Zapped*. www.areyouzapped.com/articles/83

Lean, Geoffrey: »Mobile phone radiation wrecks your sleep«. In: *The Independent*. http://www.independent.co.uk/life-style/health-and-families/health-news/mobile-phone-radiation-wrecks-your-sleep-771262.html

Mercola, MD, Joseph: »NEW urgent warning to all cell phone users«. http://articles.mercola.com/sites/articles/archive/2012/06/16/emf-safety-tips.aspx

Mercola, MD, Joseph: »Cell phones raise children's risk of brain cancer 500 percent«. http://articles.mercola.com/sites/articles/archive/2008/10/11/cell-phones-raise-children-s-risk-of-brain-cancer-500-percent.aspx
Macrae, Fiona: »Computer in your child's bedroom disturbs sleep and can lead to memory problems and poor marks in school«. In: *Daily Mail.* www.dailymail.co.uk/health/article-2378417/Computer-childs-bedroom-disturbs-sleep-lead-memory-problems-poor-marks-school.html
National Cancer Institute: »Magnetic field exposure and cancer: Questions and answers«. www.cancer.gov/cancertopics/factsheet/Risk/magnetic-fields
Parker-Pope, Tara: »A one-eyed invader in the bedroom«. In: *The New York Times.* www.nytimes.com/2008/03/04/health/04well.html?_r=0
Talreja, Prerna: »Sleeping with your phone is bad for your health – obviously«. In: *Policy Mic.* www.policymic.com/articles/31199/sleeping-with-your-phone-is-bad-for-your-health-obviously
Riggs, Roy: »The little-known dangers of EMFs and how to protect you and your family«. In: *Body Ecology.* http://bodyecology.com/articles/little-known-dangers-of-emf.php#.UxSwdfRdUWx

Weitere Quellen
www.ncbi.nlm.nih.gov/pubmed/24772943
www.electricsense.com/988/where-is-the-place-you-absolutely-must-start-if-you-want-to-protect-yourself-from-electromagnetic-radiation/#sthash.Icnnq4sR.dpuf
www.ncbi.nlm.nih.gov/pubmed/23479077
www.ncbi.nlm.nih.gov/pubmed/17548154
www.scientificamerican.com/article/mind-control-by-cell/
www.electricsense.com/3544/wifi-radiation-how-to-protect-yourself/
www.ncbi.nlm.nih.gov/pubmed/22112647
www.medicineonline.com/news/12/3081/TV-in-the-bedroom-halves-your-sex-life-study.html

KAPITEL 13

Brandt, Michelle L.: »Researchers ID best hours to sleep when time is limited: People who rest in the early morning do better than those who sleep late at night«. In: *Stanford Report.* http://news.stanford.edu/news/2003/may28/sleep.html
Dean, MD, Carolyn: »Magnesium – The weight loss cure«. In: *Natural News.* www.naturalnews.com/036049_magnesium_weight_loss_cure.html
Gregoire, Carolyn: »Being overweight, obese linked to release of stress hormone cortisol after eating«. In: *Huffington Post.* www.huffingtonpost.com/2013/06/20/stress-weight-gain_n_3459755.html
Gunnars, Kris: »23 studies on low-carb and low-fat diets – Time to retire the fad«. In: *Authority Nutrition.* http://authoritynutrition.com/23-studies-on-low-carb-and-low-fat-diets/
National Sleep Foundation: »Obesity and sleep«. www.sleepfoundation.org/sleep-topics/obesity-and-sleep/page/0%2C1/
MacGill, Markus: »Obesity link to lack of sleep suggested by brain scans«. In: *Medical News Today.* www.medicalnewstoday.com/articles/264539.php

Pessoney, Stacy A.: »Basic magnesium deficiency causes obesity and diabetes«. In: *Wholesale Nutrition*. http://nutri.com/blog/2014/02/basic-magnesium-deficiency-causes-obesity-and-diabetes/
Shafii, Mohammad, Macmillan, Duncan R., Key, Mary P., Kaufman, Nancy und Nahinsky, Irwin D.: »Case study: Melatonin in severe obesity«. In: *Journal of the American Academy of Child and Adolescent Psychiatry*. http://www.sciencedirect.com/science/article/pii/S0890856709664467

Weitere Quellen
www.huffingtonpost.com/2012/04/11/shift-work-sleep-type-2-diabetes-obesity_n_1418394.html
http://easyhealthoptions.com/best-foods-for-a-good-nights-sleep/
http://healthland.time.com/2012/11/06/cant-sleep-losing-belly-fat-might-help/
www.health.harvard.edu/blog/losing-weight-and-belly-fat-improves-sleep-201211145531
http://sleepdisorders.about.com/od/sleepandgeneralhealth/a/How-Does-Being-Overweight-Affect-Your-Sleep.htm

KAPITEL 14

Arnedt, J. T., Rohsenow, D. J., Almeida, A. B., Hunt, S. K., Gokhale, M., Gottlieb, D. J. und HOwland, J.: »Sleep following alcohol intoxication in healthy, young adults: effects of sex and family history of alcoholism«. In: *Alcoholism: Clinical and Experimental Research*. www.ncbi.nlm.nih.gov/pubmed/21323679
Park, Alice: »Can't sleep? It may be affecting your memory«. In: *Time*. http://healthland.time.com/2012/02/16/cant-sleep-it-may-be-affecting-your-memory/
Ross, Valerie: »Alcohol side effects: 4 ways drinking messes with your sleep«. In: *Huffington Post*. www.huffingtonpost.com/2013/05/17/alcohol-side-effects-drinking-sleep_n_3286434.html
Goins, Liesa: »How to hold your liquor« *WebMD*. www.webmd.com/balance/features/how-to-hold-your-liquor
Wikipedia: »Sleep and memory«. http://en.wikipedia.org/wiki/Sleep_and_memory
Rosenberg, PhD, Russell: »How alcohol can ruin your sleep«. In: *Huffington Post*. www.huffingtonpost.com/russell-rosenberg-phd/alcohol-sleep_b_902578.html

Weitere Quellen
http://thechart.blogs.cnn.com/2011/11/09/driving-drowsy-as-dangerous-as-driving-drunk-studies-show/
www.discovery.com/tv-shows/mythbusters/about-this-show/tired-vs-drunk-driving/
www.webmd.com/sleep-disorders/news/20130118/alcohol-sleep
www.ayureka.com/wp-content/uploads/2014/02/Alcohol-Sleep-Chart4a.jpg
www.jneurosci.org/content/34/23/7733.full
www.livescience.com/12870-guys-gals-drunk-sleep-science.html

KAPITEL 15

Breene, Sophia: »The best (and worse) positions for sleeping«. In: *Greatist*. http://greatist.com/happiness/best-sleep-positions

BuzzFeed: »What your sleeping position says about you«. https://www.youtube.com/watch?v=XjoqsIgJTk0
Dale, Heather: »The pros and cons of sleeping on your side, back, and stomach«. In: *PopSugar*. www.fitsugar.com/Which-Sleep-Position-Healthiest-14571804
Frew, David R.: »Transcendental meditation and productivity«. In: *Academy of Management Journal*. http://amj.aom.org/content/17/2/362.short
Hit Full: »22 funny-awkward sleeping positions«. www.hitfull.com/pictures/pset.php?set=funny_crazy_Awkward_Sleeping_positions
Pratiks: »3 positions for 2 people sleeping together«. www.youtube.com/watch?v=rcV1CGN3tvA
Search Results: Sleep Position, YouTube.com. www.youtube.com/results?search_query=sleep%20position&sm=3
UNP: *Sleeping Style Chart*. www.unp.me/f8/whts-your-sleeping-style-215474/
Wikipedia: »Snoring«. http://en.wikipedia.org/wiki/Snoring
Vojta, Prof. Václav: »Who developed Vojta diagnostics and therapy?«. In: *The Vojta Principle*. http://vojtakonzept.de/index.php?option=com_content&view=article&id=47&Itemid=7&lang=en

Weitere Quellen

www.ncbi.nlm.nih.gov/pmc/articles/PMC2549463/
www.healthychild.com/has-the-cause-of-crib-death-sids-been-found/
www.healthychild.com/are-toxic-gases-in-crib-mattresses-causing-crib-death-sids/

KAPITEL 16

1. American Academy of Sleep Medicine: »Meditation may be an effective treatment for insomnia«. In: *Science Daily*. http://www.sciencedaily.com/releases/2009/06/090609072719.htm
»Better sleep through meditation: 4 techniques to try tonight«. In: *Health Magazine*. www.health.com/health/condition-article/0,,20189101,00.html
Finerminds: »Meet your brain waves – Introducing alpha, beta, theta, delta, and gamma«. www.finerminds.com/mind-power/brain-waves/
Meditations Mind Matters: »Brainwaves«. www.meditations-uk.com/information/brain_waves.html
Trafton, Anne: »The benefits of meditation«. In: *MIT News*. http://web.mit.edu/newsoffice/2011/meditation-0505.html

Weitere Quellen

http://hpq.sagepub.com/content/14/1/60.short
www.ncbi.nlm.nih.gov/pubmed/25233147
www.health.harvard.edu/staying-healthy/the-health-benefits-of-tai-chi
www.ncbi.nlm.nih.gov/pubmed/15707256
www.huffingtonpost.com/elaine-gavalas/yoga-sleep_b_1719825.html
http://what-when-how.com/wp-content/uploads/2012/04/tmp3626.jpg
www.collective-evolution.com/2014/10/02/your-ancestors-didnt-sleep-like-you-are-were-doing-it-wrong/

KAPITEL 17

Asprey, Dave: »Sleep hacking part 3: Falling asleep fast with biochemistry«. In: *Bulletproof: The State of High Performance*. www.bulletproofexec.com/sleep-hacking-part-3-falling-asleep-fast-with-biochemistry/
Ehrlich, NMD, Steven D.: »5-Hydroxytryptophan (5-HTP)«. In: *University Of Maryland Medical Reference Guide*. http://umm.edu/health/medical/altmed/supplement/5hydroxytryptophan-5htp
Ehrlich, NMD, Steven D.: »Kava kava«. In: *University Of Maryland Medical Reference Guide*. http://umm.edu/health/medical/altmed/herb/kava-kava
Ehrlich, NMD, Steven D.: »Valerian«. In: *University Of Maryland Medical Reference Guide*. https://umm.edu/health/medical/altmed/herb/valerian
Smucker, MPH, PhD, Celeste M.: »Chamomile helps with anxiety, sleeplessness and depression«. In: *Natural News*. www.naturalnews.com/034454_chamomile_anxiety_depression.html
Sisson, Mark: »Why melatonin is a dangerous supplement«. In: *Mark's Daily Apple*. www.marksdailyapple.com/before-you-close-your-eyes-make-sure-theyre-open/#axzz2vD0hbsog
Srivastava, Janmejai K., Shankar, Eswar und Gupta, Sanja: »Chamomile: A herbal medicine of the past with a bright future (Review)«. In: *Molecular Medicine Reports*. www.spandidos-publications.com/mmr/3/6/895

Weitere Quellen
http://examine.com/supplements/apigenin/
www.ncbi.nlm.nih.gov/pmc/articles/PMC2995283/#R47
www.ncbi.nlm.nih.gov/pubmed/20306120
www.ncbi.nlm.nih.gov/pubmed/17143534
www.ncbi.nlm.nih.gov/pubmed/15181652
www.doctoroz.com/episode/why-melatonin-may-be-dangerous-your-sleep
www.ncbi.nlm.nih.gov/pubmed/9406047

KAPITEL 18

Agliata, Kate: »Characteristics of nocturnal animals«. In: *eHow*. www.ehow.com/info_8742878_characteristics-nocturnal-animals.html
Babauta, Leo: »The most successful techniques for rising early«. In: *Zen Habits*. http://zenhabits.net/early/
Gonzalez, Robert T.: »Why is it so impossible to get out of bed in the morning?«. In: *io9*. http://io9.com/why-is-it-so-impossible-to-get-out-of-bed-in-the-morning-1348209324
Goudreau, Jenna: »10 advantages of waking up early«. In: *Forbes Woman*. http://shine.yahoo.com/healthy-living/10-advantages-waking-early-195900205.html
Marks, MD, Tracey: »How to become a morning person«. In: *Huffington Post*. www.huffingtonpost.com/tracey-marks-md/morning-person_b_864377.html
Mercola, MD, Joseph: »Why you should never sleep with TV or dim lights on …«. http://articles.mercola.com/sites/articles/archive/2011/02/19/why-you-should-never-sleep-with-tv-or-dim-lights-on.aspx
Rettner, Rachel: »Avoiding depression: Sleeping in dark room may help«. In: *Live Science*. www.livescience.com/9004-avoiding-depression-sleeping-dark-room.html?utm_source=feedburner&utm_medium=feed&utm_campaign=Feed%3A+livescience%2Fhealthscitech+%28LiveScience.com+Health+SciTech%29

Williams, Ray B: »Early risers are happier, healthier, and more productive than night owls«. In: *Psychology Today*. www.psychologytoday.com/blog/wired-success/201208/early-risers-are-happier-healthier-and-more-productive-night-owls

KAPITEL 19

Weitere Quellen
www.sleepreviewmag.com/2014/05/massage-therapy-sleep/
www.ncbi.nlm.nih.gov/pmc/articles/PMC3018656/
www.massagetherapy.com/articles/index.php/article_id/911/Moderate-vs-Light-Pressure-in-Massage
https://en.wikipedia.org/wiki/Massage
www.ncbi.nlm.nih.gov/pubmed/19034252
www.ncbi.nlm.nih.gov/pubmed/19034253
www.everydayhealth.com/sleep/insomnia/tips/guide-to-relaxation.aspx
www.oprah.com/health/The-Health-Benefits-of-Massage
http://news.emory.edu/stories/2012/08/rapaport_frequent_massage/campus.html

KAPITEL 20

Gates, Sara: »Do women need bras? French study says brassieres are a ›false necessity‹«. In: *Huffington Post*. www.huffingtonpost.com/2013/04/11/women-bras-study-france-false-necessity_n_3062114.html
Ghana News: »Why sleeping without clothes is good«. www.spyghana.com/why-sleeping-without-clothes-is-good/
Krempf, Antoine: »Breasts would be better without a bra«. In: *France Info*. www.franceinfo.fr/societe/les-seins-se-portent-mieux-sans-soutien-gorge-947307-2013-04-10
Low-Blue-Light Glasses. www.lowbluelights.com
Singer, Sydney Ross: »Droop phobia, the bra, and breast cancer«. In: *Killer Culture*. http://www.killerculture.com/droop-phobia-the-bra-and-breast-cancer/
Stevenson, Shawn: »Dressed to kill – The dangers of wearing bras and constrictive clothing with medical anthropologist Sydney Singer«. http://theshawnstevenson-model.com/dangers-wearing-bras/

Weitere Quellen
https://en.wikipedia.org/wiki/Cremaster_muscle
www.medicalnewstoday.com/articles/247826.php
www.ncbi.nlm.nih.gov/pubmed/2136041

KAPITEL 21

Chevalier, G., Sinatra, S. T., Oschman, J. L. Und Delany, R. M.: »Earthing (grounding) the human body reduces blood viscosity—a major factor in cardiovascular disease«. In: *Journal of Alternative and Complementary Medicine*. www.ncbi.nlm.nih.gov/pubmed/22757749
Ghaly, MD, Maurice und Teplitx, MA, Dale: »The biologic effects of grounding the human body during sleep as measured by cortisol levels and subjective reporting of sleep, pain, and stress«. In: *Journal of Alternative and Complementary Medicine*. www.ncbi.nlm.nih.gov/pubmed/15650465

Kiefer, Dale: »Superoxide dismutase boosting the body's primary antioxidant defense«. In: *Life Extension Magazine*. www.lef.org/magazine/mag2006/jun2006_report_sod_01.htm
The Earthing Institute: »Are you grounded in water – the ocean, a lake, your swimming pool, your bathtub?«. http://earthinginstitute.net/qa/%E2%97%8F-are-you-grounded-in-water-the-ocean-a-lake-your-swimming-pool-your-bathtub/

Weitere Quellen
www.medicalnewstoday.com/articles/207877.php
www.ncbi.nlm.nih.gov/pmc/articles/PMC3265077/

14-TAGE-SCHLAFKUR

Lynn, Aaron: »Evening rituals: Getting better sleep with a Little preparation«. In: *Asian Efficiency*. www.asianefficiency.com/health/evening-rituals-getting-better-sleep-with-a-little-preparation/
Griffel, Mattan: »Unconscious incompetence and the four stages of learning«. In: *Medium*. https://medium.com/self-investment/ad5583abf646
Tartakovsky, MS, Margarita: »12 ways to shut off your brain before bedtime«. In: *Psych Central*. http://psychcentral.com/lib/12-ways-to-shut-off-your-brain-before-bedtime/0006577

Tricia Woolfrey

NIE MEHR MÜDE UND ERSCHÖPFT

9 Strategien für mehr Energie

Erschöpfung und Energiemangel: Wer kennt das nicht! Die erfahrene Psychotherapeutin Tricia Woolfrey hat neun einfache Strategien entwickelt, die jeden schnell wieder in die eigene Kraft bringen und einen gesunden Lebensstil möglich machen. So lernt man, in schwierigen Zeiten mit Herausforderungen souverän umzugehen und die guten Zeiten noch mehr zu genießen.

»Behandeln Sie Ihren Körper wie ein Bankkonto:
Es sollte mehr eingezahlt werden als ausgezahlt.«
Tricia Woolfrey

KNAUR